Mariza Snyder

PERI MENO PAUS[E] Power

Für meine Mom Jody, die mir vor fünfzehn Jahren einen Platz in der ersten Reihe gegeben hat, von dem aus ich das Schweigen rund um die Wechseljahre erleben durfte. Ihre stille Kraft hat mich gelehrt, dass unsere Geschichten wichtig sind.

Für alle Frauen, die sich gerade auf dieser Reise befinden – dieses Buch ist mein Liebesbrief an euch. Gemeinsam sind wir unaufhaltsam.

Mariza Snyder

PERI MENO PAUSE Power

DEIN 5-WOCHEN-PROGRAMM

Für hormonelle Balance, einen gesunden Stoffwechsel und ganzheitliches Wohlbefinden

riva

INHALT

EINLEITUNG

Zu den am meisten übersehenen und missverstandenen Bereichen der Frauengesundheit gehört der tiefgreifende Wandel beim Übergang in die Menopause, genannt Wechseljahre oder Perimenopause. (Anmerkung der Redaktion: Im Englischen werden die Wechseljahre mit der Perimenopause gleichgesetzt. Im Deutschen meinen die Wechseljahre jedoch den gesamten Umstellungsprozess, sowohl vor als auch nach nach der letzten Periode. Wenn hier von Wechseljahren die Rede ist, wird vor allem die Zeit vor und um die letzte Periode herum gemeint.) Viel zu lange haben Frauen während dieser Zeit gelitten, ohne die im Körper vor sich gehenden Veränderungen zu verstehen.

Die meisten Frauen fühlen sich nicht bereit für diesen Übergang und kennen keine wirksamen Methoden und Hilfsmittel, mit denen sie lästige und schwächende Symptome bekämpfen können. Hinzu kommen weit verbreitete Fehlinformationen über diese Lebensphase, ein Mangel an Forschung und eine Kultur der Scham rund um den weiblichen Körper. Kein Wunder also, dass Frauen nicht wissen, was sie während der Wechseljahre und danach erwartet.

Unsere von Jugendlichkeit besessene Kultur hat diese Lebensphase lange mit einem Verlust von Vitalität und Weiblichkeit in Verbindung gebracht, was dazu führte, dass man Perimenopause und Menopause bis vor Kurzem heruntergespielt und mit Scham und Verheimlichung umgeben hat. Es ist an der Zeit, dass wir offen und laut über diese wichtige Übergangsphase sprechen, in der Eierstöcke und Sexualhormone unkontrolliert offline gehen.

Die Perimenopause ist die bedeutendste hormonelle Umstellung, die eine Frau im Laufe ihres Lebens durchmacht, und als solche kann sie sowohl destabilisierend als auch transformativ sein. Das weiß ich aus eigener Erfahrung. Trotz meiner Ausbildung im Bereich Frauengesundheit und fünfzehn Jahren Erfahrung im Heilberuf, in denen ich Frauen durch die Wechseljahre begleitet habe, fühlte ich mich selbst nicht bereit für die tiefgreifenden Umstellungen und unvermeidlichen Veränderungen der Perimenopause. Wie viele Freundinnen und Kolleginnen, mit denen ich mich seither ausgetauscht habe, war ich überrumpelt von den scheinbar über Nacht auftauchenden neurologischen Symptomen.

Ich konnte nicht mehr wie früher mühelos vor Publikum sprechen, sondern hatte Momente der totalen Panik, in denen ich den Faden verlor und mitten im Satz vergaß, was ich sagen wollte. Das waren die ersten Symptome, die mich aufhorchen ließen und die Frage aufwarfen, was bloß mit meinem Hirn und meinem Körper los war.

Anfangs begriff ich gar nicht, was vor sich ging, denn perimenopausale Symptome können sehr subtil sein und lassen sich leicht mit dem Alltagsstress des modernen Lebens und der Mutterschaft verwechseln. Viele meiner Beschwerden gehörten zu den Dingen, mit denen Frauen, wie es abfällig heißt, eben klarkommen sollen. Ich fühlte mich erschöpft und merkte, dass mir alltägliche Aufgaben, die ich früher mühelos bewältigt hatte, plötzlich schwerer fielen. Die mentale und körperliche Kapazität, die ich früher für selbstverständlich gehalten hatte, konnte ich nur mit Mühe aufrechterhalten. Ich verlor meine Fähigkeit, mich von langen Arbeitstagen zu erholen, und fühlte mich in Stresssituationen überfordert. Schon bei kleinsten Zwischenfällen und Unannehmlichkeiten war ich frustriert. Zeitweise war meine Lebensqualität durch Schlafprobleme, tiefsitzende Angstgefühle, Brain Fog und lähmende, jede Betätigung erschwerende Migräne stark beeinträchtigt. Dass mich diese unerwarteten Symptome erschütterten, während ich alle möglichen Zuständigkeiten unter einen Hut zu bringen versuchte, einschließlich meiner Rolle als liebevolle Mutter meines Sohnes Kingston, war unglaublich beängstigend.

Das Merkwürdige daran: Ich hatte über Jahre hinweg meinen Hormonhaushalt optimiert und die nötige innere Arbeit geleistet, um meinen Körper auf eine Schwangerschaft mit 41 Jahren vorzubereiten. Nach Kingstons Geburt ging ich daran, mich zu erholen und mich in der Mutterrolle zu entfalten, denn mir war klar: Um einen energiegeladenen Jungen großzuziehen, würde ich alle Energie brauchen, die ich aufbringen konnte. Etwa ein Jahr nach seiner Geburt fühlte ich mich wirklich gut in meinem Körper: Ich war fit und voller Energie. Dann wurde ich 43, und das Unvorstellbare passierte. Ich durchlebte eine drastische Veränderung meiner geistigen Fähigkeiten und meiner Stimmung, die mich völlig überraschte. Etwa fünf Tage vor meiner Periode wurde ich furchtbar wütend und Alltagsprobleme, die ich normalerweise gut meistern konnte, kamen mir auf einmal unüberwindbar vor. Ich litt tagelang unter lähmenden Migräneanfällen und wäre am liebsten aus meiner Haut gefahren. Ich befand mich in einem düsteren, beängstigenden Zustand und musste mich sehr zusammenreißen, um nicht zu explodieren.

Ich wollte wissen, was los war, und verrannte mich auf allen möglichen Irrwegen. Nach Monaten voller Blutabnahmen, Arztbesuche und Labortests auf versteckte Infektionen durch Pilze oder Parasiten blickte ich der Tatsache ins Auge, dass ich mitten in den Wechseljahren steckte.

Ehrlich gesagt hatte ich geglaubt, bis dahin noch etwas Zeit zu haben. Schließlich hatte ich meinen Sohn eben erst abgestillt und war somit frisch der Nachgeburtszeit entwachsen. Die Nachgeburtszeit kann sich aufgrund des sehr niedrigen Östrogen- und Progesteronspiegels auf ihre eigene Weise perimenopausal anfühlen. Da ich von der Nachgeburtszeit direkt in die Wechseljahre übergegangen bin, hatten sich meine Hormonspiegel nie ganz wiederhergestellt. Dadurch dass heutzutage viele Frauen spät im Leben Kinder bekommen, dürfte das bei vielen Frauen der Fall sein. Ich hatte mich über Jahre durch Ernährung, Sport und Ausgleich des Hormonhaushalts in Bestform gebracht. Die plötzlichen Veränderungen in Körper und Hirn kamen mir daher wie ein Verrat vor.

Dass Sie in die Wechseljahre kommen, merken Sie vielleicht erst, wenn Sie schon mittendrin sind. Die Symptome können anfangs unterschwellig und schwer zu erkennen sein, da sie sich ähnlich anfühlen wie schon vorher bestehende – nur ein, zwei Stufen heftiger. Unwohlsein lässt sich leicht auf zusätzlichen Stress, schlechten Schlaf oder ein starkes prämenstruelles Syndrom (PMS) zurückführen. Aber je früher Sie erkennen, was mit Ihnen passiert, desto eher können

Sie proaktive Maßnahmen ergreifen und die tiefgreifenden Veränderungen bewältigen, die aufgrund der schwankenden und abnehmenden Hormonspiegel in Ihrem Körper stattfinden.

Bevor sich meine Wechseljahre ankündigten, hatte ich bereits eine Vorstellung davon, denn meine Mutter Jody hatte bereits darunter gelitten. Zu ihren besonders belastenden Symptomen gehörten Wutausbrüche und lähmende Müdigkeit. Es wurde so schlimm, dass sie die drei bis vier Tage vor ihrer Periode zu Hause verbrachte, weil sie sich so haltlos fühlte und Sorge hatte, irgendjemand völlig Fremden wegen einer Nichtigkeit anzubrüllen. Sie fragte ihren Frauenarzt, ob es normal sei, dass sie in den Tagen vor ihrer Periode das Gefühl hatte, jemanden umbringen zu wollen. Er bejahte, wusste aber kein Gegenmittel.

Dass der Frauenarzt meiner Mutter an diesem Tag ihre Erfahrungen und Symptome bestätigte, war sicherlich gut für sie, aber er vermittelte ihr auch den Eindruck, dass gegen ihre quälenden Symptome nichts helfen würde. Sein Mitgefühl trug leider nicht dazu bei, das emotionale und mentale Wohlbefinden meiner Mutter zu verbessern. Was sie gebraucht hätte, wären praktikable Maßnahmen zur Bewältigung ihrer Stimmungsschwankungen und neurologischen Veränderungen gewesen. Sie litt noch jahrelang, bis sie sich mir anvertraute und ich ihr therapeutische Hilfe und emotionale Unterstützung geben konnte.

Dass meine Mutter wie unzählige andere Frauen vom Gesundheitssystem eine minderwertige Versorgung und Unterstützung erhalten hat, ist schmerzlich zu wissen. Überall verzweifeln Frauen an der Frage, was sie gegen die unzähligen Beschwerden der Perimenopause tun können. Leider lernt man in der medizinischen Ausbildung kaum etwas oder gar nichts über Frauengesundheit, geschweige denn über die Menopause. Viele Praktizierende kennen nicht einmal den Unterschied zwischen Wechseljahren und Menopause und wissen nicht, wie man die verschiedenen Symptome behandelt, die bei Frauen auftreten können. Eine Umfrage aus dem Jahr 2019 unter Assistenzärztinnen und -ärzten der Inneren Medizin und Gynäkologie hat ergeben, dass sich nur 6,8 Prozent ausreichend vorbereitet fühlen, um Frauen in den Wechseljahren zu unterstützen und zu versorgen, während laut einer Umfrage aus dem Jahr 2013 nur 20 Prozent der Assistenzstellen in der Gynäkologie überhaupt Ausbildungsinhalte zum Thema Menopause beinhalteten.[1]

Wegen dieser Wissenslücken werden perimenopausale Symptome oft einfach medikamentös behandelt oder als natürliche Alterserscheinungen abgetan. Regelmäßig bekommen Frauen zu hören, dass Erschöpfung, Schlaflosigkeit, Brain Fog, Libidoprobleme, Hitzewallungen, Gewichtszunahme und Migräne unvermeidliche Veränderungen in den Wechseljahren sind.

In einer Studie aus dem Jahr 2023 wurde untersucht, inwieweit Frauen mit Wechseljahresbeschwerden bei Arztbesuchen Unterstützung erhielten. Es zeigte sich, dass sich die überwiegende Mehrheit der Patientinnen von ihren Ärzten abgewiesen fühlte und die Praxis mit wenig bis keiner Unterstützung verließ.[2] Leider erfahre ich fast täglich von solchen Erfahrungen in den sozialen Medien oder per E-Mail. Es ist nie gut, in einer kritischen Übergangsphase, in der so viel auf dem Spiel steht, nicht die nötige medizinische Beratung und Unterstützung zu bekommen.

Zwar werden Frauen weiterhin missverstanden und abgewiesen, wenn sie ärztlichen Rat zum Umgang mit perimenopausalen Symptomen suchen, aber ich möchte, dass Sie eines wissen: Sie können sich selbst vertrauen. Da jede Frau die Wechseljahre anders erlebt, ist es wichtig, dass jede Frau ihren eigenen Körper und ihre eigene Ausgangsbasis kennt. Stimmung, Schlafgewohnheiten, Menstruationszyklus – nur Sie selbst können wissen, was für Sie nicht normal ist.

Ich weiß aus eigener Erfahrung und aus den Geschichten unzähliger anderer Frauen, wie einsam und verwirrend diese Lebensphase sein kann. Aber Sie müssen nicht still und isoliert leiden. Ich habe dieses Buch geschrieben, um zu zeigen, dass Sie Lösungen und Unterstützung finden können. Es ist an der Zeit, dass Sie sich Ihre Gesundheit, Ihre Energie, Ihre Widerstandsfähigkeit und Ihr Leben zurückholen.

SCHLIESSEN SIE SICH DER PERIMENOPAUSEN-REVOLUTION AN!

Tag für Tag wenden sich Frauen an mich, die hinter ihren hormonellen Umschwüngen mehr vermuten als normale Alterung, und die sich Antworten erhoffen, die ihnen ihre Ärzte nicht geben können. Wenn Ihnen das bekannt vorkommt, möchte ich Ihnen sagen, dass ich Sie verstehe. Ich verstehe Sie, wenn Sie sich unsichtbar, abgewiesen, alleingelassen und nicht unterstützt fühlen. Ich verstehe Sie, wenn Sie von den zahllosen Falschinformationen verwirrt sind. Ich verstehe Sie, wenn Sie sich ohne verständlichen und umsetzbaren Rat abkämpfen. Mit diesem Buch möchte ich Ihre Erfahrungen anerkennen und auf die häufigsten Fragen mit einfachen, wissenschaftlich fundierten, funktionierenden Lösungen antworten. Ich möchte Ihnen die Angst nehmen.

Meine Mutter hat mir erlaubt, ihre Fürsprecherin zu sein. Und genau das brauchen wir alle. Eine Fürsprecherin. Ein Gesundheitsteam. Den Mut, auf unsere ganz eigene Art eine Superfrau zu sein. Lassen Sie mich Ihre Fürsprecherin sein, die Sie bei jedem Schritt unterstützt. Ich hoffe, dass Ihnen dieses Buch mit all seinen Fakten, Aufmunterungen, praktischen Ratschlägen und Schritt-für-Schritt-Anleitungen die Kraft geben wird, Ihre Gesundheit selbst in die Hand zu nehmen und Ihr Leben zu verändern.

Es gibt das weit verbreitete Missverständnis, die Lebensmitte sei der Beginn von Gewichtszunahme, Gelenkschmerzen, Erschlaffung und anderen Zipperlein. Aber wenn wir unsere Gesundheit proaktiv managen, muss das nicht so sein! Trotz aller Schwierigkeiten, welche die Peri- und Postmenopause mit sich bringen, ist es möglich, in diesen Lebensphasen zu gedeihen.

Sie können gesundheitlich durchaus die Zeit zurückdrehen und Ihre Lebensmitte ganz nach Ihren Vorstellungen neu definieren. Sie können sich Ihren Schlaf wieder aneignen und ausgeruht aufwachen, bereit für große Taten. Sie können sich stärker und resilienter gegenüber den Stressfaktoren des Lebens fühlen. Sie können Langlebigkeit und Vitalität kultivieren. Sie können mit Würde in die Wechseljahre gehen und ohne schlimme Symptome das Leben genießen.

Ich habe mich mein Leben lang für meine körperliche und mentale Gesundheit eingesetzt – sowie für die meiner Familie und meines Umfelds. In diesem Buch fasse ich Jahre der Forschung und hart erarbeitete Erkenntnisse zusammen und gebe Ihnen die Mittel an die Hand, mit denen auch Sie erfolgreich sein können.

In Teil I vermittle ich das Grundwissen darüber, was die Perimenopause mit sich bringt und warum Hormone und Stoffwechsel dabei eine solch interessante Rolle spielen. In Teil II stelle ich sieben Säulen vor: konkrete Handlungsschritte für sorgenfrei gelebte Wechseljahre. Dazu gehören die Maximierung Ihres Energielevels durch die Stabilisierung des Blutzuckerspiegels, der Aufbau und Erhalt von Muskulatur, die Optimierung Ihrer Hormonspiegel, die Förderung des emotionalen Wohlbefindens und das Knüpfen eines dringend benötigten Netzwerks. Schließlich stelle ich in Teil III das 5-wöchige Midlife-Reset-Programm vor, das einen Ernährungsplan und ein Trainingsprogramm umfasst, damit Sie verständliche und praktikable Hilfsmittel haben, die Sie auf den richtigen Weg bringen. Beim Lesen kann es hilfreich sein, ein Schreibheft griffbereit zu haben, um eigene Erfahrungen mit der Perimenopause zu notieren und, zumeist in Teil III des Buches, einige anregende Fragen zu beantworten.

Ich freue mich, diese Reise gemeinsam mit Ihnen anzutreten. Lassen Sie uns nicht nur unser Bewusstsein für die Symptome der Perimenopause schärfen, sondern auch die einschneidenden Veränderungen des Organismus ans Licht bringen, denn die Perimenopause hat Tiefenwirkung. Lassen Sie uns nicht nur unsere individuellen Stimmen erheben, sondern einen klangvollen Chor bilden, der nie wieder zum Schweigen gebracht oder ignoriert werden kann. Lassen Sie uns nicht nur Ihre Erfahrung anerkennen, sondern gemeinsam darauf schauen, was *alle* Frauen durchmachen. Die Perimenopausen-Revolution erfordert, dass sich jede einzelne von uns engagiert. Sie ist eine Revolution von Frauen, die sich erheben und sagen: Wir verdienen etwas Besseres. Wir verlangen Antworten. Und wir haben es satt, ignoriert zu werden.

Wissen ist Macht. Dieses Buch befähigt Sie, Ihren Körper zu verstehen und wieder selbst über ihn zu bestimmen, Ihre Symptome zu bewältigen und sich für Ihre Gesundheit einzusetzen. Mein Ziel ist es, Ihnen umfassende Kenntnisse über diese entscheidende Lebensphase zu vermitteln. Ich möchte Sie in Ihrer Wahrnehmung bestätigen, dass sich Ihr Leben scheinbar aus heiterem Himmel unerwartet schwierig und unüberschaubar anfühlen kann, und dass Ihre gewohnte Ernährung, Ihr Trainingsprogramm und Ihre Selbstfürsorge nicht mehr zu funktionieren scheinen. Vor allem möchte ich Ihnen das nötige Wissen und Werkzeug an die Hand geben, um diese Lebensphase mit Würde und Selbstvertrauen zu meistern, sowie Ihnen eine Vision mitgeben, wie Sie diese Herausforderungen bewältigen und sich weiterentwickeln können.

Wir verbringen einen Großteil unseres Lebens damit, uns um unsere Mitmenschen zu kümmern, aber auch unserer eigenen Gesundheit sollten wir Priorität einräumen – uns selbst und unseren Angehörigen zuliebe. Wir sind zu weit gekommen, um dies nicht zu tun. Lassen Sie uns beim Eintritt in die Wechseljahre alles Problematische im Blick behalten; lassen Sie uns bedenken, dass die Entscheidungen, die wir jetzt treffen, Auswirkungen auf den Rest unseres Lebens haben werden; und lassen Sie uns gleichzeitig die Wechseljahre als Chance sehen, die zweite Hälfte unseres Lebens noch besser zu gestalten als die erste.

Sind Sie bereit, sich mir anzuschließen? Dann lassen Sie uns loslegen!

Teil I

HORMONELLE UND METABOLISCHE VERÄNDERUNGEN IN DER PERIMENOPAUSE

Obwohl die Hälfte der Weltbevölkerung die Wechseljahre durchlebt, herrscht immer noch große Verwirrung darüber, was diese Lebensphase mit sich bringt, welche Symptome auftreten können, und welche Auswirkungen die hormonellen und metabolischen Umschwünge auf alle Aspekte der Gesundheit einer Frau haben.

Teil I von »Perimenopause-Power« vermittelt Basiswissen darüber, was die Perimenopause ist und welche tiefgreifenden Veränderungen in dieser Lebensphase im Hormonsystem und im Stoffwechsel stattfinden. Wenn Sie umfassende Kenntnisse über die Veränderungen Ihres Körpers erworben haben, werden Sie lernen können, wie Sie Ihren Körper nähren, stärken und pflegen, Ihre Symptome lindern und in der Lebensmitte und darüber hinaus aufblühen. Die Perimenopause ist nicht der Anfang vom Ende. Sie ist der Anfang von Ihnen – noch vitaler und lebendiger als zuvor.

Die Perimenopause ist der Aufbruch in den Rest unseres Lebens. Machen wir uns ein Bild davon, was dieser Kurswechsel für uns bedeutet und wie wir die optimale Richtung finden.

Kapitel 1

DIE ZWEITE PUBERTÄT

Bis vor Kurzem wurde kaum über die Perimenopause gesprochen. Viel zu lange hat man sie entweder mit der Menopause verwechselt oder die Symptomatik abgetan, da sie nach der Menopause wieder verschwinden würde. Die Wechseljahre wurden als unangenehme Phase angesehen, die man durchstehen müsse; sobald man sie hinter sich hätte, könnte man mit dem Leben weitermachen. Diese Falschdarstellung hat Frauen sehr geschadet, denn viele kommen in die Wechseljahre, ohne es zu merken. Sie wachen auf und wundern sich, was mit ihrem Körper passiert, und erkennen die langfristigen Auswirkungen der hormonellen Veränderungen auf ihre Gesundheit nicht.

Noch einmal: Die Perimenopause ist nicht die Menopause. »Peri« bedeutet »um« oder »ungefähr«, und mit »Perimenopause« ist die längere Übergangsphase vor der Menopause gemeint, also vor dem Zeitpunkt, an dem eine Frau ein ganzes Jahr lang keine Periode mehr gehabt hat. Die Perimenopause kann bereits Mitte bis Ende 30 beginnen und zwischen 4 und 10 Jahre dauern. In dieser Lebensphase tragen die meisten Frauen mehr Verantwortung als je zuvor. Sie erreichen möglicherweise neue Höhepunkte in ihrer Karriere, ziehen Kinder groß, kümmern sich um alternde Eltern und sorgen ganz allgemein dafür, dass das Leben in ihrem Umfeld möglichst reibungslos verläuft. Dass sie dann von extremer Müdigkeit, schlaflosen Nächten, Brain Fog, Stimmungsschwankungen und unerwarteter Gewichtszunahme heimgesucht werden, führen sie möglicherweise darauf zurück, dass in einer hektischen Lebensphase Stress unvermeidlich und Selbstfürsorge schwierig ist.

Schauen wir uns mal an, warum um die Wechseljahre so viel Verwirrung herrscht. Früher erreichten nur wenige Frauen die Menopause, weil die Lebenserwartung niedriger war. Immerhin stammt die früheste wissenschaftliche Erwähnung der Menopause aus dem Jahr 350 v. Chr., als Aristoteles feststellte, dass bei Frauen im Alter zwischen 40 und 50 die Periode ausblieb.[3] Erst 1821 prägte der französische Arzt Charles de Gardanne als Bezeichnung für das Ende des weiblichen Zyklus den Begriff Menopause, den er von den griechischen Wörtern *mēn* (»Monat«) und *paûsis* (»aufhören« oder »beenden«) ableitete.[4]

Die überwiegend negativen Vorstellungen von der Menopause, mit denen wir uns auch heute noch herumschlagen, gibt es schon, seitdem Menschen dieses Phänomen zum ersten Mal bemerkten. Die Menopause wurde als eine mit Irresein verbundene Erkrankung angesehen, was dazu führte, dass man Frauen in psychiatrische Anstalten einsperrte. In den späten 1800er- und frühen 1900er-Jahren durchschaute die Forschung allmählich die Rolle der Eierstöcke und Hormone bei der Einleitung der Menopause. Auch als Wissenschaftler 1934 das Hormon

Östrogen entdeckten und nach dem griechischen Wort *oistros* für »Raserei« oder »wahnsinniges Verlangen« benannten, galt die geistige Stabilität von Frauen noch als zweifelhaft.[5]

Ist es da verwunderlich, dass Frauen mit Schweigen, Verwirrung und Scham ihrer Menopause entgegengegangen sind? Es ist gut belegt, dass Frauen häufiger als Männer zu hören bekommen, ihre Schmerzen seien nur eingebildet oder stressbedingt.[6] Wenn wir im Gesundheitssystem solches Misstrauen erwarten müssen, lernen wir, die Schwere der eigenen Symptome herunterzuspielen und zu normalisieren, und leiden lieber still und allein, statt uns vom Arzt bevormunden zu lassen. Ich bin froh, dass Frauen inzwischen immer offener über ihre perimenopausalen Symptome sprechen und mehr von ihren Ärzten erwarten – aber wir haben noch einen langen Weg vor uns.

CRASHKURS IN PERIMENOPAUSE

Eine unzureichende medizinische Versorgung während der Wechseljahre hat erhebliche Folgen für Frauen, um nach der Menopause ein gesundes Leben ohne chronische Erkrankungen zu führen. Der Grund: Die Symptome und Veränderungen im Körper sind das Ergebnis schwankender und abnehmender Hormonspiegel, die weitreichende Auswirkungen auf viele wichtige Körpersysteme haben, darunter das Gehirn, das Herz, der Stoffwechsel, die Knochen und die Muskeln. Ich erkläre diese hormonellen Veränderungen im nächsten Kapitel ausführlicher.

Während der Wechseljahre finden im gesamten Organismus Veränderungen statt. Angesichts dessen möchte ich mit diesem Buch erreichen, dass Frauen besser verstehen, welche Auswirkungen diese Umschwünge im Hormonhaushalt, im Stoffwechsel und im Blutzuckerspiegel auf alle Aspekte der Gesundheit haben. So können sie gezielt darauf reagieren und mit Selbstvertrauen, innerer Stärke, Resilienz und Energie in die zweite Lebenshälfte eintreten.

Genauso wie Mädchen idealerweise über die Pubertät informiert sein sollten, möchte ich Frauen über die Perimenopause aufklären, bevor sie Symptome entwickeln. Üblicherweise geschieht dies im Alter zwischen 39 und 44 Jahren (wobei die Wechseljahre bei einigen auch früher oder später einsetzen können). Zwar ist es von Fall zu Fall unterschiedlich, aber wir alle haben Vorerkrankungen und Stressfaktoren, die sich in dieser Zeit verschlimmern können. Ich nenne die Perimenopause die zweite Pubertät, weil dieser hormonelle Wandel genauso destabilisierend – und transformativ – wirkt wie jener in der Jugend. Der Körper beendet die Ära der Fortpflanzung und geht in die nächste Phase über.

Die Menopause ist ein bestimmter Tag, nämlich der, an dem man zwölf Monate lang keinen Menstruationszyklus mehr hatte. Mit anderen Worten: Die Menopause ist das Ende der Perimenopause, und wer dort angekommen ist, hat das Schlimmste schon hinter sich. Viele der systemischen physiologischen Veränderungen, die Frauen während der Perimenopause erleben, sind abgeschlossen, wenn sie die Menopause erreichen. Darum ist die Perimenopause – nicht die Menopause – die eigentlich schwierige Zeit, mit der wir Frauen uns befassen müssen. Solange wir die systemischen Veränderungen, die während der Perimenopause in jedem Organsystem des Körpers stattfinden, nicht verstehen, können wir unsere Gesundheit nicht optimieren.

Tatsächlich ist die Perimenopause eine kritische Phase, die den Kurs für den Rest des Lebens bestimmt. Die Veränderungen der Hormonspiegel, die man in der Perimenopause erlebt, wirken sich langfristig auf jedes Organ aus, ganz gleich wie stark (oder mild) die Symptome sein mögen. Zwar ist es in jedem Lebensalter ratsam, auf die Gesundheit zu achten, aber in dieser Zeit ist es besonders wichtig, die unter der Oberfläche im Körper stattfindenden Veränderungen zu verstehen und Ernährung und Lebensweise entsprechend anzupassen.

Wenn wir in die Wechseljahre kommen, betreten wir Neuland. Das kann eine Herausforderung, aber auch ein Geschenk sein, denn es zwingt uns, alte Verhaltensweisen zu überdenken. Oft holen uns in der Lebensmitte schlechte Gewohnheiten ein. Womöglich legen wir an Gewicht zu. Es kann sein, dass das intensive Trainingsprogramm, auf das wir einst so stolz waren, sich auf einmal wie eine körperliche Überforderung anfühlt. Vielleicht – um noch tiefer zu gehen – tauchen auch Traumata, die wir verdrängt oder für überwunden gehalten hatten, mit voller Wucht wieder auf.

Die Perimenopause war ehrlich gesagt die verwirrendste Erfahrung meines Lebens, und zwar in jeder Hinsicht – körperlich, geistig und emotional. Ich musste die Tatsache betrauern, dass ich nicht mehr in der Lage war, Dinge zu tun, die mir früher leicht fielen. Dieser Wandel hat mich gezwungen, mich mit meiner Identität auseinanderzusetzen: Wer bin ich, wenn ich nicht mehr so produktiv bin wie früher? Er hat meine Beziehungen beeinflusst und mir eine tiefere Wertschätzung für die Schwestern im Geiste gegeben, die mich durch diese Phase und all ihre Wirrungen begleiten. Und das ist das Entscheidende: Ich möchte, dass Sie wissen, dass Sie nicht allein sind.

Perimenopausale Symptome zu erleben, ohne zu verstehen, warum sie auftreten, kann beängstigend sein. Doch der Weg durch die Wechseljahre kann auch eine tiefgreifende Transformationserfahrung sein. Wenn Körper und Seele bedeutende Veränderungen durchlaufen, ist es natürlich, dass man um jenen Menschen trauert, der man einmal gewesen ist. Diese Lebensphase kann ein heftiges Gefühl des Verlusts und der Nostalgie für das einstige Ich hervorrufen. Vielleicht haben Sie ja das Gefühl, Ihre jugendliche Energie, Ihre körperlichen Fähigkeiten, Ihre emotionale Belastbarkeit oder Ihr Identitätsgefühl verloren zu haben. Es ist wichtig, diese Verlustgefühle anzuerkennen und der Trauer Raum zu geben.

Ihr früheres Ich zu betrauern heißt nicht, dass Sie ablehnen, wer Sie werden, sondern dass Sie würdigen, wer Sie waren. Es geht darum, den Wert vergangener Erfahrungen anzuerkennen und zu verstehen, dass diese Sie zu der Frau gemacht haben, die Sie heute sind. Erlauben Sie sich, die ganze Bandbreite der Emotionen zu fühlen, die mit diesem Übergang einhergehen – von Traurigkeit und Zorn bis hin zu Akzeptanz und Erneuerung. Dadurch ebnen Sie den Weg für eine erfülltere und reichere Zukunft, für ein neues Kapitel Ihrer Geschichte.

DIE LASTEN DER PERIMENOPAUSE

Zwar leben Frauen im Allgemeinen länger als Männer, aber sie verbringen 25 Prozent mehr Lebenszeit in schlechter Gesundheit. Das ist die sogenannte *lifespan-healthspan gap*, die Diskrepanz zwischen gesamter Lebensspanne und gesunder Lebensspanne, also dem Zeitraum, in dem man frei von chronischen Krankheiten ist. Länger zu leben klingt toll, aber ohne chronische Krankheiten zu leben ist definitiv besser. Für Frauen sieht das leider nicht gut aus. Der Sinkflug der Hormonspiegel, der in den Wechseljahren einsetzt und alle Organsysteme beeinflusst, führt oft zu einem längeren Leben mit chronischen Gesundheitsproblemen und einem höheren Sterberisiko.

Hier ist eine Liste mit ungünstigen gesundheitlichen Folgen der Peri- und Post-Menopause:

- Im Alter von 45 Jahren sind Frauen häufiger als Männer übergewichtig oder fettleibig, was ein erheblicher Risikofaktor für Diabetes ist.[7]
- Frauen leiden viel häufiger an Demenz als Männer. Weltweit ist die Zahl der Frauen mit Demenz doppelt so hoch wie die der Männer.[8]
- Ungefähr 66 Prozent der an Alzheimer Erkrankten sind Frauen.[9]
- Ungefähr 60 Prozent aller Frauen leiden in ihrem Leben an Depressionen oder Angstzuständen.[10]
- Nach der Menopause haben Frauen ein viermal höheres Osteoporose-Risiko als Männer.[11]
- Mehr Frauen als Männer sterben an Herz-Kreislauf-Erkrankungen, der häufigsten Todesursache bei Frauen.[12]
- Allein in den USA leiden schätzungsweise 50 Millionen Frauen unter einer oder mehreren chronischen Schmerzerkrankungen, oft ohne Behandlung.[13]
- 85 Prozent aller Menschen mit chronischer Migräne (darunter ich) sind Frauen.[14]
- Mehr als 75 Prozent aller Menschen mit diagnostizierter Autoimmunerkrankung (darunter ich) sind Frauen.[15]
- Das chronische Erschöpfungssyndrom ist bei Frauen mindestens doppelt so häufig wie bei Männern.[16]
- 88 Prozent aller Frauen haben mit Stoffwechselproblemen zu kämpfen, die zu den Hauptursachen für Übergewicht, Diabetes, Herzerkrankungen, Schlaganfall und Demenz zählen.[17]

Wenn wir den Veränderungen, die während der Wechseljahre im Körper stattfinden, keine Beachtung schenken und in den Bereichen Gesundheitsvorsorge und Lebensweise nicht die notwendigen Änderungen vornehmen, geraten wir in eine Abwärtsspirale. Ich meine das durchaus als Mahnung, aber auch als Ermutigung. Sehen Sie diese Lebensphase als Chance, um bewusst über Ihre Ernährung, den Einsatz Ihrer Energie und Ihren Weg in eine bessere Zukunft zu bestimmen. Die Wechseljahre zwingen uns, Probleme auf neue Weise zu lösen, weil vieles, was früher funktionierte, nun nicht mehr passt. Letztendlich begrüße ich das, denn wir lernen, neue Prioritäten zu setzen und loszulassen, was uns nicht mehr dienlich ist.

Was passiert im Körper?
Nachdem wir über einige allgemeine Auswirkungen der Perimenopause gesprochen haben, wollen wir uns nun mit den physiologischen Veränderungen im Körper befassen. Auf den hormonellen Aspekt werde ich im nächsten Kapitel ausführlicher eingehen, aber hier schon mal ein kurzer Überblick: Ausgelöst wird die Perimenopause durch den Rückgang der Ovarialfollikel (Eibläschen) und durch Schwankungen der Hormonspiegel, vor allem von Östrogen und Progesteron, und sie ist der Beginn vom Ende der Eierstockfunktion. Wenn der Follikelvorrat zur Neige geht und die Eierstöcke im Laufe der Perimenopause langsam ihre Funktion einstellen, beginnt die Hypothalamus-Hypophysen-Gonaden-Achse zu versagen, die das Gehirn mit den Eierstöcken verbindet, und das führt zu Veränderungen im Menstruationszyklus, zu unregelmäßigen Perioden und anderen Symptomen. Wichtige physiologische Prozesse, die mit dem zyklischen Östrogen- und Progesteronspiegel zusammenhängen (wie Muskelwachstum, Gehirnschutz und Blutzuckerhaushalt), werden ebenfalls gestört, wenn die Eierstöcke sich dem Ende ihrer Funktion nähern.

Obwohl man häufig von menopausalen Beschwerden spricht, wäre es genauer, sie als perimenopausal zu bezeichnen, denn zu Schwankungen und zum Rückgang der Hormonspiegel kommt es bereits während dieser Übergangsphase. Bei jedem Eisprung schüttet der Körper Progesteron aus, ein Sexualhormon, das den Östrogenspiegel im Körper ausgleicht. Mit Eintritt in die Perimenopause produzieren die Eierstöcke weniger Progesteron, und der Östrogenspiegel beginnt unter unregelmäßigen Schwankungen allmählich zu sinken, was einige der Beschwerden erzeugt. Weitere Dysbalancen entstehen dadurch, dass mit fortschreitender Perimenopause auch die Östrogen produzierenden Follikel in den Eierstöcken abnehmen. Die unvorhersehbaren Veränderungen des Östrogenspiegels sowie das schwankende Missverhältnis zwischen Östrogen und Progesteron können eine Hormonungleichheit herbeiführen, die sogenannte Östrogendominanz.

Als Reaktion auf den niedrigeren Progesteronspiegel schüttet das Gehirn möglicherweise mehr follikelstimulierendes Hormon (FSH) aus, um die Eierstöcke zur Aktivität anzuregen. Die Spiegel von Progesteron, Östradiol (Östrogenart, die in den Eierstöcken produziert wird) und FSH schwanken während des Menstruationszyklus erheblich und variieren von Monat zu Monat. Die späte Perimenopause und die Menopause sind auch durch einen Abfall des Testosteronspiegels gekennzeichnet. Bei manchen Frauen kann dieser jedoch schon früher eintreten.

Frühe Perimenopause

Wenn die Perimenopause beginnt – in der Regel im Alter zwischen 39 und 44 Jahren – befinden sich Frauen oft in einer Lebensphase, in der sie privat und beruflich viel zu bewältigen haben, weshalb hormonelle Veränderungen schwerer zu bemerken sind. Aber schon zuvor machen sich möglicherweise leichte Veränderungen in der Länge und Stärke des Menstruationszyklus bemerkbar. Der Monatszyklus ist immer noch regelmäßig, kann aber kürzer dauern und leichtere oder stärkere Perioden sowie häufigere, unvorhersehbare Schmierblutungen mit sich bringen.

Wenn Sie sich in der frühen Perimenopause befinden, können Sie wegen des sinkenden Progesteronspiegels mit folgenden Symptomen rechnen: Zu den häufigsten Anzeichen gehören Stimmungsschwankungen, Energielosigkeit, ein Gefühl der Überforderung, Schlafstörungen, Brain Fog, Angstzustände, Depressionen, Panikattacken, Wutausbrüche, Hitzewallungen und frühe Symptome einer Östrogendominanz (einschließlich schwerem PMS, Myomen, schmerzenden und empfindlichen Brüsten, hartnäckiger Gewichtszunahme und starken Blutungen). Da Progesteron ein beruhigendes Hormon ist, kann ein niedriger Spiegel dazu führen, dass Sie sich nervös, aufgedreht und unruhig fühlen.

Späte Perimenopause

Die späte Perimenopause dauert oft ein bis vier Jahre. Meist beginnt sie Mitte 40 bis Anfang 50 und ist ein Zeichen dafür, dass die Menopause bevorsteht. Sie ist durch unregelmäßigere Perioden gekennzeichnet: Möglicherweise haben Sie einen Monat lang keine Periode, dann bluten Sie im nächsten Monat mehr als 10 Tage lang; es kann sogar sein, dass Sie mehrere Monate lang keine Periode haben, bevor sie wieder einsetzt. Ihre Blutung – ebenso wie die Länge des Zyklus und die Zeit zwischen den Zyklen – kann sich verändern, und die Blutung kann von leichter als normal bis extrem stark und wieder zurück variieren. Je näher Sie der Menopause kommen, desto geringer und seltener werden Ihre Perioden.

Die häufigsten Anzeichen für die späte Perimenopause sind kürzere Zyklen (25 bis 26 Tage), durchsetzt mit ausbleibenden Perioden; Perioden, die zwischen leicht und sehr stark schwanken; starke Blutungen mit erhöhtem Risiko für Myome und Polypen; schweres PMS; Brain Fog; Hitzewallungen und Nachtschweiß; Schlafprobleme; hartnäckige Gewichtszunahme an Bauch, Hüften und Oberschenkeln; empfindliche Brüste; sowie Herzrasen, Gelenkschmerzen und Migräne vor der Periode. Wenn Sie ein Jahr lang keine Periode mehr hatten, sind Sie offiziell in den Wechseljahren.

Menopause und Postmenopause

Die Menopause beginnt zwölf Monate nach der letzten Periode und markiert das Ende des Menstruationszyklus und der Fruchtbarkeit. Angesichts der Unregelmäßigkeit der Perioden in der späten Perimenopause ist zu beachten, dass die hormonellen Veränderungen im Körper auch dann darauf hindeuten, dass Sie sich auf dem Weg zur Menopause befinden, wenn Sie die 12-Monats-Marke noch nicht ganz erreicht haben. Das durchschnittliche Alter, in dem Frauen die Menopause erreichen, liegt bei 51 Jahren, wobei die natürliche Menopause zwischen 45 und 55 Jahren eintreten kann.

Viele Frauen ziehen zur Schätzung des Zeitpunkts der eigenen Menopause häufig das Alter ihrer Mutter bei deren Menopause heran, allerdings spielen auch Faktoren wie Lebensweise, Umwelteinflüsse, Krankengeschichte und kulturelle Überzeugungen eine Rolle. Frauen, deren Menstruationszyklus weniger als 26 Tage beträgt, können die Menopause etwa anderthalb Jahre früher erreichen als Frauen mit einem längeren Zyklus. Auch Frauen, die ihre erste Periode im Alter von 11 Jahren oder jünger hatten, sowie Frauen, die nie Kinder geboren haben, erreichen die Menopause eher in einem etwas jüngeren Alter. Wenn Sie Ihre Periode schon früh bekommen oder häufigere Perioden haben, ist Ihr Eizellenvorrat wahrscheinlich eher aufgebraucht (darauf werde ich im nächsten Kapitel näher eingehen), sodass die Menopause früher eintritt. Während Schwangerschaften haben Sie jedoch mehrere Monate lang keinen Eisprung gehabt, sodass die entsprechenden Eizellen erhalten blieben und die Menopause hinausgeschoben worden ist.

Eine frühe Menopause tritt vor dem 45. Lebensjahr ein. Eine vorzeitige Menopause setzt schon vor dem 40. Lebensjahr ein, in der Regel als Folge einer Krankheit oder einer Vorerkrankung – aber auch chronischer Stress kann eine Ursache sein (siehe unten). Die künstliche Menopause (auch chirurgische oder chemische Menopause genannt) ist die Folge der Entfernung beider Eierstöcke (etwa durch eine Hysterektomie) oder der Unterbrechung der Blutversorgung der Eierstöcke durch Bestrahlung, Chemotherapie oder Medikamente. Da eine künstliche Menopause viel abrupter verläuft als eine natürliche Menopause, kann sie mit schwereren Symptomen einhergehen.

Primäre Ovarialinsuffizienz ist eine Erkrankung, bei der jüngere Frauen – manche sind noch Teenager – reihenweise Perioden auslassen oder gar keine Perioden mehr haben. Eine Blutuntersuchung kann dann zeigen, dass Anzeichen der Menopause vorliegen und nur noch wenige Eizellen in den Eierstöcken übrig sind. Gelegentlich kann noch ein Eisprung auftreten, sodass eine Schwangerschaft möglich bleibt. Eine vorzeitige oder frühe Menopause kann das Risiko für Knochenschwund (Osteoporose), Herz-Kreislauf-Erkrankungen, neurodegenerative Erkrankungen oder Kognitionsschwierigkeiten sowie das metabolische Syndrom erhöhen. Um diese Risiken zu mindern, wird in der Regel eine sofortige Hormonersatztherapie (HET) empfohlen.

Die Ursachen für eine vorzeitige Menopause sind:

- Unbekannt (bis zu 50 Prozent der Fälle)
- Chirurgische Menopause (Entfernung beider Eierstöcke)
- Chemotherapie oder Strahlentherapie (besonders im Becken- und Bauchbereich)
- Partielle Hysterektomie: Die Eierstöcke bleiben erhalten, aber ihre Gesundheit verschlechtert sich, auch die Entfernung eines Eierstocks beschleunigt den Eintritt in die Wechseljahre
- Becken- oder Bauchoperationen mit Auswirkung auf die Gesundheit der Eierstöcke (beispielsweise bei Endometriose)
- Frühe oder vorzeitige Menopause in der Familiengeschichte
- Chronischer Stress

- Rauchen oder chronischer Alkoholmissbrauch
- Primäre Ovarialinsuffizienz
- Genetische Erkrankungen (beispielsweise Turner-Syndrom oder Fragiles-X-Syndrom)
- Einige Autoimmunerkrankungen (beispielsweise rheumatoide Arthritis und Sklerodermie)

Sobald man nach zwölf Monaten ohne Menstruation die Menopause erreicht hat, gilt man als postmenopausal. Häufig treten aber noch 4,5 bis 9,5 Jahre nach der letzten Periode Symptome auf. (Besonders häufig sind in dieser Phase vasomotorische Symptome wie Hitzewallungen und Herzrasen, die durch die Verengung oder Erweiterung von Blutgefäßen verursacht werden.) Auch nach dem Verschwinden der meisten Symptome wird nicht unbedingt alles reibungslos laufen, denn – das sollten Sie nicht vergessen – Sie haben einen Wendepunkt im Leben überschritten. Der infolge der Menopause sinkende Östrogenspiegel beschleunigt die Zellalterung, was den allgemeinen Gesundheitszustand verschlechtert. Da überrascht es nicht, dass einem Bericht der American Heart Association aus dem Jahr 2020 zufolge eine natürliche Menopause in höherem Alter mit einer längeren Lebenserwartung, einer höheren Knochenmineraldichte, einem geringeren Knochenbruchrisiko und einem geringeren Risiko für Herzerkrankungen verbunden ist.[18]

Der Tatsache ins Auge zu sehen, dass die postmenopausalen Lebensjahre durch ein erhöhtes Erkrankungs- und Sterberisiko geprägt sind, mag schwierig sein. Aber dieses Wissen gibt Ihnen vielleicht die Kraft, die notwendigen Vorbeugemaßnahmen zu ergreifen und Ihren Lebensstil so zu ändern, dass Sie sich wohlfühlen. In der zweiten Lebenshälfte nehmen sich viele Frauen das Recht heraus, Grenzen zu setzen und ihrer Gesundheit und ihren Liebsten Vorrang einzuräumen. Mit Selbstliebe und Selbstfürsorge bekommt Ihre Lebensmitte eine neue Geschichte, und Ihnen und Ihren Mitmenschen wird das guttun.

Wichtige Zahlen zur Perimenopause und Menopause

- Das durchschnittliche Alter, in dem Frauen in die Menopause kommen, liegt bei 51 Jahren.
- Die natürliche Menopause tritt zwischen dem 45. und 55. Lebensjahr ein.
- Eine frühe Menopause tritt vor dem 45. Lebensjahr ein.
- Eine vorzeitige Menopause und Ovarialinsuffizienzen treten vor dem 40. Lebensjahr ein.
- Die Perimenopause kann bereits Mitte 30 beginnen.
- Im Durchschnitt dauert die Perimenopause 4 bis 10 Jahre.
- 6 Prozent aller Frauen in der Lebensmitte erhalten eine Hormonersatztherapie.

JEDE FRAU IST ANDERS

Jede Frau erlebt ihren Weg durch die Perimenopause anders, weil so viele unterschiedliche Faktoren eine Rolle spielen. Neuere Forschungsergebnisse zeigen, dass auch je nach ethnischer Zugehörigkeit unterschiedliche Symptome auftreten. Die SWAN-Studie, die seit 1994 eine Gruppe gleichaltriger Frauen begleitet, darunter weiße Frauen sowie Frauen mit afroamerikanischer, japanischer, hispanischer oder chinesischer Herkunft, hat viele Unterschiede festgestellt. So kommen beispielsweise nicht-weiße Frauen tendenziell früher in die Wechseljahre als ihre weißen Altersgenossinnen: Während die weißen Frauen bei ihrer letzten Menstruation im Durchschnitt 51,4 Jahre alt waren, kam die Menopause bei hispanischen Frauen aus dem Raum New York und New Jersey 1,7 Jahre früher, bei chinesischstämmigen Frauen aus Oakland 1,2 Jahre früher und bei Schwarzen Frauen aus Pittsburgh, Detroit und Boston 1,2 Jahre früher.[19]

Die Studie ergab außerdem, dass nicht-weiße Frauen eine längere Übergangsphase in die Perimenopause haben und unter stärkeren Hitzewallungen und urogenitalen Symptomen leiden. Schwarze Frauen leiden während der Perimenopause häufiger unter Schlafstörungen und Depressionen als weiße und erhalten mit ihren Beschwerden seltener Unterstützung und Behandlung. Latinas leiden häufiger unter urogenitalen Symptomen wie vaginaler Trockenheit, Schmerzen beim Geschlechtsverkehr und Harnverlust als andere Frauen.

Laut einer im Februar 2017 im Fachjournal *Menopause* veröffentlichten Studie dauern die Wechseljahre bei Schwarzen Frauen im Durchschnitt länger.[20] Und dass es vorzeitig – also vor dem 40. Lebensjahr – zur Menopause kommt, was mit einem um 40 Prozent erhöhten Risiko für koronare Herzkrankheit (KHK) im späteren Leben einhergeht, ist laut einer Studie der American Heart Association aus dem Jahr 2021 bei Schwarzen Frauen dreimal so wahrscheinlich.[21] Die gesundheitlichen Auswirkungen einer früheren Menopause sind besorgniserregend, denn dadurch werden die biologischen Folgen der Menopause vorgezogen: Abnahme der Knochendichte, Abbau von Muskelmasse, Zunahme der Fettmasse, Insulinresistenz, Anstieg des Cholesterin- und Lipidspiegels. Dies erhöht wiederum die Wahrscheinlichkeit, dass Gesundheitsschäden wie Osteoporose, Neurodegeneration, Herzerkrankung und Knochenbrüche früher im Leben eintreten. Noch ist nicht bekannt, warum es zwischen den verschiedenen Ethnien solche Unterschiede im Erleben der Perimenopause gibt, aber die SWAN-Forschenden vermuten einen Zusammenhang zwischen früherer Menopause und der anhaltenden körperlichen Belastung durch widrige Lebensumstände.

Die Wechseljahre können also sehr unterschiedlich erlebt werden. Umso wichtiger ist es, dass Sie sich für sich selbst einzusetzen, damit Sie die Versorgung erhalten, die Sie verdienen. Bringen Sie zur nächsten ärztlichen Untersuchung eine Liste Ihrer Symptome mit, wobei Sie die störendsten und dringlichsten ganz oben aufführen sollten. Aber listen Sie durchaus auch alle anderen Symptome auf, die weniger auffällig sind und Ihrer Meinung nach mit der Perimenopause zusammenhängen könnten. Nehmen Sie gegebenenfalls eine Vertraute mit zum Termin, die zuhören und das Wort ergreifen kann, wenn Sie überfordert oder zu aufgeregt sind.

VERSTECKTE KOSTEN DER PERIMENOPAUSE

Die Perimenopause bringt versteckte Kosten mit sich, die erst langsam ans Licht kommen. Allzu lange mussten wir Frauen die Hauptlast dieser Kosten tragen, weil es an Verständnis und Unterstützung in unserem Umfeld fehlte. Daher hat die Mayo Clinic im Jahr 2023 eine Studie veröffentlicht, die die wirtschaftlichen Auswirkungen der Wechseljahre auf das Arbeitsleben quantifiziert. Diese Verluste entstehen durch Fehlzeiten, verminderte Produktivität, direkte und indirekte Krankheitskosten sowie verlorene Chancen auf beruflichen Aufstieg oder Weiterbeschäftigung. An medizinischen Kosten und verlorener Arbeitszeit fallen bei Arbeitgebern und Arbeitnehmern in den USA jährlich 26,6 Milliarden US-Dollar an.[22]

Selbst wenn Symptome wie Konzentrationsschwierigkeiten, Gedächtnisprobleme, vermindertes Selbstvertrauen, Depressionen und Angstzustände die Arbeitsleistung beeinträchtigen, schämen sich die meisten Frauen, dies gegenüber ihren Arbeitgeber*innen anzusprechen. Solange es in der Kultur und in den Betrieben nicht normalisiert wird, offen über das Älterwerden und die Wechseljahre, zu sprechen, ziehen Frauen den Kürzeren – und das kann zu vermehrten Fehlern, verpassten Beförderungen und gar zum Ausscheiden aus dem Beruf führen. Eine US-amerikanische Umfrage hat ergeben, dass fast jede fünfte Frau aufgrund von Wechseljahresbeschwerden gekündigt oder die Kündigung erwogen hat.[23]

Damit sich in Unternehmen diskriminierungsfreie Praktiken und Gesundheitsrichtlinien durchsetzen, die Führungskräften die Ressourcen eröffnen, ihre Mitarbeiterinnen in jeder Lebensphase zu unterstützen, muss noch viel passieren. Die COVID-19-Pandemie hat das Bewusstsein für die problematische Vereinbarkeit von Beruf und Kinderbetreuung geschärft und mehr Hybrid- und Remote-Arbeit möglich gemacht. Frauen in den Wechseljahren sollten eine ähnliche Unterstützung durch Firmen erwarten können, statt auf Ignoranz, Diskriminierung oder Stigmatisierung zu stoßen.

Die Wechseljahre wirken sich nicht nur auf das Berufsleben von Frauen aus, sondern auch auf ihre Familien. 25 Prozent aller Scheidungen von Frauen über 50 sind die Folge von Eheproblemen, die während der Wechseljahre auftreten. Zwar ist die Scheidungsrate in den USA insgesamt zurückgegangen, aber bei Menschen ab 50 Jahren hat sie sich seit 1990 etwa verdoppelt.[24] Die Erfahrungen mögen von Fall zu Fall unterschiedlich sein, aber die perimenopausalen Symptome können eine Beziehung durchaus belasten. In den Wechseljahren erleben Frauen oft Wut, Depressionen und ein Gefühl der Isolation, ebenso wie eine geringere Libido und Schmerzen beim Geschlechtsverkehr.

Wenn Frauen in die Wechseljahre kommen und kein Verständnis und keine Unterstützung von ihren Ärzten, Partnern und Arbeitgebern erfahren, kann dies als ausgrenzend erlebt werden. Eine Frau, die nicht begreifen kann, wer sie geworden ist, und nicht versteht, was in ihrem Körper vor sich geht, kehrt sich instinktiv noch mehr nach innen, wodurch ihre Welt noch kleiner wird.

QUIZ: SIND SIE IN DER PERIMENOPAUSE?

Wir haben in den letzten Jahren große Fortschritte bei der Aufklärung über die Symptomatik der Perimenopause gemacht, aber unzählige Frauen sind immer noch unsicher, ob sie in den Wechseljahren sind oder nicht. Dafür gibt es mehrere Gründe. Zum einen schwanken die Hormonspiegel während der Wechseljahre stark, weshalb sich anhand von Laborwerten nur schwer feststellen lässt, ob die Perimenopause eingetreten ist. Darüber hinaus verläuft die Perimenopause für jede Frau anders. Im Einzelfall kann eine beliebige Anzahl der mehr als 40 möglichen Symptome vorliegen, und auch die Schwere und Dauer der Symptome variieren enorm. Perimenopausale Symptome können Monate oder Jahre vor dem Ausbleiben der Periode auftreten. Manche Frauen haben möglicherweise nur wenige Monate lang Symptome, während andere jahrelang darunter leiden.

Zwar gibt es keinen sicheren Test, mit dem man die Wechseljahre feststellen könnte, aber wir brauchen ja auch keine Hormonspiegel zu messen, um festzustellen, dass ein 13-jähriges Mädchen in der Pubertät ist. Und gleichermaßen befindet sich eine 43-jährige Frau, die unter starken Stimmungsschwankungen, ausbleibenden Perioden und Schlafstörungen leidet, zweifelsfrei in der Perimenopause. Der folgende Fragebogen verschafft Ihnen einen Überblick über die Bandbreite der Symptome, die häufig in der Perimenopause auftreten. Zusammen mit den weiteren Informationen in diesem Kapitel vermittelt der Fragebogen ein Gesamtbild der Perimenopause und dürfte einiges klären, falls Sie sich dieser Übergangsphase nähern oder sich bereits darin befinden.

Bitte nehmen Sie einen Stift und Papier zur Hand und beantworten Sie die Fragen mit Ja oder Nein.

Psychische Symptome:

1. Leiden Sie unter Brain Fog (geistiger Erschöpfung und Konzentrationsproblemen)?
2. Leiden Sie unter einer verminderten Stresstoleranz?
3. Haben Sie Gedächtnisprobleme?
4. Durchleben Sie Stimmungsschwankungen?
5. Fühlen Sie sich oft gereizt oder unverhältnismäßig wütend?
6. Haben Sie Angstgefühle oder Depressionen oder beides?
7. Fehlt es Ihnen an Selbstvertrauen oder haben Sie das Interesse an Dingen verloren, die Sie früher begeistert haben?
8. Haben Sie das Gefühl, nicht mehr Sie selbst zu sein oder sich selbst nicht mehr wiederzuerkennen?

Menstruationsbeschwerden:

1. Ist Ihre Periode stärker als normal? (Das ist der Fall, wenn Sie einen frischen Tampon oder eine Binde innerhalb von zwei Stunden wechseln müssen, oder wenn Sie ein Koagel von der Größe einer 50-Cent-Münze oder größer ausgeschieden haben.)
2. Scheinen Ihre PMS-Symptome intensiver zu sein?
3. Hat sich die Dauer oder Häufigkeit Ihres Zyklus verändert?
4. Haben Sie Monate im Zyklus ausgelassen?

Körperliche Symptome:

1. Leiden Sie unter Hitzewallungen (plötzlichen Temperaturanstiegen mit Hitzegefühl und Schweißausbruch, besonders im Gesicht, am Hals und auf der Brust)?
2. Fühlen Sie sich aufgedunsen?
3. Nehmen Sie ohne ersichtlichen Grund an Gewicht zu?
4. Hat sich Ihre Körperzusammensetzung dahingehend verändert, dass Sie Fettpolster an Hüften, Oberschenkeln oder Bauch bemerken?
5. Haben Sie einen ungesunden Stoffwechsel?
6. Fühlen sich Ihre Brüste empfindlich an?
7. Verspüren Sie ein Brennen auf der Zunge und im Mund?
8. Haben Sie Juckreiz an den Ohren?
9. Sind Ihre Augen trocken?
10. Ist Ihre Haut trocken?
11. Werden Ihre Haut und Ihre Haare dünner?
12. Sind Ihre Nägel brüchig?
13. Bekommen Sie leicht Harnwegsinfekte?
14. Leiden Sie unter Inkontinenz?
15. Haben Sie einen Tinnitus oder ein unerklärliches Klingeln, Rauschen oder Summen in den Ohren?
16. Wurde eine beginnende Fettlebererkrankung diagnostiziert?
17. Haben Sie Magen-Darm-Probleme?
18. Haben Sie Gelenkschmerzen?
19. Wird Ihnen schwindelig, wenn Sie plötzlich aufstehen?
20. Leiden Sie unter Herzrasen?
21. Leiden Sie unter Muskelschmerzen?
22. Leiden Sie an Sarkopenie (altersbedingtem Verlust an Skelettmuskelmasse und -kraft)?
23. Wurde bei Ihnen Osteoporose diagnostiziert?

Schlafbeschwerden:

1. Ist bei Ihnen eine Schlafstörung wie Schlaflosigkeit oder Schlafapnoe diagnostiziert worden?
2. Wachen Sie mitten in der Nacht schweißgebadet auf?
3. Fühlen Sie sich müde, obwohl Sie durchgeschlafen haben?
4. Können Sie schlecht einschlafen? Wachen Sie mitten in der Nacht auf?

Sexuelle Symptome:

1. Ist Ihre Libido geringer als früher oder ist sie ganz verschwunden?
2. Ist der Geschlechtsverkehr schmerzhaft geworden?
3. Leiden Sie unter vaginaler Trockenheit?

Wenn Sie auch nur einige dieser Fragen mit Ja beantwortet haben, befinden Sie sich wahrscheinlich in der Perimenopause. Und wenn Sie etliche Fragen mit Ja beantwortet haben, kann es aufschlussreich sein, dies schwarz auf weiß zu sehen. Natürlich können einige dieser Symptome auch auf andere Gesundheitsprobleme hinweisen, aber diese dürften durch den Rückgang der Hormone und der Eierstockfunktion noch verstärkt werden.

Falls Ihr Zyklus wackelig geworden ist (er ist kürzer oder länger, die Blutung ist stärker oder schwächer, Sie haben keinen Eisprung mehr oder die Phasen des Zyklus passen nicht mehr), dann befinden Sie sich wahrscheinlich in der Perimenopause. Allerdings ist das erste Anzeichen der Perimenopause in der Regel nicht das Ausbleiben der Periode. Wenn die Periode ausbleibt, ist die Perimenopause wahrscheinlich schon seit einiger Zeit in vollem Gange. Da Zyklusveränderungen ein wesentlicher Teil der perimenopausalen Veränderungen im Körper sind, empfehle ich, die Menstruationszyklen Monat für Monat zu notieren, besonders wenn Sie keine hormonellen Verhütungsmittel einnehmen. Dadurch erhalten Sie wertvolle Informationen darüber, ob Sie ovulieren und Progesteron produzieren, und können eventuelle Symptome leichter einschätzen und bewältigen.

Warum es so wichtig ist, Zyklus und Symptome zu notieren

Während der Wechseljahre kommt Ihnen die Periode womöglich chaotisch vor. Entscheidend ist, dass Sie nicht nur die Periodentage, sondern den gesamten Menstruationszyklus zusammen mit Ihren Symptomen in einer App oder einem Notizbuch protokollieren, sodass Sie leicht nachschlagen können. So können Sie:

- Muster erkennen, bevor Blutuntersuchungen oder Labortests ein Problem ans Licht bringen;
- bei Arztterminen selbstbewusst auftreten, da Sie (zumindest teilweise) wissen, was in Ihrem Körper vor sich geht, und Hilfe einfordern, wenn etwas nicht in Ordnung ist;
- auftretende Probleme zeitnah bemerken und proaktiv Verhaltensweisen ändern, um Symptome zu lindern.

In einer simplen Tabelle können Sie schnell und einfach Ihre Symptome, Ihren Menstruationszyklus, Ihr Gewicht, Ihre Schlafqualität und Ihre Stimmung festhalten. So protokollieren Sie Monat für Monat Ihre körperlichen und emotionalen Symptome. Durch die Aufzeichnungen erfahren Sie mehr über Ihren Körper und Ihre Symptomatik, und diese können als Grundlage dienen, wenn Sie mit Ihrem Arzt über notwendige Behandlungen sprechen.

ZEIT FÜR VERÄNDERUNG

Als ich direkt aus der Nachgeburtszeit in die Wechseljahre kam, kam es mir vor, als hätte sich mein Körper über Nacht verändert, ohne Vorwarnung und ohne meine Zustimmung. Ich hatte immer viel für meine Gesundheit getan, aber nun merkte ich, dass ich etwas ändern musste, um jetzt und in Zukunft vital zu bleiben.

Trotz aller Hürden der Wechseljahre habe ich klare Ziele in Bezug auf meine Gesundheit und mein Leben. Ich habe unverzichtbare Gewohnheiten, dank derer ich mich lebendiger fühle und positive Energie hervorbringe, und die ich gerne an Sie weitergeben möchte. Bevor wir dazu kommen, müssen wir jedoch einige Grundlagen schaffen. Sie sollten Ihre eigenen körperlichen und geistigen Ausgangsbedingungen verstehen.

Bitte beantworten Sie folgende Fragen: Was bedeutet »normal« für Sie? Wie sehen Ihre normalen Stimmungsschwankungen, Schlafmuster und Energielevel aus?

Sobald Sie Ihren Normalzustand festgestellt haben, können Sie Maßnahmen entwickeln, durch die Sie diese Ausgeglichenheit beibehalten, auch wenn sich Ihr Körper verändert.

Nachdem wir uns nun einen Überblick über die Perimenopause verschafft haben, wollen wir uns genauer ansehen, wie sich die drastischen hormonellen Veränderungen, die in der Perimenopause einsetzen, auf alle Aspekte unserer Gesundheit auswirken. Diese tiefgreifenden Veränderungen sollten Sie verstehen, damit Sie einen Plan für eine gedeihliche zweite Lebenshälfte entwerfen können.

Kapitel 2

GRUNDKURS HORMONE

Wenn Sie renovieren, lehnen Sie sich dann zurück und lassen alles machen? Wahrscheinlich nicht. Sie entwerfen Pläne, gestalten Vision Boards oder konsultieren bei jedem Einfall Pinterest. Sie rücken Möbel um, entsorgen Altes und schaffen Platz für Neues. Sie gestalten proaktiv einen Raum, in dem Sie sich wohl- und zu Hause fühlen können.

Die Perimenopause ist wie eine Renovierung des Körpers. Sie haben zwei Möglichkeiten: Sie können es einfach geschehen lassen und abwarten, was dabei herauskommt (Hinweis: Das Endergebnis wird Ihnen wahrscheinlich nicht gefallen), oder Sie können aktiv mitbestimmen, wie sich Ihr Körper anfühlen soll. Sie können sich nur sicher sein, dass Sie sich voll und ganz in die gesündeste und vitalste Version Ihrer selbst verwandeln, wenn Sie aktiv werden und Ihr Energielevel sichern, Ihren Stoffwechsel anschieben und Ihr Hormonsystem in dieser Umbauphase unterstützen.

Sobald Sie verstehen, was während dieser Übergangsphase in Ihrem Körper geschieht, können Sie die nötigen Veränderungen einleiten, um sich wieder normal zu fühlen. Dieses Kapitel wird Ihnen zeigen, dass Sexualhormone (Östrogen und Progesteron) eng mit dem allgemeinen Gesundheitszustand verknüpft sind, nicht nur mit dem Fortpflanzungssystem und dem Menstruationszyklus. Der Rückgang beider Hormone während der Wechseljahre hat erheblichen Einfluss auf Ihr Wohlbefinden und das Risiko chronischer Erkrankungen nach der Menopause. Dieses Wissen gibt Ihnen die Macht, die Risiken zu mindern und Ihr Wohlbefinden zu steigern.

Dass eine weitreichende Störung und Verknappung der Hormonproduktion nichts Gutes für die Gesundheit bedeutet, ist wissenschaftlich erwiesen. Wenn wir die Menopause erreichen, leidet der Körper bereits seit Jahren unter den gesundheitlichen Folgen des Hormonmangels. Darum ist es wichtig, die physiologischen Veränderungen im Körper zu verstehen, unabhängig davon, ob Symptome vorhanden sind oder nicht.

Lange Zeit dachte ich bei den Begriffen »Wechseljahre« und »Menopause« an Hitzewallungen, Nachtschweiß, Schlaflosigkeit und vaginale Trockenheit. Ich hatte keine Ahnung, dass noch Dutzende anderer Symptome auftreten können. Die meisten Frauen, mit denen ich im Laufe der Jahre gesprochen habe, dachten genauso: dass nämlich die Wechseljahre aus Hitzewallungen und schlechtem Schlaf samt Schweißausbrüchen bestehen, und dass alle, die diese Symptome nicht hatten, die Menopause reibungslos überstehen würden. Ein häufiger Irrglaube ist auch, dass Hormone in erster Linie mit Fruchtbarkeit und Fortpflanzung zu tun hätten. Dabei sind sie in Wirklichkeit für vieles zuständig.

In diesem Kapitel bekommen Sie eine Einführung ins Thema Hormone und erfahren, wie vor allem Östradiol und Progesteron den Körper weit über den Menstruationszyklus hinaus beeinflussen.

WAS SIND HORMONE?

Hormone sind chemische Botenstoffe, die allerlei physiologische Prozesse regulieren, darunter Blutdruck, Stoffwechsel, Blutzuckerspiegel, Schlaf, Körpertemperatur, Stimmung, Sexualtrieb, Wachstum und Entwicklung sowie Fruchtbarkeit und Fortpflanzung. Ein Hormon wird von den Zellen des Hormonsystems ausgeschüttet, um eine chemische Botschaft zu übermitteln, die die Aktivität anderer Zellen verändert. Einfach ausgedrückt sind Hormone chemische Signale, die wichtige Körperfunktionen regulieren.

Der Körper ist herrlich komplex, und jede Zelle spielt darin eine wichtige Rolle. Ein großes Ensemble an Hormonen sorgt dafür, dass der Körper stets funktioniert, und das Hormonsystem orchestriert das heikle Zusammenspiel. Wird ein Hormon knapp, geraten auch andere Hormone aus dem Gleichgewicht, und der Körper muss reagieren. Hormonspiegel hängen voneinander ab, und nur wenn sie zusammenwirken wie die Stimmen einer Symphonie, läuft alles optimal. Aufgrund dieser Komplexität ist es nahezu unmöglich, die Ursache aller Probleme in einem einzelnen Hormon zu finden – und das gilt besonders für die weiblichen Fortpflanzungshormone.

Startpunkt der hormonellen Kommunikation ist das Hormonsystem (oder endokrine System). Das ist ein eigenes Körpersystem aus Drüsen und hormonproduzierenden Organen, das für die Synthese und Ausschüttung von Hormonen zuständig ist. Durch das Zusammenwirken endokriner Drüsen – dazu zählen auch die Eierstöcke, die Schilddrüse, die Nebennieren oder die Bauchspeicheldrüse – werden alle physiologischen Prozesse im Körper koordiniert. Andere Organe wie das Herz, die Nieren, die Leber, der Magen, der Darm und die Haut spielen ebenfalls eine wesentliche Rolle bei der Hormonproduktion – auch deshalb ist die Pflege dieser Systeme für die Gesundheit unerlässlich. Sogar unser Fettgewebe speichert bestimmte Hormone und setzt sie frei, wenn es dazu angeregt wird.

Sobald die Hormone in den Blutkreislauf gelangen, wandern sie zu Zielzellen, die über spezifische Rezeptoren verfügen, an die sich die Hormone koppeln können. Die Zielzellen reagieren also nur auf die entsprechenden Hormone. Sie können sich das so vorstellen, dass jede Zelle ein Schloss hat, das nur ein bestimmter Hormonschlüssel öffnen kann.

Auch wenn Hormone alles Mögliche von der Nahrungsaufnahme und dem Schlaf bis hin zu Wachstum und Stressbewältigung koordinieren, werden wir uns hier auf die wichtigsten Hormone konzentrieren, die vom Umschwung der Wechseljahre stark betroffen sind. Wenn Sie die Veränderungen in Ihrem Körper verstehen, können Sie Ihren Lebensstil anpassen und Lösungen finden, die speziell auf Ihre Bedürfnisse zugeschnitten sind. Ich weiß das, weil ich mich damit befasst habe und meiner Mutter sowie Tausenden anderen Frauen geholfen habe, sich auf eine selbstbestimmte und gesunde Zukunft auszurichten.

Erkunden wir als Nächstes die Zusammenhänge zwischen den Hormonen, dem Menstruationszyklus und dem Rest des Körpers.

DIE ROLLE DER GESCHLECHTSHORMONE

Sie fragen sich vielleicht, warum wir darüber reden müssen, was während des Menstruationszyklus mit Ihren Hormonen geschieht. Da die Perimenopause stark mit dem Rückgang der Eierstockfunktion und bestimmter Hormonspiegel zusammenhängt, ist es wichtig zu verstehen, wie dieses Zusammenspiel vor den Wechseljahren funktioniert, damit wir ein klareres Bild von den späteren Veränderungen bekommen.

Beim Einsetzen der Pubertät aktiviert der Körper die Hypothalamus-Hypophysen-Gonaden-Achse (HPG-Achse), die in Form einer Rückkopplungsschleife die Hormonproduktion der Eierstöcke reguliert. Der HPG-Steuerkreis ist entscheidend für den Menstruationszyklus, aber auch für einige andere biologische Vorgänge, etwa die Blutzuckerregulation und die Muskelproteinsynthese. Darauf kommen wir noch zurück. Schauen wir uns zunächst die beteiligten Hormone an, bevor wir untersuchen, wie alles zusammenhängt.

Östrogen

Die Östrogene oder Estrogene bilden eine Familie von Hormonen, die für die reproduktive und sexuelle Entwicklung des weiblichen Körpers entscheidend sind. Wenn wir von Östrogen sprechen, meinen wir in der Regel die drei wichtigsten Familienmitglieder: Estron, Estradiol und Estriol.

Diese drei Hormone steuern das Wachstum und die Entwicklung des weiblichen Körpers, einschließlich der Brüste, anderer sekundärer Geschlechtsmerkmale und der Knochendichte. Sie regulieren auch den Menstruationszyklus und sind an praktisch allen Körperfunktionen beteiligt. Richtig gelesen: Herz, Hirn, Knochen, Blase, Dickdarm und alle anderen Organe in Ihrem Körper funktionieren nur mit Östrogen richtig. Während der fruchtbaren Jahre werden die Östrogene hauptsächlich in den Eierstöcken produziert. In den Wechseljahren verlieren die Eierstöcke langsam ihre endokrine Funktion, sodass die Östrogene nun hauptsächlich aus dem Fettgewebe und zum Teil aus den Nebennieren kommen.

Werfen wir nun einen genaueren Blick auf die drei wichtigsten Östrogene:

- **Estron (E1)** wird bei Frauen in den Wechseljahren zum primären Östrogen, da die Funktion der Eierstöcke in der Perimenopause nachlässt. Es wird von den Eierstöcken und Nebennieren sowie vom Fettgewebe produziert (je mehr Fett, desto mehr Estron) und ist für die sexuelle Entwicklung und Fruchtbarkeit zuständig. Da es weniger aktiv ist als Estradiol, kann Estron bei Bedarf in Estradiol umgewandelt werden.
- **Estradiol (E2)** ist das stärkste der drei Östrogene. Als wirksamstes Östrogen stößt es wichtige Vorgänge an, die für die Fortpflanzung, die Fruchtbarkeit und die allgemeine Gesundheit notwendig sind. Estradiol wird hauptsächlich in den Eierstöcken produziert und sorgt

für die Reifung, den Erhalt und die Steuerung des Fortpflanzungssystems. Estradiol kann auch in anderen Geweben (Gehirn, Brüste, Fett) gebildet werden. Mit zunehmendem Alter sinkt der Spiegel, wobei der stärkste Rückgang in den Wechseljahren zu verzeichnen ist, wenn die Eierstöcke die Estradiolproduktion einstellen.

- **Estriol (E3)** ist das Schwangerschaftsöstrogen, das in großen Mengen von der Plazenta ausgeschüttet wird. Bei Frauen, die nicht schwanger sind, ist es kaum nachweisbar.

Progesteron

Progesteron ist ein Hormon, das Östrogen ausgleicht. Progesteron wird während der Menstruation in den Eierstöcken, während der Schwangerschaft in der Plazenta und während des gesamten Lebens in den Nebennieren hergestellt. Es ist vor allem dafür bekannt, dass es für eine gesunde und sichere Gebärmutterschleimhaut sorgt, in der sich eine befruchtete Eizelle entwickeln kann. Aber es kann noch viel mehr! Nach dem Eisprung wird es in der zweiten Hälfte des Menstruationszyklus vom Gelbkörper (einer temporären Hormondrüse) ausgeschüttet und hält eine Schwangerschaft in Gang, falls es dazu kommt. Progesteron trägt dazu bei, dass wir Fett als Energiequelle nutzen können, dass die Schilddrüse funktioniert, dass der Blutzuckerspiegel normal bleibt und dass sich die Libido erholt. Darüber hinaus senkt es das Risiko für bestimmte Krebsarten, wirkt als natürliches Heilmittel gegen Depressionen und Ängste und beugt harntreibend Wassereinlagerungen und Schwellungen vor.

Testosteron

Testosteron wird in den Eierstöcken und Nebennieren produziert. Frauen brauchen Testosteron für gesunde Knochen, für Muskelaufbau und Motivation sowie für den Erhalt des Sexualtriebs. Der Testosteronspiegel erreicht in unseren Zwanzigern seinen Höhepunkt und fällt dann langsam ab. Zum Zeitpunkt der Menopause hat er nur noch die Hälfte des Höchstwerts.

FSH

Das **follikelstimulierende Hormon** oder FSH regt, wie der Name schon sagt, die Ovarialfollikel (mit Flüssigkeit gefüllte Bläschen, die unreife Eizellen enthalten) zur Reifung und zur Produktion von Östrogen an. Da die Eierstöcke mit zunehmendem Alter weniger Eizellen produzieren, sinkt auch die Östrogenausschüttung, was die Hypophyse dazu veranlasst, mehr FSH zu produzieren. Darum erreicht es in den Wechseljahren seinen Höchststand.

LH

Das **luteinisierende Hormon** oder LH wird wie FSH in der Hypophyse produziert und regt die Eierstöcke zur Produktion von Östrogen an. Ein Anstieg des LH löst den Eisprung aus, die Freisetzung einer Eizelle aus einem Ovarialfollikel, womit die fruchtbare Phase des Zyklus einsetzt. Findet eine Befruchtung statt, wird durch vermehrte LH-Ausschüttung die Produktion von Progesteron hochgefahren, um die Schwangerschaft aufrechtzuerhalten. Wenn die Eizellen zur Neige gehen, steigt der LH-Spiegel ebenso wie der des FSH, um die Östrogenproduktion anzuregen, und erreicht in den Wechseljahren seinen Höchstwert.

DER ZYKLUS, DAS FÜNFTE VITALZEICHEN

Als ich aufwuchs, wurden mir meine Periode und die damit verbundenen Symptome als etwas dargestellt, das ich jeden Monat ertragen und aushalten müsste. Ich ahnte nicht, dass mein Menstruationszyklus eine Superkraft war und Monat für Monat physiologische Prozesse im gesamten Körper in Gang brachte, die nichts mit meiner Fortpflanzungsfähigkeit zu tun hatten. Es ist höchste Zeit, dass wir jenen komplizierten, hochrhythmischen Tanz würdigen, den Gehirn, Eierstöcke und Hormonsystem jeden Monat vollführen.

Der Menstruationszyklus ist wie Puls und Atmung ein Vitalzeichen, das signalisieren kann, wenn etwas im Körper aus dem Gleichgewicht geraten ist.[25] Der Menstruationszyklus, so die National Institutes of Health, »ist ein komplizierter Prozess, der durch Wechselwirkungen zwischen vielen Geweben, Zellen und Hormonen gesteuert wird, und spiegelt als solcher den allgemeinen Gesundheitszustand einer Frau wider. Somit kann er neben Blutdruck, Körpertemperatur, Herzfrequenz und Atemfrequenz als ›fünftes Vitalzeichen‹ gelten.« Das ist ein wichtiger Punkt, denn jede Frau verliert irgendwann dieses wichtige Vitalzeichen und den damit verbundenen Hormonschutz. Darauf müssen wir vorbereitet sein.

Im Laufe des Monatszyklus produziert der Körper nach einem ziemlich vorhersehbaren Muster unterschiedliche Mengen an Fortpflanzungshormonen. Wenn man weiß, wie die Hormone anschwellen und abebben, fluktuieren und zusammenwirken, versteht man besser, was während der Perimenopause vor sich geht, wenn sich die Eierstöcke langsam abschalten.

Ab der Pubertät wird die HPG-Achse aktiv und produziert und reguliert während des gesamten Menstruationszyklus Sexualhormone mit dem Ziel, eine Eizelle freizusetzen, zu befruchten und einzunisten. Unter optimalen Bedingungen sollte der Menstruationszyklus jeden Monat ohne größere Probleme, Symptome oder Unregelmäßigkeiten ablaufen.

Der etwa 28-tägige Zyklus verläuft in vier Phasen. Treten dabei Veränderungen oder Unregelmäßigkeiten auf, sollte man dies als Warnsignal verstehen und die Ursache herausfinden. Unabhängig davon, ob eine Frau Kinder haben möchte oder nicht, ist ein dreimonatiges oder längeres Ausbleiben der Periode (eine Amenorrhö), falls keine Schwangerschaft vorliegt, ein

Anzeichen dafür, dass eine Fehlkommunikation zwischen Gehirn und Eierstöcken vorliegt. In der Regel ist eine medizinische Untersuchung erforderlich, um die Ursache zu ermitteln und das zugrunde liegende Problem zu beheben. Zur Wiederherstellung des Menstruationszyklus ist dann möglicherweise eine Hormonbehandlung nötig.

Phase I: Menstruation (Tag 1–7)

Tag 1 des Zyklus ist der erste Tag der Blutung. Östrogen, Progesteron, LH und FSH sind auf ihrem niedrigsten Stand. Das Sinken des Progesteron- und Östrogenspiegels führt zur Abstoßung der Gebärmutterschleimhaut – zur Periode. Nach den ersten Tagen der Periode beginnt die Hypophyse mit der Ausschüttung von FSH. Der FSH-Spiegel regt die Eierstöcke dazu an, Follikel zu produzieren – jene mit Flüssigkeit gefüllten Bläschen, in denen die Eizellen reifen (die sogenannte Follikelphase).

Phase II: Follikelphase (Tag 1–13)

Diese Phase beginnt ebenfalls am ersten Tag und erstreckt sich über etwa eine Woche nach Ende der Menstruationsblutung. Unter den sich in den Eierstöcken entwickelnden Follikeln beginnt ein einzelner Follikel, der sogenannte dominante Follikel, schneller zu reifen als die anderen. Dabei reift im dominanten Follikel auch die Eizelle, die schließlich beim Eisprung freigesetzt wird. Der reifende, dominante Follikel produziert auch mehr Östrogen.

Der Anstieg des Östrogenspiegels signalisiert der Gebärmutter, die Gebärmutterschleimhaut zu verdicken, um eine nährstoffreiche Umgebung für die Einnistung einer befruchteten Eizelle zu schaffen (auch als Proliferationsphase bekannt). Die Hypophyse reagiert auf den Anstieg des Östrogenspiegels mit einer Verringerung der produzierten FSH-Menge. Aufgrund dieser Verringerung beginnen die anderen Follikel zu verkümmern und werden vom Körper resorbiert. In der Zwischenzeit erreicht die Eizelle im dominanten Follikel ihre volle Reife.

Sobald der Östrogenspiegel um den 11. oder 12. Tag herum seinen Gipfel erreicht hat, schüttet die Hypophyse LH aus, das Hormon, das in erster Linie für den Eisprung verantwortlich ist. Der Anstieg von LH und FSH unterstützt die Follikelentwicklung und regt den dominanten Ovarialfollikel zum Platzen und zum Freisetzen der Eizelle an – es kommt zum Eisprung.

Phase III: Eisprung (14. Tag)

Am 14. Tag des Zyklus dreht sich alles um die Freisetzung einer befruchtbaren Eizelle. Der Eisprung findet statt, indem eine reife Eizelle aus dem Eierstock entlassen, in den Eileiter geschoben und für die Befruchtung verfügbar gemacht wird. Die Eizelle kann nun innerhalb von 24 Stunden befruchtet werden, danach zerfällt sie. Es ist ein kurzes Zeitfenster, aber ein wundersames!

Phase IV: Lutealphase (Tag 15–28)

Sobald der Eisprung erfolgt und die Eizelle freigesetzt ist, verwandelt sich der zurückgebliebene Follikel in den Gelbkörper. Diese temporäre Hormondrüse produziert nun Progesteron in steigender Menge, die etwa eine Woche nach Beginn der Lutealphase ihren höchsten Punkt erreicht. Auf den Beginn der Lutealphase reagiert die Hypophyse mit einer Verringerung des FSH- und LH-Ausstoßes. Der Östrogenspiegel bleibt während dieser Phase größtenteils stabil und bewirkt zusammen mit dem Progesteron, dass die Gebärmutterschleimhaut für eine eventuelle Befruchtung erhalten und verdickt wird.

Falls die Eizelle befruchtet wird, unterstützt das Progesteron aus dem Gelbkörper die frühe Schwangerschaft. Während der Körper eine sichere Umgebung für den Embryo schafft, steigt der Progesteronspiegel weiter rapide an. Im zweiten Trimester übernimmt die Plazenta die Produktion dieses Hormons.

Wird die Eizelle nicht befruchtet, zersetzt sich der Gelbkörper allmählich. Dadurch sinkt der Progesteron- und Östrogenspiegel, wodurch die Gebärmutterschleimhaut abgestoßen, eine Menstruationsblutung ausgelöst und ein neuer Zyklus begonnen wird.

Es ist schon bemerkenswert, wie unser Körper jeden Monat diesen ausgeklügelten Tanz zwischen Gehirn, Eierstöcken und Hormonsystem ausführt und (bei einem 28-Tage-Zyklus) um den 12. Tag das Östrogen und um den 21. Tag das Progesteron gipfeln lässt. Ich sage immer, dass man eine Frau am 12. Tag, wenn sie voller Östrogen ist und sich energiegeladen, liebevoll und sinnlich fühlt, einfach lieben muss.

Das Hormonsystem ist wirklich faszinierend und verdient Bewunderung, denn von der Pubertät bis zum Beginn der Wechseljahre mit Anfang 40, wenn die HPG-Achse und die Sexualhormonproduktion aus dem Tritt geraten, verrichtet es jeden Monat zuverlässig seine Arbeit. In Ausnahmefällen ist der Monatszyklus gestört, etwa während der Schwangerschaft oder bei Gesundheitsproblemen, Krankheiten oder nach Operationen. Störungen in der Kommunikation zwischen den Hormonen können zu Amenorrhö (Ausbleiben der Menstruation) oder anovulatorischen Zyklen (Menstruationszyklen ohne Eisprung) führen. Deshalb ist es wichtig, den Menstruationszyklus Monat für Monat zu protokollieren, besonders während der Perimenopause, denn diese Datenbasis ist bei Gesprächen mit medizinischem Personal von unschätzbarem Wert.

An diesem Punkt freuen sich manche Frauen darauf, dass ihre Periode in den Wechseljahren ausbleibt und sie sich nicht mehr mit Monatsblutungen, möglichen Schwangerschaften und Tampons abgeben müssen. Andere trauern um den Verlust ihres fünften Vitalzeichens, da die Perimenopause für sie ein Zeichen des Alterns ist und Veränderungen mit sich bringt, die sich suboptimal anfühlen. Sie fühlen sich verraten, weil sich ihr Körper ohne ihre Zustimmung verändert.

Unabhängig davon, wie Sie zum perimenopausalen Wandel stehen, sind Sie besser auf mögliche Gesundheitsprobleme und Meinungsverschiedenheiten mit Ihrem Arzt vorbereitet, wenn Sie verstehen, was in Ihrem Körper vor sich geht.

WAS PASSIERT MIT DEN HORMONEN IN DER PERIMENOPAUSE?

Inzwischen haben Sie ein Bild davon, wie Ihr Körper über 25 bis 40 Jahre hinweg Ihren monatlichen Menstruationszyklus steuert. Nun ist es Zeit für die Frage: »Was passiert mit meinen Hormonen in den Wechseljahren und warum?« Die Antwort darauf erklärt auch, warum die Symptome während der Perimenopause so unregelmäßig und irritierend sein können, besonders gegen Ende, wenn die Menopause näher rückt.

Mit Mitte 30 bis Anfang 40 merken wir nach Jahren eines regelmäßigen und zuverlässigen Menstruationszyklus, dass die Anzahl und Qualität unserer Follikel abgenommen hat und die Eierstöcke weniger wahrscheinlich eine Eizelle freisetzen. Ironischerweise kommen Mehrlingsgeburten bei Frauen über 35 häufiger vor, weil der Körper noch einmal alles gibt, um eine Schwangerschaft zu sichern, und mit höherer Wahrscheinlichkeit mehrere Eizellen auf einmal freisetzt.

Der monatliche Menstruationszyklus und die HPG-Achse basieren auf der Entwicklung und Freisetzung einer Eizelle pro Monat, aber irgendwann gehen die Eizellen aus. Bereits vor der Geburt verfügen wir über einen Vorrat von ein bis zwei Millionen Eizellen, und weitere kann der Körper nicht produzieren. Mit der Zeit verlieren wir einen erheblichen Teil unserer Eizellenreserve: Wenn wir die Pubertät erreichen, sind noch etwa 25 Prozent des gesamten Eizellenvorrats in den Eierstöcken übrig, also etwa 300.000 bis 500.000 Eizellen, und Monat für Monat verlieren wir weitere Eizellen. Unsere Fruchtbarkeit nimmt ab dem Alter von etwa 32 Jahren allmählich ab und sinkt im Alter von 37 Jahren bereits rapide.[26] Im jahrzehntelangen monatlichen Menstruationszyklus verbrauchen wir unseren gesamten Eizellenvorrat. Sobald die Eizellen vollständig aufgebraucht sind, befinden wir uns offiziell in der Menopause.

Dass Eizellen und Follikel in den Jahren von Ende 30 bis Anfang 40 dahinschwinden, wirkt sich auf den komplizierten und koordinierten Tanz zwischen Gehirn und Eierstöcken aus, und die hormonelle Rückkopplungsschleife der HPG-Achse dereguliert sich. Infolgedessen beginnt die Kommunikation zwischen FSH, LH, Östrogen und Progesteron zu haken. Auch die Funktion der Eierstöcke lässt allmählich nach, sodass die Östrogen- und Progesteronproduktion unregelmäßig wird und die Reaktionen auf wichtige Hormonsignale im gesamten Körper und Gehirn abflauen.

Gehirn und Eierstöcke interpretieren immer öfter die Signale der Gegenseite falsch. Das Gehirn möchte die Lage in den Griff bekommen und kurbelt hektisch die Östrogenproduktion an, damit es über genügend Östrogen verfügt, um optimal zu funktionieren. Dadurch kommt es jedoch zu unregelmäßigen Östrogenspiegeln. Obwohl die Eierstöcke weiterhin Östrogen produzieren können, schwankt dessen Menge. Und obwohl die Eierstöcke weiterhin Progesteron produzieren können, nimmt dessen Menge mit der Zeit deutlich ab, beginnend in den späten 30ern oder frühen 40ern. Manchmal produzieren die Eierstöcke mehr Östrogen, manchmal deutlich weniger, bis sie schließlich mit Eintritt der Menopause die Produktion von Östrogen und Progesteron ganz einstellen.

Dieses Abflauen der Eierstockfunktion kann vier bis zehn Jahre dauern und Zyklusstörungen sowie hormonelle Schwankungen und Defizite mit sich bringen. Aus diesem Grund leiden Frauen während der Wechseljahre unter unregelmäßigen und ausbleibenden Perioden, nächtlichen Schweißausbrüchen, unaufhaltsamer Gewichtszunahme, Schlafstörungen, Herzrasen, Stimmungsschwankungen und vielem mehr. Aber da der Menstruationszyklus ein Vitalzeichen ist, geschieht noch viel mehr, als auf den ersten Blick erkennbar ist. Die meisten Frauen wissen (wie ich selbst während der längsten Zeit meines Erwachsenenlebens) nicht, dass die HPG-Achse und die monatliche Produktion und Ausschüttung von Hormonen wichtige biologische Prozesse auslösen und steuern, die unter anderem das Gehirn umstrukturieren, zum Stoffwechsel beitragen und das Immunsystem modulieren.

Zusammenfassend lässt sich sagen, dass unregelmäßige und ausbleibende Eisprünge in den Wechseljahren erhebliche systemische Veränderungen nach sich ziehen. Das mag sich anfühlen, als hätten Sie keine Kontrolle mehr über Ihren Körper, aber Sie sollten die Hoffnung nicht verlieren – wir kommen noch zu einigen praktischen Maßnahmen, mit denen Sie wieder Herrin der Lage werden.

HORMONE SIND GANZKÖRPERLICH AKTIV

Wenn man Ihnen bisher immer gesagt hat, Ihre Sexualhormone hingen in erster Linie mit Fruchtbarkeit und Fortpflanzung zusammen, fragen Sie sich vielleicht: »Was hat Östrogen bitte mit meinem Trockenes-Auge-Syndrom oder meinen Schulterschmerzen zu tun?« oder »Welchen Effekt hat denn Progesteron auf meine Gereizt- und Besorgtheit?« Möglicherweise fragen Sie sich, warum Sie sich überhaupt in und nach den Wechseljahren um diese Hormone kümmern sollten. Ist denn ihre Verdünnisierung nicht von der Natur vorgesehen? Wie meine Freundinnen Maria Claps und Kristin Johnson in ihrem Buch *The Great Menopause Myth* schreiben: »Ein normaler Menstruationszyklus signalisiert nicht nur, dass die Frau fruchtbar und nicht schwanger ist, sondern dient auch als Katalysator für biologische Prozesse im gesamten weiblichen Körper: Mehr als viertausend Genprodukte und vierhundert physiologische Prozesse im Körper einer Frau hängen von Estradiol und Progesteron ab.«[27]

Einen vorzeitigen Eintritt in die Wechseljahre (vor dem 40. Lebensjahr) oder eine Ovarialinsuffizienz nimmt die Schulmedizin sehr ernst, denn der Verlust dieser lebenswichtigen Sexualhormone hat etliche chronische Gesundheitsrisiken zur Folge, darunter ein erhöhtes Risiko für Herz-Kreislauf-Erkrankungen und Osteoporose. Die Standardbehandlung für eine Patientin mit vorzeitiger Menopause besteht in der sofortigen Substitution und Wiederherstellung der ausgefallenen Hormone, um die Gesamtmortalität zu senken und die allgemeine Lebensqualität zu verbessern. Wenn also unsere Sexualhormone vor der Menopause so essenziell sind, sind sie dann nicht auch in den Wechseljahren und danach lebenswichtig? Ich denke, die Antwort ist ein klares Ja!

Eine wichtige Folge des Ausbleibens dieser lebenswichtigen Hormone ist ein Funktionsverlust im gesamten Körper, besonders auf zellulärer Ebene. Wie ich später in diesem Kapitel noch näher erläutern werde, haben unsere Sexualhormone eine starke Schutzwirkung, und das Fehlen ist schädlich für die Allgemeingesundheit – ganz unabhängig davon, ob wir sie in den natürlichen oder vorzeitigen Wechseljahren verlieren.

Es ist erstaunlich, dass das Gesundheitssystem die Ergänzung oder den Ersatz von Estradiol oder Progesteron zur Verbesserung der Gesundheit und Lebensqualität von Frauen nur auf Nachfrage in Betracht zieht. Viele Frauen in der Lebensmitte ertragen die lästigen Symptome und konsultieren zunächst mehrere Spezialisten aus verschiedenen Fachbereichen, um jedes Symptom separat zu behandeln, als ob nicht alle miteinander zusammenhingen. Oder schlimmer noch: Vielen Frauen wird gesagt, die Wechseljahresbeschwerden seien nur vorübergehend, und nach der Menopause werde sich schon alles beruhigen und normalisieren. Diese Falschinformation ist gefährlich und führt oft zu verheerenden Folgen nach der Menopause. Beschwerden sind Anzeichen für die tiefgreifenden Veränderungen, die im Körper vor sich gehen, und man sollte ihnen Beachtung schenken. Auch geringfügige Symptome sind ein Signal des Körpers, dass es an der Zeit ist, den Lebensstil anzupassen und für die zukünftige Gesundheit zu sorgen.

Die häufigsten körperlichen Perimenopausalbeschwerden haben breite und tiefgreifende Auswirkungen. Dazu gehören Stoffwechselveränderungen (abnehmende Muskelmasse und Insulinresistenz) sowie urogenitale Symptome wie Scheidentrockenheit, Harnwegsinfekte und eine überaktive Blase. Muskel- und Bindegewebsveränderungen äußern sich in Form von Frozen Shoulder (Schultersteife), Sehnenverhärtungen und Gelenkschmerzen. Zu den Knochenproblemen gehören Gebrechlichkeit und ein erhöhtes Osteoporoserisiko. Auch weniger häufige Symptome wie Tinnitus, Mundbrennen, Blähungen und Herzrasen sollte man nicht übersehen. Im nächsten Abschnitt befassen wir uns mit Symptomen, die in direktem Zusammenhang mit der Hirnfunktion stehen und beachtet werden sollten.

VERLIERE ICH DEN VERSTAND? DAS GEHIRN IN DER PERIMENOPAUSE

Wie in der Einleitung erwähnt, wollte ich, als ich erste perimenopausale Symptome verspürte und Biomarkerwerte außerhalb des Normalbereichs hatte, der Sache auf den Grund gehen und habe mich dabei gründlich verzettelt. Erschwerend kam hinzu, dass bei mir nach zwei schweren Gehirnerschütterungen Anfang des Jahres ein postkommotionelles Syndrom diagnostiziert worden war. Anfangs passten meine Symptome zu einer Schilddrüsenunterfunktion, Brain Fog oder Burnout, und mein Menstruationszyklus zeigte keine auffälligen Veränderungen. Aber ich fühlte mich nicht wie ich selbst, und meine Entzündungsmarker lagen außerhalb des Üblichen. Ich wusste, dass etwas nicht stimmte, konnte es aber nicht genau benennen, denn die Perimenopause verstärkte zu diesem Zeitpunkt lediglich Symptome, die ich bereits vor meiner Schwangerschaft und während meines leichten Hirntraumas erlebt hatte. Ich trat sozusagen nicht mit makelloser Gesundheit in die Wechseljahre ein.

Wenn sich die Sexualhormone in den Wechseljahren »unbewusst von den Rezeptoren abkoppeln«, wie meine Freundin Dr. Carrie Jones es ausdrückt, kommt es, weil sie mit fast jedem Organsystem zu tun haben, im gesamten Körper zu Störungen – vor allem aber im Gehirn.

Wenn beispielsweise der Progesteronspiegel sinkt, leiden viele Frauen unter Reizbarkeit, Brain Fog und verminderter kognitiver Energie und Produktivität. Aufgaben, die früher mühelos zu bewältigen waren, erfordern nun mehr Geisteskraft und Konzentration. Solche Symptome lassen sich leicht ignorieren und auf Schlafmangel, Elternstress oder zu viel Wein beim Abendessen zurückführen. Natürlich können alle diese Faktoren zu Ermattung oder Benebelung beitragen, aber in der Perimenopause kommt noch etwas Gravierenderes ins Spiel.

Die Veränderung der Gehirnfunktion kann tiefgreifende Auswirkungen auf das Alltags- und Arbeitsleben haben. Unbehandelt kann sie zu einem allmählichen Funktionsverlust führen. Leider lässt sich der kognitive Verfall auch als normale Alterserscheinung abtun, dabei hat es für das Leben einer Frau erhebliche Auswirkungen, wenn ihr die konzentrierte Arbeit, das Lösen komplizierter Probleme und sogar der häusliche Alltagskram schwerer fallen.

Ich werde nie den Tag vergessen, als mir die Wirkung der sinkenden Hormonspiegel auf mein Gehirn bewusst wurde. Es war drei Tage vor meiner Periode, und ich bereitete die Feier zum zweieinhalbten Geburtstag meines Sohnes vor. (Wir feiern immer seinen halben Geburtstag im Juni, weil sein Geburtstag im Dezember ist.) Als ich am Tag der Party aufwachte, fühlte sich mein Gehirn wie püriert an. Ich bekam den Tag im Kopf einfach nicht geplant. Einfache Erledigungen – wie das Dekorieren des Zimmers und das Abholen der Cupcakes und Luftballons – kamen mir plötzlich schwierig vor. Und dann brachen die Ängste und Sorgen hervor: »In vier Stunden kommen 30 Leute! Wie soll ich das denn schaffen?« Ich brauchte jeden Fetzen meiner Kraft, um die Party über die Bühne zu bringen – etwas, das mir ein Jahr zuvor noch mühelos gelungen wäre.

Laut Dr. Lisa Mosconi macht sich die Hormonflaute in den Wechseljahren besonders im Gehirn bemerkbar. Weil sich das Gehirn während der Perimenopause hormonell, chemisch und metabolisch verändert, braucht es in den Wechseljahren und vor allem danach unbedingt Fürsorge. Zur Gehirngesundheit von Frauen gibt es erschreckende Statistiken, die vielen Menschen nicht bekannt sind:

- Bei Frauen werden Angststörungen oder Depressionen doppelt so häufig diagnostiziert wie bei Männern.
- Frauen erkranken doppelt so häufig wie Männer an Alzheimer.
- Frauen erkranken dreimal häufiger als Männer an Autoimmunerkrankungen, darunter auch solchen, die das Gehirn betreffen.

- Frauen leiden viermal häufiger als Männer unter Migräne und Kopfschmerzen.
- Frauen sterben häufiger als Männer an einem Schlaganfall.[28]

Obwohl das Gehirn das wichtigste Organ des Menschen ist, wurden Frauen lange Zeit ignoriert, wenn sie über irritierende Gedächtnisprobleme und Stimmungsschwankungen während der Wechseljahre klagten. Inzwischen haben aktuelle neurologische Forschungen physiologische Veränderungen nachgewiesen, die unabhängig vom Vorhandensein von Symptomen in der Perimenopause geschehen, und damit die Erfahrungen von Frauen bestätigt.

Bildgebende Untersuchungen des Gehirns von Frauen – durchgeführt vor, während und nach der Menopause – zeigen drastische physische Veränderungen in Struktur, Vernetzung und Energiestoffwechsel. Diese Veränderungen sind nicht nur auf den Scans sichtbar, sondern machen sich bei vielen Frauen auch tief im Innern bemerkbar.

Dr. Mosconi und ihr Forschungsteam haben herausgefunden, dass in den für Aufmerksamkeit, Konzentration, Sprache, Stimmung und Gedächtnis zuständigen Hirnregionen das Volumen der grauen Substanz postmenopausal geringer ist prämenopausal. Es gibt auch Veränderungen in der Vernetzung: Bereiche des Gehirns, die an Fortpflanzungsfunktionen beteiligt sind, werden weniger vernetzt, während andere Regionen stärker vernetzt werden. Außerdem sinkt der Energieumsatz im Gehirn, was bedeutet, dass das Gehirn zwar Glukose aus dem Blutkreislauf aufnimmt, diese jedoch nicht mehr so schnell oder effizient verbrennt wie vor dem hormonellen Umschwung. Dieser Stoffwechselrückgang ist besonders besorgniserregend, schließlich ist das Gehirn das Organ mit dem höchsten Energiebedarf. Beim Menschen macht das Gehirn zwei Prozent der Körpermasse aus, verbraucht aber 20 Prozent allen Sauerstoffs und 25 Prozent aller Glukose.[29]

Neurologische Symptome sind bei Frauen in den Wechseljahren oft der größte Grund zur Sorge – und das aus gutem Grund. Die folgende Liste ist nur eine Auswahl der das Gehirn betreffenden Symptome (und die Sie vielleicht gar nicht mit dem Gehirn in Verbindung gebracht haben):

- Veränderungen der Thermoregulation (Hitzewallungen und Nachtschweiß)
- Störungen des Schlafmusters
- Geringe Libido
- Stimmungsschwankungen
- Gedächtnis- und Konzentrationsprobleme
- Stressintoleranz (selbst Kleinigkeiten können Sie aus der Bahn werfen)
- Schwindel
- Erschöpfung
- Migräne oder Kopfschmerzen
- Depressionen, Angstzustände oder Panikattacken
- ADHS
- In manchen Fällen auch prämenstruelle dysphorische Störung (PMDS), traumainduzierte posttraumatische Belastungsstörung (PTBS) oder Elektroschockempfindungen

Trotz des inzwischen gesteigerten Bewusstseins für die Wechseljahre stehen wir noch ganz am Anfang mit unserem Verständnis der in dieser Übergangsphase auftretenden kognitiven, emotionalen und physiologischen Veränderungen und all ihrer Auswirkungen auf unser allgemeines Wohlbefinden.

Die Hauptregler des weiblichen Gehirns

Aufgrund der fluktuierenden Hormonspiegel verändert sich das Gehirn während der gesamten Perimenopause. Zu Beginn verursacht der Rückgang des Progesteronspiegels Schlafstörungen, geringere Stressresistenz und schwerere PMS-Symptome mit Stimmungsschwankungen und Reizbarkeit. Später beginnt der Estradiolspiegel unregelmäßig zu schwanken und abzunehmen, was weitere der im vorigen Abschnitt aufgeführten neurologischen Symptome mit sich bringt. Mehr noch als Progesteron ist Estradiol für das weibliche Gehirn von entscheidender Bedeutung, denn es spielt eine wichtige Rolle beim Glukosestoffwechsel und der Mitochondrienfunktion, die für die Homöostase des Gehirns und seine allgemeine Gesundheit unerlässlich sind.

Durch die HPG-Achse und das Gehirn-Östrogen-Netzwerk sind die Eierstöcke und das Gehirn untrennbar miteinander verbunden, und das hat weitreichende physiologische Auswirkungen, unter anderem auf das Gefühlsleben, das Denkvermögen und die Körperwahrnehmung. Infolgedessen hängt die Gesundheit der Eierstöcke mit der Gesundheit des Gehirns zusammen und umgekehrt. Da ist es nicht verwunderlich, dass sich das Nachlassen der Eierstockfunktion in den Wechseljahren in allerlei hirnbezogenen Symptomen bemerkbar macht.

Das weibliche Gehirn ist darauf eingestellt, Östrogen aufzunehmen und zu nutzen. Aufgrund der Vielseitigkeit von Östrogen braucht das Gehirn es, um zahlreiche zelluläre Funktionen zu aktivieren. In vielerlei Hinsicht ist Östrogen der Hauptregler des weiblichen Gehirns. Als solcher erfüllt es folgende Aufgaben:

- Es wirkt neuroprotektiv, entzündungshemmend und antioxidativ.
- Es regeneriert und aktiviert Neuronen, um das Gehirn vor neurologischen Schäden und Alterung zu schützen.
- Es reguliert zelluläre Prozesse, die für den Glukosestoffwechsel und die Mitochondrienfunktion im Gehirn unerlässlich sind.
- Es beeinflusst die Kommunikation der Neurotransmitter, die Neuroplastizität, die Stimmungsregulation und vieles mehr.

Wenn sich die HPG-Achse in den Wechseljahren entkoppelt, kann sich ein hypometabolischer Zustand entwickeln, der möglicherweise das Risiko für neurodegenerative Erkrankungen im späteren Leben erhöht. Da der Estradiolspiegel unregelmäßig schwankt und abnimmt, bekommt das Gehirn Probleme mit dem Zellstoffwechsel und erleidet mehr Zellverschleiß bei geringerer Reparaturfähigkeit. Mit der Zeit werden die Gehirnzellen anfälliger für Entzündungen, Veränderungen im zellulären Energiestoffwechsel und Alterung.

Auch die umfangreichenden Vorteile von Progesteron für das Gehirn dürfen wir nicht außer Acht lassen. Progesteron hilft bei der Regulierung von Kognition, Stimmung, Entzündungsprozessen, Mitochondrienfunktion, Neurogenese, Regeneration und Myelinisierung und trägt zur Erholung nach Hirntraumata bei. (So habe ich zur Behandlung meines postkommotionellen Syndroms auch mikronisiertes Progesteron eingenommen, um meine Gehirnfunktion zu verbessern und es vor weiteren oxidativen Schäden zu schützen.) Wegen seiner sedierenden Wirkung ist Progesteron auch als das beruhigende Hormon bekannt. Progesteron regt das Gehirn zur Produktion eines beruhigenden Neurotransmitters namens Gamma-Aminobuttersäure (GABA) an. Unter vielem anderem ist GABA auch dafür zuständig, die Gehirnaktivität zu reduzieren, sodass man sich entspannen und zum Schlafen das Gehirn abschalten kann.

Der steile Fall des Progesteronspiegels in den frühen Wechseljahren kann sich lästig anfühlen, für manche Frauen aber auch verheerend sein. Schlafstörungen, Stimmungsschwankungen, Angstzustände und eine verminderte Toleranz gegenüber den alltäglichen Stressfaktoren können dazu führen, dass sich Frauen verstört und überfordert fühlen.

Glücklicherweise gibt es etliche Maßnahmen, die die zahlreichen neurologischen Veränderungen während der Wechseljahre und danach mildern können, beispielweise Hormonersatztherapie, Nahrungsergänzungsmittel, Medikamente und stoffwechselfördernde Interventionen wie Achtsamkeitsübungen und Spaziergänge in der Natur. Teil II dieses Buches befasst sich ausführlich mit solchen wissenschaftlich fundierten Lösungen, die Ihr Befinden und Ihre Leistungsfähigkeit verbessern können.

Migräne und Kopfschmerzen

Zu den zehrendsten Symptomen, von denen ich höre und unter denen ich auch selbst leide, gehört die oft mit Hormonschwankungen einhergehende Migräne. Migräne ist eine chronische neurologische Erkrankung, die mittelschwere bis starke Kopfschmerzen verursacht, meist auf einer Seite des Kopfes. Migräne kann während der Wechseljahre häufiger und intensiver werden und schwieriger zu behandeln sein. Bei manchen Frauen tritt Migräne sogar schon Jahre vor der Perimenopause auf, wenn sich der Hormonhaushalt zu verändern beginnt und die Hormonspiegel kurz vor der Periode sinken. Etwa 70 Prozent aller Frauen, die unter Migräne leiden, berichten von einem Zusammenhang zwischen Menstruation und Migräneanfällen.[30] Solche Migräneanfälle werden als menstruelle Migräne bezeichnet und durch hormonelle Veränderungen ausgelöst, etwa durch Östrogenmangel. Eine menstruelle Migräne kann sich durch Bewegung, Licht, Gerüche oder Geräusche verschlimmern. Sie kann nur wenige Stunden, aber auch über 24 Stunden andauern und widersetzt sich oft rezeptfreien Schmerzmitteln.

Sobald die Hormonspiegel in den Wechseljahren unregelmäßig werden, können Migräneanfälle häufiger und unvorhersehbarer werden. Ihre Häufigkeit und Schwere kann zunehmen, selbst wenn sie zuvor gut eingestellt und stabil waren. Auch andere perimenopausale Symptome können die Migräneschwelle herabsetzen. Wenn beispielsweise Hitzewallungen und Schlaflosigkeit den Nachtschlaf beeinträchtigen, begünstigt das Migräneanfälle.[31]

Wenn Ihnen Migräne zu schaffen macht, sollten Sie unbedingt notieren, wie Sie sich während Ihres Menstruationszyklus fühlen, wie oft und wie lange die Anfälle dauern und wie Ihre allgemeine Lebensqualität ist, denn das sind nützliche Daten für die Behandlung der Migräne. Lassen Sie sich von Fachleuten helfen, die den komplexen Zusammenhang zwischen Perimenopause und Migräne verstehen. Das kann den Behandlungserfolg und Ihr allgemeines Wohlbefinden erheblich verbessern.

Vielleicht haben Sie schon einmal die Behauptung gehört, mit der Menopause ende die Migräne, aber die Wahrheit ist komplizierter. Da Migräne eine fortschreitende Erkrankung ist, wird die Menopause nicht allen Anfällen ein Ende setzen, solange Sie keine geeigneten Medikamente einnehmen oder Handlungsempfehlungen nicht umsetzen, die das Fortschreiten der Migräne bremsen.

ENTZÜNDUNGEN UND IMMUNERKRANKUNGEN: WENN DER KÖRPER GEGEN SICH SELBST ARBEITET

Haben Sie sich in letzter Zeit etwas entzündet gefühlt? Vielleicht haben Sie mehr Gelenkschmerzen, oder Sie kommen vor Erschöpfung morgens nicht gut auf die Beine, Ihr Gehirn funktioniert nicht mehr so wie früher? Das sind Symptome von Entzündungen, die mit dem sinkenden Hormonspiegel zusammenhängen.

Die in den Wechseljahre sinkenden Östrogenspiegel sorgen für mehr Entzündungen, die durch eine erhöhte Expression von entzündungsfördernden Zytokinen gekennzeichnet sind.[32] Heute weiß man, dass eine der wichtigsten Rollen von Östrogen in der Hemmung von Entzündungen besteht. Wenn der Östrogenspiegel in den Wechseljahren unregelmäßig wird und seinen monatlichen Rhythmus verliert, aktiviert der Körper als Reaktion sein angeborenes Immunsystem und dessen Inflammasom, einen Multiproteinkomplex, der Entzündungsprozesse im Körper und im Gehirn anstößt.

Wenn Gegenmaßnahmen ausbleiben, kann die wiederholte Aktivierung des Immunsystems im Laufe der Zeit zu einer chronischen, unterschwelligen Entzündung führen, die gesunde Zellen und Gewebe im Körper schädigt. Diese durch niedrige Hormonspiegel verursachte systemische Entzündung kann zwar dem normalen Alterungsprozess sehr ähnlich sehen, aber die Lebensqualität einer Frau erheblich beeinträchtigen und sogar zu chronischen Erkrankungen führen.

Da bei mir im Alter von 38 Jahren eine Autoimmunerkrankung diagnostiziert wurde, bin ich eine von Millionen Frauen, die es mit einem überaktiven Immunsystem zu tun haben, gerade in den Wechseljahren. In den letzten 50 Jahren hat die Zahl der Autoimmunerkrankungen stark zugenommen, von Typ-1-Diabetes und Hashimoto bis hin zu Zöliakie und Asthma.

Stellen Sie sich das Immunsystem als Ihre persönliche Security vor: Es ist darauf gedrillt, zwischen dem, was in den Körper gehört, und dem, was nicht hineingehört, zu unterscheiden. Entdeckt es Eindringlinge wie Viren, Bakterien oder Parasiten, dann greift es an und vernichtet sie. Leider ist das System nicht perfekt. Manchmal greift es gesundes Gewebe an, und wenn das unter bestimmten Umständen dauerhaft geschieht, liegt eine Autoimmunerkrankung vor. Auto bedeutet »selbst«, also bedeutet »Autoimmunerkrankung« im Grunde genommen, dass sich das Immunsystem gegen sich selbst richtet.

Mehr als 23 Millionen Menschen leiden in den USA an einer Autoimmunerkrankung. 78 Prozent davon sind Frauen, was diese Erkrankung nach Krebs und Herzerkrankungen zur dritthäufigsten Krankheit in den Vereinigten Staaten macht. Die genaue Ursache von Autoimmunerkrankungen ist nach wie vor unbekannt, aber in den Wechseljahren spielen Schwankungen des Östrogen- und Progesteronspiegels eine Rolle. Untersuchungen haben ergeben, dass Östrogen bestimmte Immunzellen dazu anregt, mehr Entzündungsstoffe zu produzieren, die das Immunsystem modulieren.[33]

Ein gesenkter Östrogenspiegel kann aufgrund der entzündungshemmenden Eigenschaften von Östrogen ebenfalls zu vermehrten Entzündungen führen. Eine verstärkte Immunreaktion in den Wechseljahren verursacht systemische Entzündungen, aber um Entzündungen zu bekämpfen und sich vor Autoimmunerkrankungen zu schützen, braucht der Körper Östrogen. Der in den Wechseljahren sinkende Östrogenspiegel führt jedoch dazu, dass man in dieser Spirale gefangen bleibt.[34]

WO IST MEINE ENERGIE GEBLIEBEN? DIE MITOCHONDRIEN IN DEN WECHSELJAHREN UND DANACH

»Warum bin ich so müde?« Die Frage stelle ich mir an vielen Tagen, an denen meine mentalen Kräfte aufgebraucht sind, obwohl ich nur das Nötigste geschafft habe. Wir alle wissen, wie schwer es ist, den Tag zu überstehen, wenn wir uns erschöpft fühlen. Leider ist Energie keine unerschöpfliche Ressource. In jeder Sekunde unseres Lebens muss der Körper neue Energie produzieren. Dies geschieht in den Mitochondrien, die zu Tausenden in fast jeder Zelle des Körpers vorkommen, am zahlreichsten im Gehirn, in der Leber, im Herzen, in den Muskeln und in den Eierstöcken. Die Mitochondrien sind nicht nur kleine Kraftwerke, sondern sie tragen auch zum Überleben und Wohlergehen der Zellen bei.

Mitochondrien spielen eine tragende Rolle bei der Synthese von Sexualhormonen, denn sie sind der Ort, an dem der erste Schritt der Steroidhormonproduktion stattfindet. Im Gegenzug regulieren Sexualhormone wie Östrogen und Testosteron die Funktion der Mitochondrien und beeinflussen so die Energieproduktion, die Entzündungshemmung und die Zellsignale im Körper, vor allem im Gehirn, in den Skelettmuskeln und in den Fortpflanzungsorganen.[35] Wie wir wissen, ist Östrogen im weiblichen Gehirn ein Hauptregler des Glukosestoffwechsels, der Energieproduktion und der Mitochondrienfunktion, weswegen der Östrogenrückgang in den Wechseljahren die Energie im Gehirn vermindern und die allgemeine Vitalität dämpfen kann.[36] Ein Östrogenmangel kann auch zu einer mitochondrialen Dysfunktion in den Skelettmuskeln führen, was Sarkopenie in der Lebensmitte zur Folge haben kann, den Verlust von Muskelmasse und Kraft.[37]

Die perimenopausale Schwächung der Mitochondrien wirkt sich auf die Produktion der ohnehin schon abnehmenden Hormone aus und führt zu einem Teufelskreis aus beeinträchtigtem Zellstoffwechsel und geringerer Hormonproduktion in den Eierstöcken. Das hat dann Auswirkungen auf den Zellstoffwechsel im gesamten Körper und besonders im Gehirn.

Ist das nun der normale Alterungswahnsinn oder lässt sich dieser Kreislauf durchbrechen? Die gute Nachricht ist, dass es Möglichkeiten gibt, die Mitochondrien zu aktivieren und Ihr Energielevel wieder anzuheben – obwohl Ihr Körper gegen Sie zu arbeiten scheint. Aber das erfordert planvolles Vorgehen. Um auf die Analogie der Hausrenovierung zurückzukommen: Schwächelnde Mitochondrien sind wie undichte Rohrleitungen im Haus. Im Körper mag zwar Energie versickern, aber durch die vorbeugende Stärkung der Mitochondrien können Sie dafür sorgen, dass alles reibungsloser und effizienter funktioniert. Im 5. Kapitel stelle ich konkrete Strategien vor, mit denen Sie die mitochondriale Gesundheit optimieren können, um mehr Energie, geistige Klarheit und allgemeine Homöostase herzustellen.

ÖSTROGEN SCHÜTZT DAS HERZ

Vielleicht haben Sie schon einmal gehört, dass Frauen vor der Menopause im Allgemeinen mit geringerer Wahrscheinlichkeit an einer koronaren Herzerkrankung erkranken als Männer. Nach der Menopause steigt das Risiko für Frauen jedoch an. Das wirft auch die Frage auf: Welche menopausalen Veränderungen erhöhen dieses Risiko? Da sich das Herz nicht über Nacht verändern kann, müssen wir für eine Erklärung auf die tieferliegenden systemischen Veränderungen schauen.

Gegen Ende der Perimenopause nimmt die Östrogenproduktion in den Eierstöcken deutlich ab. Dieser Rückgang kann mit einer Erhöhung der Herzfrequenz (Sinustachykardie) und einer Zunahme von Herzrasen und harmlosen Arrhythmien (Herzrhythmusstörungen) einhergehen.

Vermutlich erkennen Sie allmählich das Muster: Auch wenn Östrogen gewöhnlich als Sexualhormon wahrgenommen wird, wirkt es sich doch auf alle Organsysteme aus, und wenn es in den Wechseljahren schwindet, zahlt der Körper den Preis dafür. Hier sind einige Beispiele dafür, wie Östrogen insbesondere mit der Herzgesundheit zusammenhängt:[38]

- Es reguliert die Produktion und Funktion der glatten Herzmuskelzellen und verringert dort den altersbedingten Abbau.
- Es stimuliert die Produktion von Stickoxid, welches für die Entspannung der glatten Muskulatur und für eine ausreichende Weitung der Blutgefäße sorgt. So gelangen Nährstoffe und Sauerstoff zu den Zellen im gesamten Körper.
- Es wirkt Entzündungen entgegen, die zur Verkalkung der Koronararterien beitragen.
- Es hat einen positiven Einfluss auf das Lipoproteinprofil, indem es den LDL-Spiegel senkt und den HDL-Spiegel erhöht. Man schätzt, dass dies vor der Menopause etwa 30 Prozent des Nutzens für die Herzgesundheit ausmacht.

Angesichts all dessen, was Östrogen für die Erhaltung der Herzgesundheit leistet, ist es nicht verwunderlich, dass wir mit dem Herannahen der Menopause an Herz-Kreislauf-Robustheit verlieren. Das Sinken des Östrogenspiegels ist jedoch nicht der einzige Faktor, der das Risiko für Herzerkrankungen erhöht. Neben hormonellen Veränderungen kann es durch den Rückgang des Gefäßtonus zu Schäden an den Blutgefäßen kommen, was Kalkablagerungen und Blutgerinnsel begünstigt. Der Blutdruck kann steigen. Außerdem erhöht sich womöglich das Aufkommen von Fibrinogen, einem Protein im Blutplasma, das mit Herzerkrankungen und Schlaganfällen assoziiert wird. Zu Beginn der Menopause kann der Fibrinogenspiegel ansteigen, was wiederum das Risiko für Gerinnselbildung und Herzerkrankungen erhöht. Außerdem kann bei nahender Menopause die Bildung von viszeralem Fett um das Herz dessen Funktionsfähigkeit beeinträchtigen.

Erkrankungen des Herzstoffwechsels sind eine der häufigsten Todesursachen bei Frauen in und nach den Wechseljahren. Durch frühzeitige Gegenmaßnahmen sind sie jedoch weitgehend vermeidbar, was frustrierend und zugleich ermutigend ist. Mit einer Hormonersatztherapie und/oder Verhaltensänderungen, die die Insulinsensitivität und die Stoffwechselgesundheit verbessern, können Sie diesen Aspekt Ihrer Gesundheit wieder in den Griff kriegen. Im nächsten Kapitel gehe ich näher auf die Stoffwechselgesundheit ein. Um Hormonersatztherapie und Änderungen des Lebensstils geht es in den Teilen II und III des Buches. Seien Sie unbesorgt, die Perimenopause mag Ihnen momentan wie ein Verhängnis erscheinen, aber man kann die Uhr zurückdrehen und Gesundheit und Vitalität zurückgewinnen.

DARMGESUNDHEIT UND MIKROBIOM

Wie oft haben Sie schon gehört, dass die Darmgesundheit einen direkten Einfluss auf die allgemeine Gesundheit hat? »Tausendmal«, lautet bestimmt Ihre Antwort, und das liegt daran, dass das Darmmikrobiom nachweislich jedes Organsystem beeinflussen kann, einschließlich des Hormonsystems. Das Darmmikrobiom ist eine mikroskopische Welt in Ihrem Körper: Die Billionen von Mikroorganismen (Bakterien, Pilze, Viren und deren Gene), die dort leben, interagieren mit anderen Körpersystemen und beeinflussen die Verdauung, die Immunfunktion, den Stoffwechsel, das Gewicht, den Heißhunger, die Stimmung und vieles mehr.[39] Übrigens interagiert das Darmmikrobiom über Metaboliten sowie neuroendokrine und immunologische Pfade mit dem Gehirn, weswegen die Veränderungen, die während der Wechseljahre im Gehirn auftreten, auch direkte Auswirkungen auf den Darm haben.

Man schätzt das Verhältnis zwischen Mikrobiomzellen und menschlichen Zellen im Körper auf etwa 1:1. Die Anzahl der Mikrobiomgene übersteigt allerdings die der menschlichen Gene um das Hundertfache. In der enormen genetischen Vielfalt des Mikrobioms zeigt sich sein großer Einfluss auf den Körper. Als Faustregel gilt: Je vielfältiger das Darmmikrobiom, desto gesünder sind Darm und Körper. Angesichts der Bedeutung eines florierenden Mikrobioms für unsere allgemeine Gesundheit müssen wir uns mit den Ursachen der sogenannten Dysbiose befassen, bei der durch einen Mangel an Vielfalt innerhalb des Mikrobioms ein Ungleichgewicht zwischen guten und schlechten Bakterien entsteht.

Sexualhormone, besonders Estradiol und Progesteron, haben einen direkten Einfluss auf die Vielfalt des Mikrobioms. Höhere Östrogen- und Progesteronspiegel nähren die Darmbakterien und fördern dadurch ihre Vielfalt. Eine größere bakterielle Vielfalt wiederum ermöglicht es dem Darmmikrobiom, mehr Hormone zu recyceln und in den Blutkreislauf einzuspeisen.

Neuerdings haben Forschungen ergeben, dass ein Rückgang von Progesteron und Östrogen mit einer verminderten Vielfalt des Darmmikrobioms und einer erhöhten Durchlässigkeit der Darmbarriere verbunden ist, auch bekannt als Leaky-Gut-Syndrom.[40] Infolgedessen kann sich bei Frauen in den Wechseljahren die Darmfunktion verändern, was Gewichtszunahme und allerlei Magen-Darm-Probleme nach sich ziehen kann. Dazu gehören das Leaky-Gut-Syndrom, entzündliche Darmerkrankungen, Sodbrennen oder das Reizdarmsyndrom. Weil zudem im Darm ein Großteil der Immunzellen zu finden ist, sind Frauen, deren Darmmikrobiom unter anderem wegen Estradiol- und Progesteronmangel verändert ist, anfälliger für Entzündungen, Autoimmunerkrankungen sowie Nahrungsmittelallergien und -unverträglichkeiten.

PERIMENOPAUSALE VERÄNDERUNGEN AN MUSKELN, GELENKEN, KNOCHEN UND SEHNEN

In vielerlei Hinsicht ist die Muskulatur das Organ der Langlebigkeit, denn sie kann die Gesundheit verbessern und uns kraftvoller alt werden lassen. Die Muskulatur ist ein bemerkenswertes Organ, das uns funktionelle Kraft und Unabhängigkeit schenkt und Einfluss auf den Stoffwechsel, den Hormonhaushalt, die Knochengesundheit und die Prävention chronischer Krankheiten hat. Die Muskelmasse steht in umgekehrtem Verhältnis zum Sterberisiko. Erwachsene mit geringer Muskelmasse sterben häufiger früh als Menschen mit mehr Muskeln.[41] Generell verlieren Erwachsene nach dem 30. Lebensjahr pro Jahrzehnt etwa 3 bis 8 Prozent ihrer Muskelmasse. Nach dem 50. Lebensjahr beschleunigt sich der Abbau auf 5 bis 10 Prozent.[42] Bei Frauen geht der Verlust an Muskulatur in den Wechseljahren besonders rasch voran.

Untersuchungen haben ergeben, dass man allein während der Perimenopause 10 Prozent der Muskelmasse verlieren kann, und dass Frauen in der späten Perimenopause und Postmenopause viel, viel häufiger an Sarkopenie (Muskelabbau) leiden als Frauen in der Prämenopause oder frühen Perimenopause.[43] Zum Teil ist das auf den gesenkten Estradiolspiegel zurückzuführen. Estradiol hat Rezeptoren auf allen Muskelzellen (gestreifte und glatte Muskulatur), reguliert die Muskelproteinsynthese und stimuliert die Muskelregeneration und -reparatur. Darüber hinaus wirkt Estradiol antioxidativ, lindert Entzündungsstress und hält die gestreifte und die glatte Muskulatur gesund und stark.

Muskelabbau ist in jeder Lebensphase ein großes Problem. Wenn wir an Muskelmasse und Kraft verlieren, erschwert das nicht nur die Ausführung von Alltagstätigkeiten, sondern erhöht mit der Zeit auch die Insulinresistenz, den Knochenschwund sowie das Frakturrisiko und macht chronische Krankheiten wie Diabetes und Herzerkrankung wahrscheinlicher. Die Tatsache, dass sich die Muskelzusammensetzung und -integrität in den Wechseljahren verändert, sollten wir zum Anlass nehmen, unsere Muskulatur effektiv zu erhalten und aufzubauen. Es ist nie zu spät, um mit dem Krafttraining zu beginnen. Wenn Sie sich in den Wechseljahren befinden und noch nicht damit angefangen haben, ist jetzt der ideale Zeitpunkt dafür. In den Teilen II und III des Buches finden Sie alle nötigen Informationen, um möglichst viel Muskelmasse aufzubauen und zu erhalten.

Neben dem Muskelabbau sind zunehmende Gelenkschmerzen eine häufige Beschwerde von Frauen in den Wechseljahren. Östrogen ist an der Regulierung und Stimulierung des Knochenwachstums beteiligt, fördert die Kollagenintegrität im Bindegewebe und reduziert Entzündungen und Schmerzen in den Gelenken und in Bindegeweben wie den Sehnen und Faszien. Stellen Sie sich Estradiol als Klebstoff vor, der Ihr Bindegewebe zusammenhält.

Ein Östrogenmangel kann sich in mehrerlei Hinsicht negativ auf das Bindegewebe auswirken. Der Östrogenrückgang reduziert den Kollagengehalt im Bindegewebe und lässt infolgedessen den Knorpel degenerieren, wodurch wiederum Bänder und Sehnen steif und unelastisch werden. Mit der Zeit entzünden sich die Gelenke und nehmen Schaden, was zu Schmerzen, eingeschränkter Beweglichkeit und geringerer Lebensqualität führt. Wegen der beeinträchtigten Bindegewebsgesundheit treten bei Frauen in den Wechseljahren Symptome wie Frozen Shoulder (adhäsive Kapselentzündung), Gelenkschwellungen, Verletzungen, Harninkontinenz und Mobilitätseinschränkungen auf.

Osteoporose, eine Knochenkrankheit, bei der die Knochenmineraldichte und die Knochenmasse abnehmen, entwickeln Frauen nach der Menopause deutlich wahrscheinlicher. Tatsächlich erleidet fast die Hälfte aller Frauen über 50 im Laufe ihres Lebens eine osteoporotische Fraktur.[44] Der Knochenabbau beginnt oft etwa zehn Jahre vor der Menopause, beschleunigt sich in der späten Perimenopause drastisch, setzt sich bis in die frühe Postmenopause fort und beschert in den ersten fünf Jahren nach Beginn der Menopause eine Einbuße von mehr als 10 Prozent der Knochenmasse.[45] Östrogen wirkt der Schwächung der Knochen entgegen, indem es den natürlichen Abbau verlangsamt. Umgekehrt beschleunigt das Absacken des Estradiolspiegels den Knochenverlust erheblich.[46] Die Ausdünnung der Knochenmatrix hat bei postmenopausalen Frauen oft Frakturen der Hüfte, des Handgelenks und der Wirbelsäule zur Folge. Sie erhöht erheblich das Risiko von Schmerzen, Mobilitätsverlust, verminderter Lebensqualität und sogar vorzeitigem Tod.

Im 7. Kapitel stelle ich wirksame Maßnahmen vor, mit denen Sie Ihre Knochen- und Gelenkgesundheit schützen und Ihre Mobilität erhalten können. Sich ungehindert bewegen zu können, ist für ein gutes Selbstgefühl wesentlich. Darum ist es wichtig, dass Sie mit vorbeugenden Maßnahmen Ihre gesunde Lebensspanne verbessern.

VERÄNDERUNGEN VON HAUT, HAAREN, AUGEN UND SCHLEIMHAUTBARRIERE

Das größte Organ des Körpers ist die Haut. Sie bewahrt uns vor Austrocknung und dient als Schutzwall gegen Umwelteinflüsse und Mikroben. Ihre Sinnesnervenenden ermöglichen uns, Schmerzen, Reizungen oder Temperaturveränderungen wahrzunehmen. Die Haut verfügt außerdem über Östrogenrezeptoren, die die Hautbarriere schützen, indem sie zum Erhalt der Elastizität, Feuchtigkeit, Kollagenproduktion und Wundheilung beitragen. Die Hautalterung kann zwar auch durch Umwelteinflüsse und Lebensstil verstärkt werden, aber aufgrund des Hormonrückgangs erleben viele Frauen in den Wechseljahren spürbare Veränderungen der Haut: Trockenheit, Schuppigkeit, Hyperpigmentierung und verminderte Straffheit.

Dass der Gehalt an Kollagen, einem Protein, das das Körpergewebe zusammenhält, abzunehmen beginnt, wirkt sich auf die Dicke und Elastizität der Haut aus. Und raten Sie mal, welches Hormon dabei schon wieder mitmischt? Das Östrogen. Wenn sein Spiegel sinkt, nimmt auch die Kollagenproduktion in der Haut ab. Vielleicht stellen Sie fest, dass Ihre Haut an Straffheit und jugendlichem Glanz verliert und Falten sichtbar werden. Das zeugt von einem Östrogenmangel in der Haut.

An Hals, Armen, Brust, Gesicht und anderen Stellen kann es zu Hyperpigmentierung kommen. Wenn der Östrogenspiegel sinkt, wird die Haut dünner und die darunterliegenden Gefäße werden damit anfälliger für Verletzungen und somit Blutergüsse. Da Ihre Haut möglicherweise ihre Fähigkeit verliert, Feuchtigkeit zu speichern, kann sie leichter austrocknen. Besonders besorgniserregend ist, dass östrogenarme Haut weniger empfindlich auf Berührungen, Druck und Temperatur reagiert, weshalb Frauen nach der Menopause anfälliger für Verletzungen sind.

Der natürliche Lebenszyklus der Haarfollikel ist in folgende Phasen unterteilt: Anagenphase (Wachstumsphase), Katagenphase (Übergangsphase), Telogenphase (Ruhephase) und Exogenphase (Ausfallphase). In den Haarfollikeln und in der Kopfhaut befinden sich Östrogen- und Progesteronrezeptoren. Erhalten diese Hormonrezeptoren ausreichend Hormone, verkürzt sich die Ruhephase, und die Wachstumsphase verlängert sich, sodass kräftigeres, gesünderes und schneller wachsendes Haar entsteht.

Sinkt jedoch der Hormonspiegel, schrumpfen die Haarfollikel, sodass das Haar langsamer wächst und dünner wird. Fast 40 Prozent der Frauen berichten von peri- und postmenopausalem Haarausfall. Bei der überwiegenden Mehrheit der Betroffenen kann jedoch eine einfache Hormonersatztherapie mit Estradiol und Progesteron den Haarausfall aufhalten und ein gesundes Haarwachstum in Gang bringen.

Estradiol- und Testosteronrezeptoren befinden sich auch in den Drüsen, die die schützende Befeuchtung der Augen erledigen. Diese Drüsen befinden sich in den Augenlidern und stellen eine dreischichtige Barriere her, die Austrocknung verhindert und Mikroben und Reizstoffe fernhält. Bei gesenktem Hormonspiegel produzieren diese Drüsen jedoch weniger Flüssigkeit, als für die Gesunderhaltung der Augen notwendig ist. Über 61 Prozent der Frauen in den Wechseljahren und nach der Menopause geben an, trockene Augen zu haben. Das ist nicht nur unangenehm, sondern kann auch zu Augenallergien, Juckreiz, Brennen, übermäßigem Tränenfluss und verschwommener Sicht führen – ja, sogar einer Autoimmunerkrankung namens Sjögren-Syndrom, die sich durch Mund- und Augentrockenheit auszeichnet.

Der Außenwall des Körpers ist die Haut, aber innerhalb des Körpers (in Mund, Nase, Rachen, Augen, Nebenhöhlen, Lunge, Harnwegen, Fortpflanzungsorganen und Darm) bildet die Schleimhaut die erste Verteidigungslinie. Bei der Gesunderhaltung des Körpers spielen die Schleimhäute eine tragende Rolle. In ihnen leben 80 Prozent der Immunzellen, ebenso wie das Mikrobiom, und der Schleim an sich bietet schon strukturellen Schutz. Auch hier spielt Östrogen eine wichtige Rolle, denn es:

- festigt die Verbindungen zwischen den Zellen der Schleimhautbarriere (sodass nichts durchschlüpft);
- sorgt für die Gesundheit des Mikrobioms, sodass es gute Bakterien begünstigt;
- schützt vor Entzündungen, die ebenfalls die Durchlässigkeit und die Gesamtfunktion dieser wichtigen Schutzschicht beeinträchtigen können.

Wenn der Östrogenspiegel sinkt und die Schutzfunktion der Schleimhaut beeinträchtigt ist, wird Ihr Körper anfälliger, weil Nahrungspartikel, Bakterien, Viren, Allergene, Schimmelpilze und einiges mehr in den Blutkreislauf gelangen können. Werden solche Substanzen nicht gründlich herausgefiltert, löst das eine Immunreaktion aus. Ich habe ja schon erklärt, wie durch verstärkte und anhaltende Immunreaktionen Entzündungen entstehen, die die Schleimhautbarrieren (und den gesamten Körper) zusätzlich belasten. Das kann sich unter anderem zu Autoimmunerkrankungen, Allergien, Blähungen, Stimmungsschwankungen, Verdauungsproblemen oder Veränderungen im Gehirn auswachsen.

Ihr Darm und Ihre Schleimhautbarrieren brauchen Schutz und Pflege, wenn Sie in den Wechseljahren gesund bleiben wollen. Im 5. Kapitel befassen wir uns näher mit Ernährungsumstellungen, die Sie vornehmen können, um die Gesundheit dieser wichtigen Organe zu verbessern. Mehrere Studien haben jedoch belegt, dass auch eine wirksame Estradiol-Ersatztherapie dazu beitragen kann, die Gesundheit und richtige Durchlässigkeit der Schleimhaut zu erhalten.

NICHTS ENTGEHT DEM ZUGRIFF DER HORMONE: VERÄNDERUNGEN DES BECKENBODENS UND DES UROGENITALSYSTEMS

Müssen Sie beim Niesen die Beine zusammenkneifen? Haben Sie Sorge, bei einem zu starken Lachanfall zur Toilette eilen zu müssen? Beckenbodenerkrankungen wie Inkontinenz und Prolaps sind in den Wechseljahren nicht ungewöhnlich. Laut einer Studie der National Institutes of Health sind 27 Prozent der Frauen im Alter von 40 bis 59 Jahren von einer Beckenbodenerkrankung betroffen; dieser Prozentsatz steigt bei Frauen im Alter von 60 bis 79 Jahren auf 37 Prozent und auf 50 Prozent im Alter von 80 Jahren und darüber.[47] Es ist offensichtlich, dass viel zu viele von uns nicht die benötigte Hilfe erhalten oder keinen Zugang zu den verschiedenen wirksamen Behandlungsmethoden haben, die zur Verfügung stehen.

Nehmen wir einmal drei häufige Blasenprobleme unter die Lupe: Beckenbodendysfunktion, Harninkontinenz und Harnwegsinfekt.

Die Beckenbodenmuskulatur bildet eine elastische »Hängematte«, die sich vom Schambein an der Vorderseite des Beckens bis zum Steißbein an der Rückseite erstreckt. Auf dieser Hängematte ruhen die im Becken gelegenen Organe: Blase, Harnröhre, Gebärmutter, Vagina, Dickdarm und Rektum. Durch Anspannen und Entspannen des Beckenbodens steuern Sie das Wasserlassen, den Stuhlgang und den Geschlechtsverkehr. Diese Muskeln sollten stark und dehnbar sein. Eine Beckenbodendysfunktion liegt vor, wenn die Muskeln geschwächt sind und nicht mehr gesteuert werden können.

Anzeichen einer Beckenbodendysfunktion sind:

- Häufiges Wasserlassen
- Schmerzhaftes Wasserlassen
- Urin- oder Stuhlabgang
- Verstopfung, Schwierigkeiten bei der Darmentleerung, übermäßiges Pressen
- Anhaltende Schmerzen im unteren Rücken, im Beckenbereich, in der Vagina oder im Rektum
- Schmerzen beim Geschlechtsverkehr
- Scheidenvorfall. Hierbei stülpt sich eines der Beckenorgane, beispielsweise die Blase, in die Vagina. Das kann sich wie ein Ziehen oder wie Druck in der Vagina anfühlen, oder man stellt eine Ausbuchtung am Eingang oder Rand der Vagina fest.

Warum diese Muskeln ihre Spannkraft verlieren? Auch hier ist ein wichtiger Faktor der Rückgang des Östrogenspiegels. Östrogen trägt dazu bei, dass die Muskeln und Bänder des Beckenbodens kräftig, dehnbar und robust bleiben. Wenn in den Wechseljahren der Östrogenspiegel schwankt und schließlich mit der Menopause seinen Tiefpunkt erreicht, nimmt die Geschmeidigkeit und Stützkraft der Beckenbodenmuskulatur ab. Das bedeutet, dass wir diese Muskeln aktiv trainieren müssen, damit sie optimal funktionieren und Scheidenvorfälle, Inkontinenz und Harnwegsinfekte weniger wahrscheinlich werden. Auch bei einer Geburt können die Beckenbodenmuskeln gezerrt und beschädigt werden. Wenn Sie einen Dammschnitt, einen Kaiserschnitt oder eine Hysterektomie hatten, besteht ein höheres Risiko für eine Beckenbodendysfunktion.

Harninkontinenz

Wenn Sie ständig auf die Toilette müssen und Angst haben, es nicht rechtzeitig zu schaffen, oder wenn Ihnen beim Lachen oder in der Yogastunde Urin abgeht, dann kennen Sie das Elend der Inkontinenz. Und dann ist da noch der Sex. Schätzungsweise jede vierte Frau mit Inkontinenz meidet den Geschlechtsverkehr oder fürchtet sich so sehr vor Urinabgang, dass sie sich nicht entspannen und die Intimität genießen kann. Es gibt verschiedene Arten von Harninkontinenz, und es ist wichtig zu wissen, um welche es sich bei Ihnen handelt:

- **Belastungsinkontinenz (auch Stressinkontinenz):** Die häufigste Form der Inkontinenz, bei der es beim Husten, Niesen, Lachen, Heben und Sport zu ungewolltem Urinabgang kommt. Die Ursache kann Beckenbodenschwäche und/oder Übergewicht sein.
- **Dranginkontinenz:** Tritt auf, wenn ganz plötzlich das Bedürfnis aufkommt, die Blase zu entleeren, woraufhin mit einer unwillkürlichen Muskelkontraktion eine große Menge Urin austritt, bevor man die Toilette erreicht.
- **Überaktive Blase (auch Reizblase):** Wer mehr als sechs- bis achtmal täglich (und mehr als einmal in der Nacht) auf die Toilette muss, leidet womöglich an einer überaktiven Blase. Schwache Beckenmuskeln, Nervenschäden, Übergewicht und ein Harnwegsinfekt oder andere Infektionen können zu einer überaktiven Blase beitragen.

Da die Blase reichlich mit Östrogenrezeptoren ausgestattet ist, trägt Östrogen viel zu einer gesunden Blase bei, aber auch zur Gesundheit der Harnröhre, dem kurzen Kanal, der den Urin aus dem Körper leitet. Ein Rückgang des Östrogenspiegels kann die Abdichtung zwischen Blase und Harnröhre schwächen, was Lecks ermöglicht, und die Schleimhaut der Harnröhre schmälern, was eine Inkontinenz verschlimmert.

Harnwegsinfekte

Ungefähr die Hälfte aller Frauen erleidet im Laufe ihres Lebens eine Harnwegsinfektion, wobei die Häufigkeit in den Wechseljahren und nach der Menopause tendenziell zunimmt und das Risiko vier oder fünf Jahre nach der letzten Periode ansteigt. Die Ursachen sind hauptsächlich körperliche Veränderungen, etwa eine geschwächte Beckenbodenmuskulatur, ein Scheidenvorfall, Harninkontinenz, dünner gewordenes Vaginalgewebe oder das unvollständige Entleeren der Blase. Bei diesen körperlichen Veränderungen spielt Östrogenmangel zwar eine Rolle, aber durch Kräftigung der Beckenbodenmuskulatur kann man das Risiko eines Harnwegsinfekts deutlich verringern. Dass ein niedriger Östrogenspiegel das Risiko für Harnwegsinfektionen erhöht, liegt an einem bakteriellen Ungleichgewicht in der Scheide. Östrogen fördert die Vermehrung von »guten« Bakterien, die Säure produzieren, den pH-Wert der Vagina senken und damit die »schlechten« Bakterien abtöten. Bei Östrogenmangel steigt der pH-Wert der Vagina, sie wird weniger sauer, sodass sich die »schlechten« Bakterien vermehren und Infektionen verursachen können.

LIBIDO, SEX UND SCHEIDENTROCKENHEIT

In der Peri- und Postmenopause werden Sie wahrscheinlich Veränderungen Ihrer Libido bemerken, Ihres natürlichen Sexualtriebs. Manche Frauen erleben einen Anstieg der Libido, während bei anderen der Sexualtrieb so abflaut, dass es sich auf ihre Beziehung und ihr emotionales Wohlbefinden auswirkt. In Bezug auf sexuelle Gesundheit und Libido gibt es kein »normal«, weil die ganze Sache sehr komplex ist und allerlei Faktoren mitmischen, die nichts mit den Hormonen zu tun haben. Normal ist das, was sich für Sie richtig anfühlt und für Sie funktioniert.

Außerdem ist Ihr Sexualtrieb nichts Unveränderliches. Er wird durch wichtige Lebensereignisse und Übergangsphasen beeinflusst, beispielsweise durch den Beginn oder das Ende einer Beziehung, durch Krankheit und Schwangerschaft und ja, auch durch die Wechseljahre. Der Sexualtrieb verändert sich im Laufe einer Beziehung und variiert von Partner zu Partner. Machen Sie sich klar, dass Ihre Libido aus allen möglichen Gründen gerade gering sein kann. Gerne schieben wir den Hormonen die Schuld an unserer Unlust zu, gerade in den Wechseljahren, aber die Hormone sind nur ein Element der sexuellen Gesundheit.

Ich empfehle, sich genauer mit den körperlichen, emotionalen und sozialen Ursachen zu befassen, die den Sexualtrieb dämpfen können. Schließlich kann man Ursachen nur dann beseitigen, wenn man sie erkennt. Forschungen zufolge ist die Menopause nicht der einzige Grund für eine geringe Libido. Auch eine schlechte körperliche und seelische Gesundheit, Kommunikationsprobleme oder fehlende emotionale Nähe zum Partner können dazu beitragen.[48] Weitere Faktoren sind:

- frühere Beziehungen
- das Gefühl, nicht sexy zu sein
- ein Partner mit ebenfalls mangelndem Sexualtrieb
- emotionale Probleme
- Stress
- Schlafmangel

- kulturelle, gesellschaftliche oder religiöse Vorstellungen in Bezug auf Sex
- Antidepressiva
- ... die Liste geht noch weiter

Hormonelle Umschwünge können sich körperlich äußern, zum Beispiel in Scheidentrockenheit, wodurch der Sex weniger angenehm und möglicherweise sogar schmerzhaft wird. 40 Prozent der Frauen nach der Menopause berichten von Schmerzen beim Geschlechtsverkehr, und natürlich verdirbt unangenehmer, schmerzhafter Sex das Verlangen.[49] Scheidentrockenheit geht mit Juckreiz, Brennen, Reizungen und sogar Blutungen einher, was nicht angenehm ist und die allgemeine Lebensqualität und das seelische Wohlbefinden beeinträchtigt.

Wenn der Östrogenspiegel in der späten Perimenopause sinkt, wird das vaginale Gewebe dünner und kann sich weniger gut selbst befeuchten. Dadurch wird es anfälliger für Entzündungen und Reizungen. Mindestens die Hälfte aller Frauen leidet unter einer gewissen Scheidentrockenheit. Tatsächlich haben in einer Befragung 75 Prozent der Frauen in den Wechseljahren angegeben, dass vaginale Beschwerden ihr Sexualleben negativ beeinträchtigten. Richtig betroffen macht allerdings dieses Ergebnis: Fast die Hälfte der Frauen hat nie mit einem Arzt über die Auswirkungen dieser Symptome auf ihre Lebensqualität gesprochen.[50]

Die fluktuierenden Hormonspiegel sind nicht der einzige Grund, warum Frauen unter Scheidentrockenheit oder Schmerzen beim Geschlechtsverkehr leiden. Ich empfehle Ihnen, sich an einen Arzt Ihres Vertrauens zu wenden, um andere Ursachen auszuschließen (zum Beispiel Verletzungen oder Traumata, Hauterkrankungen, Infektionen, Allergien, Geschlechtskrankheiten, Beckenbodendysfunktion, Endometriose oder Gebärmuttermyome) und um die emotionalen und mentalen Hürden zu bewältigen, die Ihnen möglicherweise in Bezug auf Sex in dieser Lebensphase im Weg stehen.

STARKE MENSTRUATIONSBLUTUNG UND MYOME

Starker Blutfluss, auch Menorrhagie genannt, ist jene Art von Überraschung, die man sich nicht wünscht. Darum ärgert es mich, wenn Frauen nicht darüber informiert werden, dass sie während der Wechseljahre wahrscheinlich damit zu tun bekommen. In den meisten Fällen ist das völlig normal. Tatsächlich kann es in der späten Perimenopause zu so starken Blutungen kommen, dass es dafür sogar einen Namen gibt: Sturzblutung.

Dass während dieser Übergangszeit starke Blutungen und unregelmäßige Perioden auftreten, liegt an den natürlichen Schwankungen von Östrogen und Progesteron. Allerdings können sie durch ungesunde Lebensgewohnheiten verschlimmert werden, die ein hormonelles Ungleichgewicht und besonders eine Östrogendominanz begünstigen. Beispiele wären die typische amerikanische Ernährung oder ein bewegungsarmer Alltag. Außerdem treten in den

Wechseljahren oft zum ersten Mal Gebärmuttermyome auf oder verschlimmern sich in dieser Zeit. Myome sind eine der häufigsten Ursachen für starke Blutungen.

Ein normaler Menstruationszyklus dauert 21 bis 35 Tage, wobei die Blutung von Anfang bis Ende im Durchschnitt sieben Tage dauert. Die durchschnittliche Blutungsmenge beträgt 25 bis 80 Milliliter, wobei dies sehr schwer zu messen ist. Vollgesaugt fasst ein durchschnittlicher Tampon oder eine Binde fünf Milliliter, extragroße Tampons dagegen zehn Milliliter. Wenn Sie einige Tampons mehr verbrauchen (und die meisten wechseln Binde oder Tampon nicht erst, wenn sie durchtränkt sind), haben Sie wahrscheinlich starke Blutungen, wie sie in den Wechseljahren normal sind.

Das hormonelle Auf und Ab der Wechseljahre mit sinkendem Progesteron und stark schwankendem Östrogen äußert sich in unvorhersehbaren Perioden und unregelmäßigen Blutungsstärken. Wenn der Östrogenspiegel niedrig ist, wird die Gebärmutterschleimhaut dünner, wodurch die Blutung schwächer wird oder kürzer dauert. Möglicherweise haben Sie kürzere Zyklen von nur zwei oder drei Wochen oder lassen eine Periode ganz aus. Hohe Östrogenspiegel verursachen andererseits auch Probleme, wenn ihnen wegen sinkendem Progesteronspiegel nichts Ausgleichendes entgegensteht. Da Progesteron das Wachstum der Gebärmutterschleimhaut reguliert, wird diese vor der Ablösung dicker als sonst, was starke Blutungen und längere Perioden nach sich zieht. Wiederholte starke Blutungen können zu einer Eisenmangelanämie führen. Dann sind nicht genug rote Blutkörperchen vorhanden, um die Zellen ausreichend mit Sauerstoff zu versorgen, weswegen man sich müde, erschöpft, schlapp und schwindelig fühlt.

Die gute Nachricht ist, dass die Sturzblutungen mit Erreichen der Menopause aufhören! Bis dahin sollten Sie genau auf sich achten. Beurteilen Sie selbst, ob das, was Sie erleben, für Ihren Körper normal ist. Zwar sind neue und ungewohnte Blutungsmuster während der Perimenopause nichts Besonderes, aber auffällige Blutungen können auch auf ein Problem hindeuten, das ärztlich behandelt werden muss. Es ist immer ratsam, alle Vorgänge zu dokumentieren und Ihren Arzt über Veränderungen Ihrer Menstruation auf dem Laufenden zu halten. Auf jeden Fall sollten Sie Ihren Arzt konsultieren, wenn Sie eines der folgenden Symptome haben:

- Blutungen nach dem Geschlechtsverkehr
- Blutungen mit Fieber oder Schmerzen
- Extrem starke Blutungen, die einen stündlichen Binden- oder Tamponwechsel erfordern
- Blutungen, die länger als sieben Tage anhalten
- Blutungen (keine Schmierblutungen), die häufiger als alle drei Wochen auftreten
- Blutungen, die mit starker Müdigkeit, Schlappheit oder Schwindel einhergehen
- Ausbleiben der Periode, das mehr als drei Monate anhält (Amenorrhö)

Fluktuierende Östrogen- und Progesteronwerte sind nicht die einzigen Gründe für starke Blutungen. Weitere mögliche Ursachen sind:

- **Myome:** Gutartige Tumore (kein Krebs), deren Größe zwischen Erbse und Basketball liegen kann und die überall in oder an der Gebärmutter wachsen können. Sie können besonders während der Wechseljahre schnell wachsen, und zwar aufgrund von Östrogendominanz, also dem Ungleichgewicht zwischen Östrogen und Progesteron.
- **Schwangerschaftskomplikationen:** Trotz des unregelmäßigen Zyklus ist eine Schwangerschaft während der Perimenopause möglich. Unregelmäßige Blutungen entstehen durch Schwangerschaftsprobleme wie Eileiterschwangerschaft, Fehlgeburt oder *Placenta praevia.*
- **Hormonelle Verhütungsmittel:** Antibabypillen, Spiralen und andere hormonelle Verhütungsmethoden können unregelmäßige Blutungsmuster verursachen.
- **Gebärmutterpolypen:** Kleine, weiche, gutartige Wucherungen der Gebärmutterschleimhaut.
- **Adenomyose:** Liegt vor, wenn die Drüsen, die die Gebärmutter auskleiden, in diese hineinwachsen. Dann sammelt sich Blut in der Gebärmutterwand an, das nicht leicht abfließen kann, was zu starken, schmerzhaften Regelblutungen führt.
- **Infektionen:** Treten in der Vagina, im Gebärmutterhals, in der Gebärmutter, in den Eileitern oder in den Eierstöcken auf. Dazu gehören auch sexuell übertragbare Krankheiten wie Chlamydien und Gonorrhö.
- **Präkanzeröse oder krebsartige Wucherungen:** Gynäkologische Krebsarten wie Gebärmutter- und Endometriumkrebs sind selten, verursachen aber starke vaginale Blutungen.

In den meisten Fällen sind starke Blutungen ein unvermeidbarer Teil der Wechseljahre. Ihre Schwere und ihre negativen Auswirkungen auf unser Leben können wir aber durch eine bioidentische Hormonersatztherapie, durch Lebensstiländerungen und die Unterstützung des Östrogenstoffwechsels durch die Optimierung der Entgiftungswege in Darm und Leber verringern. In den Teilen II und III dieses Buches finden Sie praktische Maßnahmen, mit denen Sie Einfluss auf diese scheinbar unkontrollierbare Begleiterscheinung der Perimenopause gewinnen.

WIE WEITER?

Ihr perimenopausaler Körper mag Ihnen fremd vorkommen, aber da Sie nun die nötigen Grundkenntnisse über das Wirken der Hormone überall im Körper haben, können Sie Ihre Symptome hoffentlich besser verstehen. Neben den hormonellen Veränderungen gibt es noch einen weiteren Aspekt, der die Vitalität in der Lebensmitte bestimmt, und den wir im nächsten Kapitel behandeln werden: Ihren Stoffwechsel.

Kapitel 3

DIE WAHRHEIT ÜBER DEN STOFFWECHSEL IN DER LEBENSMITTE

Vieles von dem, was wir an herkömmlichem Fachwissen von Ärzt*innen hören, lässt einen wichtigen Aspekt der weiblichen Biologie aus, nämlich dass sich der Stoffwechsel des Körpers während der Perimenopause und Menopause drastisch verändert, weil (neben anderen Faktoren) die Hormonspiegel sinken, die Muskulatur schwindet und die Insulinresistenz steigt. Plötzlich auftretende Symptome und Veränderungen des Gewichts und der Körperzusammensetzung sollten wir nicht einfach als Alterung abtun und hinnehmen. Vielmehr finden in dieser Lebensphase grundlegende chemische Veränderungen in den Zellen statt, die uns während der Wechseljahre und danach unsere Lebendigkeit und Vitalität rauben können. Das kann Anlass zur Sorge sein.

Glauben Sie mir, Sie sind nicht allein, wenn Ihnen aus heiterem Himmel der Gedanke kommt: »Was zum Teufel ist mit meinem Körper und meiner Energie passiert?« Viele Frauen haben in den Wechseljahren mit Gewichtszunahme, schlechter Stoffwechselgesundheit und »unerklärlichen« Symptomen zu kämpfen, und der Grund dafür liegt immer in den Hormonen.[51] Herkömmliche Ansätze zur Gewichtsreduktion und Symptombehandlung versagen in den Wechseljahren, weil wir nicht auf das Gesamtbild und auf die Zusammenhänge zwischen Insulinresistenz, Hormonstörungen und der allgemeinen systemischen Gesundheit schauen.

Um den Stoffwechsel in den Wechseljahren in den Griff zu kriegen, reicht es nicht, auf die richtige Ernährung und Bewegung zu achten. Wir müssen erst die systemischen Hormonveränderungen verstehen, die in dieser Zeit auftreten. Wir müssen die Stoffwechselgesundheit und -resilienz strategisch optimieren, damit wir uns auch in den kommenden Jahrzehnten lebendig, dynamisch und gesund fühlen können. Für nahezu alle Frauen muss die Stoffwechselgesundheit mehr Priorität bekommen, wenn wir jeden Tag mit Leichtigkeit, Anmut und Kraft angehen wollen, denn unser Körper verändert sich in dieser Lebensphase.

Frauen über 40, die etwas für die Stoffwechselgesundheit und das Symptommanagement erreichen möchten, brauchen eine Herangehensweise, die die Veränderungen im Körper berücksichtigt. Genau diese Herangehensweise werden wir gemeinsam in Teil II dieses Buches erarbeiten. Bevor wir jedoch dazu kommen, sollten Sie die wissenschaftlichen Hintergründe der Stoffwechselgesundheit verstehen, wie sie mit der Herz-Kreislauf-Gesundheit zusammenhängt, und welche Auswirkungen Stoffwechselerkrankungen auf den gesamten Körper haben.

WIE STOFFWECHSEL UND INSULIN NORMALERWEISE FUNKTIONIEREN

Schauen wir erst einmal generell darauf, was unter der Oberfläche passiert, wenn man isst, Sport treibt und Alltagstätigkeiten nachgeht. Um den Stoffwechsel, die Energieproduktion und die Gewichtszunahme oder -abnahme zu verstehen, ist es hilfreich, zunächst die normalen Verdauungs-, Insulin- und Stoffwechselabläufe zu betrachten.

Wenn man Nahrung zu sich nimmt, steigt der Glukose- oder Zuckergehalt im Blut an, vor allem bei einfachen und raffinierten Kohlenhydraten oder Zucker. Das ist gut und normal so. Die Glukose wird von den Zellen zur Energiegewinnung genutzt. Je mehr einfache Kohlenhydrate man zu sich nimmt, desto höher steigt der Blutzuckerspiegel unmittelbar nach der Mahlzeit an. So erhöhen Milchshakes oder Frappuccinos den Blutzuckerspiegel am schnellsten, weil sie einfache Zuckerarten in flüssiger Form enthalten. Dagegen liefern zum Beispiel Heidelbeeren oder Linsen komplexe Kohlenhydrate, die einen sanfteren Anstieg bewirken.

Sobald Glukose in den Blutkreislauf gelangt, weist der Körper die Bauchspeicheldrüse an, Insulin zu produzieren. Das ist ein Hormon, das als eine Art Transportmittel die Glukose aus dem Blut in die Muskel- und Fettzellen befördert, wo sie als Energiequelle genutzt oder für den späteren Gebrauch gespeichert werden kann. Insulin signalisiert auch der Leber, die überschüssige Glukose aufzunehmen und als Glykogen zu speichern (mehr dazu gleich). Auf diese Weise reguliert der Körper den Blutzuckerspiegel nach jedem Essen. Ohne Insulin würde der Blutzuckerspiegel viel länger erhöht bleiben, was nicht so gut wäre. Denn chronisch erhöhte Blutzuckerwerte verursachen beispielsweise Entzündungen, die die Blutgefäße, Nieren, Augen und Nerven schädigen können. Die chronisch erhöhten Blutzuckerwerte bei Menschen mit Prädiabetes und Typ-2-Diabetes können also zu gefährlichen gesundheitlichen Komplikationen führen. Der Körper möchte einen gesunden Blutzuckerspiegel einhalten, damit alle Systeme optimal funktionieren. Was läuft nun schief?

Nimmt man über einen längeren Zeitraum hinweg regelmäßig raffinierte Kohlenhydrate zu sich, sodass der Blutzuckerspiegel dauerhaft erhöht bleibt, bekommen die Zellen mehr Zucker, als sie verbrauchen können. Um mit dem Überschuss an Glukose fertig zu werden, verringern die Zellen ihre Insulinempfindlichkeit, indem sie die Anzahl der Insulinrezeptoren auf ihrer Oberfläche reduzieren und sich sozusagen für Glukose verschließen. Leider ist das Insulinsystem nicht sehr hellhörig. Es reagiert, indem die Bauchspeicheldrüse mehr Insulin ausschüttet, um die Glukose in die Zellen zu zwingen, egal, ob diese welche möchten oder nicht. Bei einer Insulinresistenz benötigt der Körper mehr Insulin, um die gleiche Menge Glukose in die Zellen zu bekommen. Der Körper wird weniger effizient, und die Zellen verschließen sich weiterhin vor dem aufdringlichen Insulin. Wenn dieser Zustand länger anhält, bleibt der Insulinspiegel auch dann erhöht, wenn man gar nichts gegessen hat – es kommt zur sogenannten Hyperinsulinämie. Und darin liegt ein größeres Problem: Bleibt der Insulinspiegel im Zustand der Hyperinsulinämie hoch, wird Insulin zum Fettspeicherhormon. Das Insulin wendet sich dann an die

Leber und zwingt sie, die Glukose in Triglyceride (Fett) umzuwandeln. Mit der Zeit entstehen dann eine Fettlebererkrankung und viszerales Fett in der Bauchgegend, das man schwer loswird.

Insulin hat großen Einfluss darauf, ob und wie der Körper Fett zur Energiegewinnung verbrennen kann. Ein chronisch erhöhter Insulinspiegel hemmt die Lipolyse (die Nutzung von Fettzellen als Energiequelle) und stimuliert die Lipogenese (die Bildung neuer Fettdepots). Im Wesentlichen wird durch die Insulinresistenz die Fähigkeit des Körpers, Fett zu verbrennen, »ausgeschaltet«. Das führt dazu, dass man schwer abnehmen kann – es hält den Körper im Fettspeichermodus, was man ja vermeiden möchte. Stellen Sie sich das so vor: Wenn Sie 100 Dollar in der Tasche haben und für 25 Dollar Lebensmittel kaufen möchten, laufen Sie nicht zur Bank und heben Geld vom Sparkonto ab. Sie nehmen das Geld, das Sie bereits im Portmonee haben. In unserem Fall ist die Währung Glukose. Warum sollte der Körper gespeichertes Fett in den Blutkreislauf abgeben, um Energie zu gewinnen, wenn bereits reichlich Energie (Glukose) aus dem zirkulierenden Insulin verfügbar ist? Solange wir die Glukosezufuhr nicht verringern, können wir die Fettreserven nicht anzapfen, die sich rund um die Körpermitte festgesetzt haben.

STOFFWECHSELGESUNDHEIT: MEHR ALS NUR GEWICHT

Insulinresistenz und Glukosestoffwechsel sind nur zwei (allerdings wichtige) Puzzleteile. Der Stoffwechsel ist die Gesamtsumme aller biochemischen Reaktionen im Körper. Demnach bestimmt der Zustand unseres Stoffwechsels die Qualität unseres Lebens. Funktioniert der Stoffwechsel gut, produzieren die Zellen effizient Energie. Was wir dann haben, ist ein Körper, der sich dynamisch und lebendig anfühlt und morgens voller Energie aufwacht. All das hängt jedoch von einem gesunden Stoffwechsel ab, und da gibt es fast immer Raum für Verbesserungen, besonders in den Wechseljahren. In unserer Lebensmitte geht die Stoffwechselgesundheit tendenziell verloren, es sei denn, wir holen sie uns mit aktiven Maßnahmen zurück und sichern uns langfristige Gesundheit und Vitalität.

Eine Stoffwechselstörung ist ein tiefliegendes Problem mit der Energieverarbeitung und -speicherung in den Zellen. Eines ihrer typischen Anzeichen, nämlich ein erhöhter Blutzuckerspiegel, zeigt an, dass der Körper die Glukose nicht effizient nutzt, einen der wichtigsten Energieträger für alle Zellen im Körper. Obwohl 88 Prozent aller amerikanischen Frauen im Alter von 45 Jahren die Diagnosekriterien eines ungesunden Stoffwechsels erfüllen, haben viele Menschen den Begriff Stoffwechselstörung noch nie gehört.[52] Wie kann das sein? Aktuelle Forschungsergebnisse legen nahe, dass Stoffwechselstörungen die Ursache von allerlei chronischen Erkrankungen sind, darunter Fettleibigkeit, Diabetes, Schlaganfall, Herzerkrankung, Demenz, polyzystisches Ovarialsyndrom (PCOS), Unfruchtbarkeit, Depressionen, Gicht und vielem mehr. Trotzdem werden sie im US-amerikanischen Gesundheitssystem kaum erkannt und behandelt.[53]

Männer wie Frauen können von Stoffwechselstörungen betroffen sein, aber die Hinweise mehren sich, dass eine schlechte Stoffwechselgesundheit bei Frauen – gerade in den Wechseljahren – viel stärkere Auswirkungen auf das Fortpflanzungs-, Herz-Kreislauf- oder Nervensystem hat als bei Männern.[54] Frauen bekommen im Laufe ihres Lebens aufgrund von Schlafstörungen und höherer Stressbelastung eher Blutzuckerprobleme, was das Risiko von Stoffwechselstörungen erhöht.[55] Das Problem verschärft sich nach dem 40. Lebensjahr, wenn die massiven hormonellen Veränderungen bei Frauen die Stoffwechselschieflagen verstärken und den Körper noch mehr belasten.

Ein Rückgang der Stoffwechselgesundheit vollzieht sich meistens im Stillen, sodass ihn viele Frauen gar nicht bemerken. Die im 2. Kapitel besprochenen hormonellen Veränderungen werden als normal abgetan, bis die Gesundheit so darunter leidet, dass Frauen sich fragen, wie es dazu kommen konnte. Dass der Insulinspiegel bereits ein Jahrzehnt zuvor erhöht war, also lange bevor der Nüchternblutzucker anzusteigen begann, wissen viele Frauen nicht. Sie bemerken vielleicht zunächst etwas mehr Bauchfett oder Gewichtszunahme, aber manchmal dauert es ganze 10 bis 15 Jahre, bis schwere Stoffwechselprobleme wie Diabetes oder Herz-Kreislauf-Erkrankung eine offizielle Diagnose bekommen. Zu diesem Zeitpunkt ist bereits viel Schaden entstanden, und die Schäden einer chronischen Erkrankung lassen sich in diesem Stadium nur schwer rückgängig machen.

Erschwerend kommt hinzu, dass mit sinkendem Östrogenspiegel die Fettzunahme doppelt so schnell voranschreitet und die fettfreie Körpermasse abnimmt. Diese Zu- und Abnahmen setzen sich bis zu zwei Jahren nach der letzten Menstruation fort. Körperfettanteil, Taillenumfang und Taillen-Hüft-Verhältnis ändern sich während der Perimenopause, außer bei Frauen, die eine Hormonersatztherapie machen. Das schadet nicht nur der Eitelkeit: Frauen nehmen während der Menopause innerhalb von drei Jahren durchschnittlich 2,3 Kilogramm zu, und bei 20 Prozent der Frauen sind es 4,5 Kilo oder mehr.[56] Gewichtszunahme geht mit einem erhöhten Risiko für Herzerkrankungen einher, ebenso mit Bluthochdruck und erhöhten Werten von Gesamtcholesterin, LDL-Cholesterin, Triglyceriden und Nüchterninsulin.[57]

KARDIOMETABOLISCHE GESUNDHEIT IN DEN WECHSELJAHREN

Auch wenn man bei Stoffwechselstörungen vor allem an Diabetes denkt, gibt es einen weiteren wichtigen Bereich, auf den Frauen achten sollten, nämlich die kardiometabolische Gesundheit.

Was haben Herz-Kreislauf- und Stoffwechselgesundheit miteinander zu tun? Herz-Kreislauf-Erkrankungen und Stoffwechselerkrankungen haben identische Mechanismen und Ursachen. Sie zu trennen wäre nicht sinnvoll, da die gleichen tieferliegenden Faktoren im Spiel sind, egal ob man Herzgesundheit, Blutdruck oder Diabetesrisiko betrachtet.

Um es ganz offen zu sagen: Die Statistik sieht düster aus. Laut einer Studie stirbt »die Hälfte der Frauen in den Industrieländern an einer meist vermeidbaren Herzerkrankung oder einem Schlaganfall«.[58] Nachdem Sie das gelesen haben, fragen Sie sich wahrscheinlich, wie man das vermeiden kann. Und genau das sollten wir uns fragen, denn für die Hälfte von uns ist dies buchstäblich eine Frage von Leben und Tod. Stoffwechselprobleme müssen proaktiv statt reaktiv angegangen werden. Ich kann mir vorstellen, dass die Herz-Kreislauf-Gesundheit für Sie eine sehr persönliche Angelegenheit ist, denn wahrscheinlich haben auch Sie einen Menschen mit hohem Herzinfarkt- oder Schlaganfallrisiko im allernächsten Umkreis. Bei mir ist das jedenfalls so. Ein Jahr bevor ich dieses Buch schrieb, erlitt meine Schwester im Alter von 42 Jahren einen Schlaganfall. Das war für meine ganze Familie erschütternd. Viele von uns kümmern sich in ihrer Lebensmitte bereits um Angehörige, die unter Stoffwechselerkrankungen leiden.

Frauen sind im Hinblick auf die kardiometabolische Gesundheit einigen einzigartigen Gefahren ausgesetzt. Während Risikofaktoren wie Bluthochdruck und Rauchen Männer und Frauen gleichermaßen betreffen, haben Frauen Forschungen zufolge bestimmte kardiometabolische Risikofaktoren, die eher übersehen werden, weil ihre Warnzeichen oft unterschwelliger sind – bis sie es nicht mehr sind. Hier einige Beispiele dafür, dass Frauen aufgrund von Biologie und Lebensweise ein höheres Risiko tragen:

- **Höherer Nüchternblutzucker:** Wenn der Nüchternblutzuckerspiegel bei Frauen über 110 Milligramm pro Deziliter (mg/dl) liegt, ist das Risiko für Herzerkrankungen erhöht, selbst wenn man noch nicht in der Diabetes-Gefahrenzone ist. Bei Männern beginnt das Risiko erst bei 125 mg/dl.[59]
- **Schwangerschaftskomplikationen** wie Schwangerschaftsdiabetes, Bluthochdruck und Präeklampsie erhöhen das Risiko, später im Leben kardiometabolische Störungen zu bekommen.[60]
- **Verhütungsmittel:** Aufgrund der hormonellen Dysregulation, die bei medikamentöser Verhütung auftritt, haben Frauen, die regelmäßig die Pille einnehmen, ein erhöhtes Risiko für Herzinfarkte und Schlaganfälle.[61]
- **Schlafstörungen und Schlaflosigkeit:** Frauen leiden häufiger unter Schlafstörungen als Männer (sei es, weil Kinder nach ihnen verlangen, Stress sie wach hält oder die Stunden unter Nachtschweiß so langsam verstreichen). Untersuchungen zufolge ist Schlaflosigkeit ein Risikofaktor für Herz-Kreislauf-Erkrankungen sowie für Stoffwechselstörungen, die sich auf die Energieproduktion auswirken.[62]

Um Ihr Leben mit Leichtigkeit und Kraft zu meistern, benötigen Sie einen starken, gesunden Stoffwechsel. Frauen zwischen 40 und 50 haben es schwer, die Zellenergie zu optimieren und die Gesundheit wieder auf Vordermann zu bringen – aber das heißt nicht, dass es unmöglich ist.

WIE HORMONE DEN STOFFWECHSEL VERÄNDERN

Nun wissen wir, warum die Stoffwechselgesundheit in den Wechseljahren so wichtig ist, und wenden uns dem Wie zu. Wie Sie aus dem 2. Kapitel wissen, wirken sich hormonelle Veränderungen in der Lebensmitte systemisch auf den ganzen Körper aus. Die Hormone sorgen nicht nur für Zyklusschwankungen und Hitzewallungen, sondern auch für physiologischen, emotionalen und metabolischen Wandel.

Die meisten Frauen wissen nicht, dass viele dieser Stoffwechselveränderungen um das 40. Lebensjahr herum einsetzen. Zu diesem Zeitpunkt machen sich drastische Veränderungen und Senkungen der Sexualhormonspiegel bemerkbar, begleitet von beeinträchtigter Glukosetoleranz und Insulinresistenz. Nach dem 40. Lebensjahr verändert sich das Verhältnis zwischen Östrogen und Progesteron, ebenso wie andere Stoffwechselmarker wie Insulin, Glukose und Triglyceride. Daher kann es zu ersten unauffälligen Veränderungen kommen, und damit zu einer unmerklichen Verschlechterung der Stoffwechselgesundheit.

In unseren besten reproduktiven Jahren (von der Pubertät bis Ende 30) reguliert ein Netzwerk aus Neurotransmittern und Hormonen viele Bereiche unserer Gesundheit, darunter auch den Stoffwechsel. Ein zentrales Element ist dabei die Hypothalamus-Hypophysen-Gonaden-Achse. Der Hypothalamus ist eine Hirnregion, die den Appetit, den Energieverbrauch und die Körpermasseverteilung reguliert – alles Bereiche, die direkt vom Östrogenspiegel beeinflusst werden. Östrogen sorgt für die Insulinsensitivität (die Empfänglichkeit der Zellen für zirkulierendes Insulin). Wenn also der Östrogenspiegel in den Wechseljahren um fast 50 Prozent sinkt, verlieren Frauen diesen Schutz.[63] Das ist einer der Gründe, warum es in diesem Lebensabschnitt so häufig zu Gewichtszunahme kommt. Aber das ist noch längst nicht alles.

Wenn in den Wechseljahren die Sexualhormone Östrogen und Progesteron abnehmen, kommt es häufiger zu Insulinresistenzen, die die den Erhalt und Ausgleich der Östrogenspiegel (die ohnehin stark sinken) beeinträchtigen.[64] Während das Östrogen schwindet, verlangsamt der Körper die Produktion eines Proteins namens Sexualhormon-bindendes Globulin (SHBG), das überschüssiges Testosteron aus unserem Blutkreislauf zu entfernen hilft.[65] Dieser Zusammenhang aus Insulinresistenz, sinkendem Östrogen- und Progesteronspiegel und steigendem Testosteron- und Cortisolspiegel zieht allerlei Symptome und Beschwerden nach sich, darunter:

- Fettumverteilung (in Richtung Bauch);[66]
- verkürzte Follikelphase im Menstruationszyklus, was zu stärkeren und häufigeren Hormonschwankungen führt;[67]
- vermehrte Fettbildung um die inneren Organe;
- gesenkte Adiponektinspiegel (ein wichtiges Protein, das Entzündungen, Insulinsensitivität und zelluläre Energieproduktion regulieren hilft).[68]

Verlieren Frauen an Stoffwechselresilienz, büßen sie auch Energie und Vitalität ein. Ich erinnere daran, dass der Stoffwechsel die Summe aller biochemischen Reaktionen im Körper ist, und dazu gehören auch die weiblichen Hormone. Wenn Frauen so über den Stoffwechsel denken, erkennen sie, dass sie nur mit einer optimalen Stoffwechselgesundheit das Leben voll auskosten können.

WIE SICH PHYSIOLOGISCHE VERÄNDERUNGEN AUF DEN STOFFWECHSEL AUSWIRKEN

Der steile (aber nicht lineare) Rückgang der Sexualhormone ist nicht der einzige Grund für Stoffwechselstörungen während der Wechseljahre. Folgende physiologische Veränderungen tragen ebenfalls dazu bei.

1. Verlust von Muskelmasse und Zunahme von Körperfett

Zu den besorgniserregendsten Veränderungen während der Wechseljahre gehört die Zunahme des Fettanteils im Körper und der Verlust von Muskelmasse. Der Anstieg des Körperfettanteils, insbesondere beim viszeralen Fett, und der Rückgang der Muskelmasse sind laut einer Studie aus dem Jahr 2022 am stärksten während der Perimenopause.[69] Diese beiden Trends zeigen, wie sich die Körperzusammensetzung verändern kann, auch wenn das Gewicht auf der Waage gleich bleibt.

Der Studie zufolge wird es für den menopausalen Körper schwieriger, Fett als Energiequelle zu nutzen und Muskelmasse aufzubauen. Frauen sind im Alter von 45 Jahren statistisch häufiger übergewichtig oder fettleibig als Männer, wobei die Insulinresistenz eine bedeutende Rolle spielt.[70] Gewichtszunahme und Fettleibigkeit sind Risikofaktoren für Typ-2-Diabetes, koronare Herzkrankheit, Schlaganfall und andere potenziell tödliche Krankheiten. Da Frauen wegen der massiven hormonellen Umschwünge in den Wechseljahren ohnehin anfälliger für diese Erkrankungen sind, wird die Sache durch jedes Pfund mehr Fett oder weniger Muskeln noch verschlimmert.

Muskelzellen sind jene Zellen, die am meisten Glukose aus dem Blutkreislauf aufnehmen. Weniger Muskulatur bedeutet also mehr Blutzucker.

2. Blutzuckerschwankungen

Eine Insulinresistenz kann zu einem Teufelskreis führen. Der Körper verträgt dann im Wesentlichen keine Kohlenhydrate mehr – auch keine gesunden. Die Symptome können durch gesunde Lebensmittel wie Beeren, Äpfel, Kürbis, Süßkartoffeln und andere komplexe Kohlenhydrate verschlimmert werden.

Bei einem normalen Anstieg des Blutzuckers kann der Körper die Glukose aufnehmen und in den Zellen in Energie umsetzen. Wenn der Blutzucker jedoch chronisch erhöht bleibt oder aufgrund von Insulinresistenz nicht effizient verarbeitet wird, schaltet der Körper in den Fettspeichermodus. Daraus ergeben sich körperliche Veränderungen, die Verwunderung hervorrufen, vor allem wenn man Ernährung und Lebensweise nicht wesentlich umgestellt hat.

Häufige Snacks und Speisen mit vielen Kohlenhydraten oder Zucker bringen den Blutzuckerspiegel in einer Weise ins Schwanken, die oft die Stoffwechselflexibilität beeinträchtigt. Der Körper benötigt während der Perimenopause Stabilität, und eine solche Ernährungsweise füllt im Körper einen Tank, der ohnehin überläuft. Das führt zu unvorhersehbaren Ergebnissen und lästigen Beschwerden.

3. Plötzliche Senkung der Stoffwechselrate und des Energieumsatzes

Da Progesteron und Östradiol in den Wechseljahren abnehmen, ändert sich das Tempo drastisch, in welchem der Körper Glukose und Kalorien verbrennt.[71] Darum zeigt das Fitnessprogramm, auf das Sie sich bisher zum Abnehmen verlassen konnten, plötzlich nicht mehr die gleiche Wirkung. Wegen des Hormonrückgangs verbrennt der Körper Fett nicht mehr so effizient, und dazu kommt noch, dass es vielen Frauen in den Wechseljahren schwerfällt, ein effektives Trainingsprogramm durchzuziehen.[72] Studien haben ergeben, dass sich der Energieumsatz (oder Kalorienverbrauch) des Körpers während des Übergangs zur Menopause deutlich verändert:[73] Weil sich Ihr Körper verändert, müssen Sie Ihre Gewohnheiten entsprechend anpassen, um sich in der Peri- und Postmenopause weiterhin wohlzufühlen.

STOFFWECHSELSTÖRUNGEN HABEN WEITREICHENDE AUSWIRKUNGEN

Insulinresistenz und hoher Blutzucker tragen zu acht der zehn häufigsten Todesursachen in den USA und zum Schwinden der weiblichen Fruchtbarkeit bei, von dem heute jede sechste Frau betroffen ist.[74] Darum sind Blutzucker und Insulin die Biomarker, auf die man in der Lebensmitte besonders achten sollte. Der Blutzuckerspiegel und seine Regulierung bestimmen, wie wir Energie verbrauchen und Fett speichern, wie stark sich Entzündungen im Körper ausbreiten und ob wir möglicherweise chronisch erkranken.

Vielleicht glauben Sie, dass Nervosität, Müdigkeit, Heißhunger oder Schlappheit die wichtigsten Anzeichen einer Blutzuckerentgleisung sind, aber tatsächlich gilt Insulinresistenz in der Forschung als treibende Kraft und Ursache vieler verschiedener Symptome und ernster

Gesundheitsprobleme.[75] Zwischen unauffälligen, leichten Beschwerden und dramatischen Lebenseinschnitten ist alles dabei:

- PCO-Syndrom oder Gebärmuttermyom
- Schilddrüsenfehlfunktion
- Adipositas (gestörte Körperfettspeicherung, oft am Body-Mass-Index gemessen)[76]
- Insulinresistenz und Diabetes (gestörte Glukoseverarbeitung)
- nichtalkoholische Fettlebererkrankung (gestörte Glukose- und Fettverarbeitung in der Leber)
- Krebs (Krebszellen gedeihen bei Zuckerüberschuss)
- Alzheimer-Krankheit (heute auch Typ-3-Diabetes genannt, mit Anzeichen einer Insulinresistenz im Gehirn)[77]
- Herz-Kreislauf-Erkrankungen wie Herzinfarkt und Schlaganfall (Gefäßschäden durch Entzündungen und zu viel Zucker im Blut)
- Chronische Nierenerkrankung (Schädigung der Nierengefäße durch zu viel Zucker im Blut)

Wenn Sie eines dieser Anzeichen bemerken, steckt mit hoher Wahrscheinlichkeit eine Insulinresistenz dahinter. Das Ziel muss nun Ausgeglichenheit und Stabilität lauten; der Weg dorthin unterscheidet sich von Frau zu Frau und sogar von Woche zu Woche, weil sich der Körper während der Wechseljahre so drastisch verändert.

WIE WIRD EINE STOFFWECHSELSTÖRUNG DIAGNOSTIZIERT?

Klinisch gesehen ist der Stoffwechsel gesund, wenn bei fünf Biomarkern optimale Werte vorliegen: Blutzucker, Triglyceride, High-Density-Lipoprotein-Cholesterin (HDL), Blutdruck und Taillenumfang. Die meisten dieser Biomarker können wir durch konsequente Lebensstiländerungen dauerhaft in einen stabilen und gesunden Bereich bringen (mehr dazu im 4. Kapitel). Wenn Sie diese Daten nicht vorliegen haben, sollten Sie einen Termin für eine Vorsorgeuntersuchung machen. Denn diese Daten machen Sie handlungsfähig und zeigen, ob Sie eine Stoffwechselstörung beheben und gute Zellenergie erzeugen sollten.

Um den Zustand Ihrer Stoffwechselgesundheit festzustellen, benötigen Sie Ihre aktuellen Laborwerte (Nüchternblutzucker, Triglyceride und HDL) und Vitalparameter (Blutdruck) sowie ein Maßband für den Taillenumfang. Eine Stoffwechselstörung liegt vor, wenn drei oder mehr der folgenden Biomarker außerhalb des Normbereichs liegen:

- Nüchternblutzucker über 100 mg/dl
- Triglyceride über 150 mg/dl
- HDL-Cholesterin unter 40 mg/dl

- Hoher Blutdruck (130/85 mm Hg oder höher)
- Taillenumfang über 88 cm bei Frauen und über 101 cm bei Männern (ich empfehle als Taillenumfang die Hälfte der Körpergröße)

Anmerkung: Dies sind klinische Diagnosekriterien. Wenn Ihre Werte diesen Punkt erreicht haben, haben Sie wahrscheinlich schon seit Längerem das Gefühl, dass etwas nicht stimmt. Falls Ihre Werte noch nicht ganz in diesem Bereich liegen, Sie aber bereits die Auswirkungen einer Stoffwechselstörung spüren, sollten Sie Ihrem Bauchgefühl vertrauen. Sie werden es nicht bereuen, »zu früh« eingegriffen zu haben, und die Vorsorgemaßnahmen, die wir in Teil II besprechen, sind leichter umsetzbar als die drastischen Mittel, die Sie ergreifen müssten, wenn sich die Situation noch verschlimmern würde.

IHRE WERTE SIND WISSENSWERT

Fast jede Frau, mit der ich gesprochen habe, konnte eine Geschichte darüber erzählen, wie enttäuschend die Besprechung ihrer Laborergebnisse verlaufen ist. Oft bekommt man zu hören, alles sehe normal aus, obwohl man Symptome hat, die alles andere als normal sind. Oder es heißt, ein Labor-Biomarker liege außerhalb des Normbereichs, und dagegen müsse ein Statin oder Metformin eingenommen werden, ohne dass nach der Ursache gefahndet wird, etwa nach einer Veränderung der Hormonlage oder der Lebensgewohnheiten. Leider sind die meisten Ärzt*innen nicht darin geschult, Laborergebnisse auf wirklich »ganzkörperliche« Weise zu interpretieren. Sie sind eher darauf getrimmt, medizinische Richtlinien und Regeln auf die Laborergebnisse anzuwenden, anstatt das umfassendere Problem zu untersuchen. Und das liegt oft in einer Stoffwechselstörung.

Weil es im Medizinbetrieb in Bezug auf Frauen im Allgemeinen und insbesondere auf Frauen in den Wechseljahren eine Wissenslücke gibt, ist es unerlässlich, die eigenen Werte zu kennen und auf dieser Datenbasis entsprechende Verhaltensänderungen vorzunehmen. Die meisten chronischen Erkrankungen entwickeln sich über Jahre hinweg unbemerkt, und oft beginnen sie in den Vierzigern. Viele hätte man durch frühzeitige und gezielte Maßnahmen vermeiden können. Glücklicherweise treten wir in eine neue Ära der Gesundheitsversorgung ein: eine Ära, in der wir eigenständig Labortests erbitten sowie durch Wearables und kontinuierliches Glukosemonitoring unsere Werte in Echtzeit beobachten können. Mithilfe der so gesammelten Gesundheitsdaten können wir Zusammenhänge zwischen Lebensgewohnheiten, Symptomen und der allgemeinen Stoffwechselgesundheit herstellen. Wir leben in einer Zeit, in der es in unserer Macht steht, unsere Lebendigkeit und gesunde Lebensspanne zu steigern, indem wir unseren Körper verstehen und ihm vertrauen.

Ob Sie von Krankheiten wie Diabetes, Demenz und Herzerkrankung bedroht sind oder wo die Gründe für Ihre zahlreichen Symptome liegen, finden Sie am besten heraus, indem Sie Ihre

Laborwerte richtig interpretieren und verstehen, was diese Zahlen für Sie, für Ihre Beschwerden und Ihre Gesundheit bedeuten.

Ich kann nicht genug betonen, wie entscheidend die Stoffwechselgesundheit ist. Labortests sind wichtige Indikatoren für die systemische Resilienz und die allgemeine Gesundheit, und vor allem die Stoffwechselmarker sollten während der Wechseljahre genau überwacht werden. An ihnen erkennt man die Ursachen vieler chronischen Erkrankungen. Sobald Sie von den Optimalbereichen abweichen, sollten Sie das als Signal verstehen, dass Maßnahmen an der Zeit sind.

Fragen Sie sich, ob Sie zu den 7 Prozent der Erwachsenen (in den USA) gehören, die ohne Medikamente metabolisch gesund sind. Wenn ja: Herzlichen Glückwunsch! Sie sind auf dem besten Weg in eine gesunde Zukunft. Falls Sie jedoch zu den 93 Prozent mit verbesserungswürdiger Stoffwechselgesundheit gehören, sind Sie hier genau richtig. Im weiteren Verlauf dieses Buches werden wir uns damit befassen, wie Sie Ihre Symptome, Zyklusveränderungen und Biomarker überwachen und wie Sie Lebensstiländerungen oder eine Hormonersatztherapie umsetzen können. Anschließend folgt ein 5-Wochen-Plan zur Optimierung Ihrer Zellenergie und zur Verringerung Ihres Risikos für chronische Erkrankungen.

WICHTIGE STOFFWECHSELINDIKATOREN

Im Folgen erläutere ich die Blutwerte, die in der Regel zur Diagnose von Stoffwechselerkrankungen herangezogen werden. Noch wichtiger ist, dass sie uns Hinweise auf die Zellenergie geben können.

Nüchternblutzucker

Was gemessen wird: Dieser Test wird zur Diagnose von Prädiabetes (100 bis 125 mg/dl), Diabetes (über 126 mg/dl) und metabolischem Syndrom verwendet. Insulinresistenz beeinflusst den Cholesterinspiegel, den Blutzuckerspiegel und den Blutdruck. Vor dem Test müssen Sie mindestens 10 Stunden fasten.

Optimalbereich: 70 bis 85 mg/dl
Ein hoher Nüchternblutzucker ist ein Anzeichen für Insulinresistenz, die die Aufnahme von Glukose in die Zellen erschwert. Es ist sinnvoll, neben diesem Wert auch den Nüchterninsulinspiegel zu ermitteln, da der Körper die Insulinresistenz oft überkompensiert, indem er die Glukose mit einer Extraportion Insulin in die Zellen zwingt. So kann der Nüchternblutzucker im normalen Bereich bleiben, während das Problem unbemerkt fortschreitet.

Triglyceride

Was gemessen wird: Laut der American Heart Association liegt der optimale Nüchtern-Triglyceridspiegel bei Erwachsenen unter 100 mg/dl oder 1,1 Millimol pro Liter (mmol/l). Forschungen zufolge sinkt die Wahrscheinlichkeit eines Herzinfarkts oder Schlaganfalls bei Menschen mit Triglyceridwerten unter 81 mg/dl sogar um 50 Prozent. Hohe Triglyceridwerte können das Risiko für Herzinfarkt, Schlaganfall, Pankreatitis, Karotisstenose, metabolisches Syndrom und periphere Arterienkrankheit (PAD) erhöhen.

Optimalbereich: unter 80 mg/dl
Zu hohe Triglyceridwerte liegen fast immer am Konsum von zu viel Zucker, raffinierten Kohlenhydraten und/oder Alkohol und/oder nicht ausreichender Bewegung. Triglyceride sind Fette, die der Körper als Energievorrat für Fastenzeiten speichert, deren Anreicherung jedoch ein Problem für die Energieproduktion und den Stoffwechsel darstellt.

HDL-Cholesterin

Was gemessen wird: Hierbei handelt es sich um das »gute« Cholesterin, das die Herzgesundheit fördert, indem es das schädliche LDL-Cholesterin aus dem Blutkreislauf entfernt und es zur Ausscheidung aus dem Körper zur Leber zu transportiert. HDL steht für *high density lipoprotein*.

Optimaler Bereich: 50 bis 90 mg/dl
Bei niedrigem HDL-Wert haben Sie ein erhöhtes Risiko für Herzerkrankungen und Schlaganfälle, weil der Körper dann nicht in der Lage ist, gefährliche Entzündungen und LDL-bedingte Ablagerungen aus den Blutgefäßen zu entfernen.

Triglycerid-HDL-Verhältnis

Was gemessen wird: Das Verhältnis von Triglyceriden zu HDL-Cholesterin (kurz TG/HDL) ist ein Marker für das metabolische Syndrom und hängt mit dem Risiko für Herzerkrankungen, Insulinresistenz und Diabetes zusammen. Es wird ermittelt, indem Triglycerid- und HDL-Cholesterinspiegel gemessen und der eine durch den anderen geteilt wird. Dabei müssen die Ergebnisse die gleichen Einheiten haben, in der Regel mmol/L. Ein niedrigeres Verhältnis ist im Allgemeinen besser, und je näher es an eins liegt, desto besser.

Optimal: weniger als 1:1
Normal: 1:1 bis 2:1
Hohes Risiko: über 2:1

Laut Dr. Mark Hyman ist das TG/HDL-Verhältnis »abgesehen vom Insulinreaktionstest die beste Methode, um auf Insulinresistenz zu prüfen ... Wenn der Quotient hoch ist, steigt das Herzinfarktrisiko um das 16-Fache – oder um 1.600 Prozent! Das liegt daran, dass bei Diabesität (Insulinresistenz) die Triglyceridspiegel ansteigen, während das HDL oder gute Cholesterin sinkt.«[78] Angesichts dessen sollte man meinen, dass dieser Marker bei der Untersuchung auf kardiometabolischen Funktionsstörungen zum Standard gehört, aber leider wird nicht standardmäßig darauf getestet. Dies zeigt erneut, wie wichtig es für den Schutz der Gesundheit und Langlebigkeit ist, die eigenen Werte zu kennen!

WEITERE WICHTIGE MARKER FÜR DIE KÖRPERLICHE BELASTBARKEIT

Die in diesem Abschnitt behandelten Marker werden nicht per Bluttest gemessen, sagen aber viel über die Vitalität und Lebenskraft in den Wechseljahren aus. In Verbindung mit Labortests ergeben sie einen guten Überblick Ihres Gesundheitszustands und verraten Ihnen, worauf Sie bei der Gesundheitsvorsorge achten müssen.

Blutdruck

Der Blutdruck sollte während der Wechseljahre im Auge behalten werden, denn Stoffwechselgesundheit und Herz-Kreislauf-Gesundheit sind eng miteinander verknüpft. Wenn Ihr Blutdruck immer wieder steigt oder auch in entspannten Situationen hoch bleibt, sollten Sie eingreifen, bevor sich das Problem auswächst. Ziel sollte ein Wert unter 120 zu 80 sein.

Taillen-Hüft-Verhältnis

Regelmäßiges Notieren des Taillen-Hüft-Verhältnisses (THV) ist unerlässlich zur Beurteilung der Stoffwechselgesundheit. Wenn der Östrogenspiegel sinkt und mehr Fett um die Körpermitte eingelagert wird, können Sie an diesem Wert ablesen, ob sich viszerales Fett ansammelt (was unter anderem zu Fettleibigkeit, Herzerkrankungen und Leberproblemen beiträgt). Am aussagekräftigsten ist der Taillenumfang, wenn man sein Verhältnis zum Hüftumfang ermittelt:

1. Messen Sie Ihren Taillenumfang (eng anliegend, aber nicht einschneidend).
2. Messen Sie den Hüftumfang an der breitesten Stelle.
3. Teilen Sie den Taillenumfang durch den Hüftumfang: Taillenumfang ÷ Hüftumfang = Taillen-Hüft-Verhältnis.

Ein THV von 0,85 oder mehr bei Frauen deutet auf ein Problem hin, und wenn der Quotient über 1 liegt, besteht ein erhöhtes Gesundheitsrisiko.

Dual-Röntgen-Absorptiometrie

Ein sehr umfassender und wenig genutzter Test der körperlichen Belastbarkeit und langfristigen Gesundheit ist die ursprünglich zur Messung der Knochendichte entwickelte Dual-Röntgen-Absorptiometrie, kurz DXA. Das leistungsstarke Bildgebungsverfahren bietet weit mehr als nur eine Osteoporose-Untersuchung. Ein DXA-Scan gibt Aufschluss über die Körperzusammensetzung, indem er die Anteile an Muskelmasse, Körperfett und vor allem viszeralem Fett ermittelt. Letzteres ist jene Art von Fett, die die inneren Organe umgibt und das Risiko für Herzkrankheit, Typ-2-Diabetes, Demenz und andere chronische Erkrankungen erheblich erhöht.

Anders als das Körpergewicht oder der BMI, die irreführend sein können, liefert der DXA-Test aussagekräftige Daten darüber, wie Ihr Körper altert und woran Sie gezielt arbeiten sollten. Für Frauen in den Wechseljahren, bei denen die Muskelmasse von Natur aus abnimmt und sich das Körperfett tendenziell in den Bauchbereich verlagert, kann eine DXA-Messung wichtige Erkenntnisse liefern.

Sit-to-Stand-Test

Setzen Sie sich auf einen Stuhl und kreuzen Sie die Arme so vor der Brust, dass die Hände auf den gegenüberliegenden Schultern ruhen. Starten Sie einen Timer und zählen Sie, wie oft Sie sich innerhalb von 30 Sekunden erheben und wieder hinsetzen können.

Ihr Ziel sollten mindestens 12 Wiederholungen sein. Wenn Sie weniger als ein Dutzend Wiederholungen in 30 Sekunden schaffen, deutet das auf eine verminderte Vitalität hin, besonders in den Bereichen Muskeltonus und Gleichgewichtssinn.

Griffkraft

Griffkrafttests können Ihnen einen Eindruck von Ihrem allgemeinen Muskeltonus vermitteln, und Forschungsergebnisse deuten darauf hin, dass mangelnde Griffkraft auf allerlei Gesundheitsprobleme hinweisen kann (kardiometabolischer Dysfunktion, Osteoporose, Arthritis und andere). Ihre Kraft können Sie mit einem sogenannten Dynamometer messen, aber Sie können auch eine einfache Küchenwaage verwenden: Legen Sie den Handballen auf die Oberseite der Waage und die Finger um die Kante herum auf die Unterseite. Drücken Sie fest zu, um die Kraft zu messen, die Ihr Griff erzeugt.

VO_2max

Die maximale Sauerstoffaufnahme oder VO_2max gibt die Effizienz wieder, mit der Ihr Körper bei Anstrengung Sauerstoff verwertet. Je höher der Wert, desto effizienter nutzen Herz, Lunge und Muskeln den Sauerstoff – ein hervorragender Indikator für die allgemeine Gesundheit und Langlebigkeit! Bei einem VO_2max-Test unter klinischen Bedingungen steigern Sie schrittweise Ihre Trainingsintensität (in der Regel auf dem Laufband oder Ergometer), während Sensoren die Sauerstoffsättigung der ein- und ausgeatmeten Luft messen. Als Annäherung an diesen Wert bieten auch viele Smartwatches eine Schätzmethode an. Indem Sie den VO_2max-Wert beim Gehen, Laufen oder Radfahren über einen längeren Zeitraum beobachten, gewinnen Sie einen Eindruck von der Leistungsbereitschaft Ihres Körpers.

6-Minuten-Gehtest

Wie weit können Sie in sechs Minuten gehen? Je weiter Sie kommen, desto mehr Vitalität und Lebenskraft stecken in Ihnen! Diese nützliche Messgröße sollten Sie während der Perimenopause regelmäßig überprüfen, um Ihre Herz-Kreislauf-Gesundheit, Lungenfunktion, Muskelkraft und allgemeine Belastbarkeit im Blick zu behalten.

Lebenssinn

Zwar gibt es zur Bestimmung des Lebenssinns kein quantitatives Messinstrument, aber er hat dennoch Gewicht. Forschungen zufolge geht ein als sinnvoll empfundenes Leben durchweg mit einem geringeren Sterberisiko einher.[79] Wenn Sie das Gefühl haben, dass sich Ihr Lebenssinn verschiebt, dass Sie ziellos durch diese Lebensphase irren oder dass die Welt ohne Sie weitergeht, sind Sie nicht allein.

Die Perimenopause ist eine unglaublich transformative Reise. Der Körper verändert sich, und es liegt an uns, inmitten dieses Umschwungs weiterhin Ziel und Zweck zu finden. Da diese Lebensphase oft mit dem Erwachsenwerden der Kinder, der Pflege alternder Eltern, beruflichen Veränderungen und anderen Umbrüchen zusammenfällt, ist es wichtiger denn je, sich Zeit und Energie für sich selbst zu reservieren und in jedem neuen Tag Sinn zu finden.

WIE MAN RESILIENZ AUFBAUT UND VITALITÄT WIEDERERWECKT

Nachdem wir diese verschiedenen Tests und Selbsttests gemeinsam durchgegangen sind, haben Sie wahrscheinlich eines von zwei Gefühlen: Entweder meistern Sie diese Menopausensache mit Bravour, Ihr Körper blüht auf und das Frausein fühlt sich herrlich an. Oder Sie fragen sich ... was nun?

Da Sie dieses Buch zur Hand genommen haben, ahne ich, wo Sie stehen. (Und ehrlich gesagt ging es mir ähnlich.) Ihr Körper verändert sich, und all das, was Sie bisher für ihn getan haben, scheint plötzlich nicht mehr zu wirken. Sie möchten einfach nur das Gefühl wiedererlangen, sich im Griff zu haben, und sich wieder wie Sie selbst fühlen.

Ich habe wunderbare Neuigkeiten: Es gibt wirksame Hilfsmittel und umsetzbare Strategien, mit denen Sie Ihr Befinden verbessern können – auch in den Wechseljahren. So rätselhaft und schwierig Ihr Körper auch erscheinen mag, er ist kein mystisches Wesen. Jetzt, da Sie die wissenschaftlichen Hintergründe Ihrer körperlichen Vorgänge und Ihrer Empfindungen verstanden haben, können wir zum angenehmen Teil übergehen: zur Verbesserung unserer Zukunft. Das Beste daran? Sie sind nicht allein. Frauen holen sich allerorts durch Wissen und Selbstermächtigung ihre Energie, ihre Gesundheit und ihr Leben zurück. Packen wir mit vereinten Kräften die Perimenopausen-Revolution an!

Teil II

DIE SIEBEN SÄULEN DER GESUNDHEIT IN DER PERIMENOPAUSE UND DANACH

Der Rest dieses Buches befasst sich mit praktischen Schritten, die Sie unternehmen können, um den tiefgreifenden perimenopausalen Veränderungen in Ihrem Körper zu begegnen. Teil II beschreibt die sieben Säulen, auf die Sie sich stützen können, um in den Wechseljahren aufzublühen: von der Optimierung der Stoffwechselgesundheit über die Kräftigung der Muskulatur und den Ausgleich des Hormonhaushalts bis hin zur Förderung des emotionalen Wohlbefindens und der dringend nötigen Vernetzung in einer potenziell einsamen Lebensphase. Indem Sie die in den nächsten Kapiteln behandelten Kernbereiche angehen, schaffen Sie die Voraussetzungen dafür, den Rest Ihres Lebens in körperlicher, mentaler und emotionaler Gesundheit zu verbringen. Betrachten Sie dieses Buch als Anstiftung zur Revolution, zur Bewältigung der gesundheitsgefährdeten Lebensmitte, zur Bewahrung Ihrer Langlebigkeit, zur Wiederherstellung Ihrer Resilienz und zum mutigen Marsch durch diese Übergangsphase.

Sie müssen sich nicht mit einem schlechter werdenden Gesundheitszustand zufriedengeben. Sie haben die Möglichkeit, Ihrem Körper neue Lebenskraft zu verschaffen und sich wieder wohl in Ihrer Haut zu fühlen. Lassen Sie sich nicht einschüchtern, wenn wir die sieben Säulen der Gesundheit in der Perimenopause näher betrachten. Kleine, simple Verhaltensänderungen, die man leicht auf Dauer durchziehen kann, haben oft die größte Wirkung. Bei diesem Unterfangen geht es darum, dass Sie Erfolge erleben und Ihre Energie, Ihre Stoffwechselgesundheit und Ihre Kraft zurückgewinnen.

Ich bin sehr dankbar, dass ich Sie auf Ihrem Weg in eine zweite Lebenshälfte voller Lebenssinn, Lebenskraft und Lebensfreude begleiten darf.

Kapitel 4

1. SÄULE: MAXIMALE ENERGIE DURCH STABILISIERUNG DES BLUTZUCKERSPIEGELS

Als ich 43 Jahre alt war, veränderte sich im Frühjahr 2023 mein Stoffwechsel in eine ungünstige Richtung. Mein Sohn war gerade zwei geworden, und ich hatte das Gefühl, endlich aus der postpartalen Phase herauszukommen. Und jetzt kommt's: Nachdem ich Anfang des Jahres mein Training intensiviert und meine Ernährung umgestellt hatte, fühlte ich mich großartig ... und dann auf einmal gar nicht mehr. Obwohl ich doch alles richtig machte, kletterte die Zahl auf der Waage Monat für Monat empor, bis ich innerhalb von drei Monaten gut dreieinhalb Kilo zugenommen hatte, bei einer Körpergröße von 1,57 m. Also tat ich, was Millionen von Frauen in den Wechseljahren tun: Ich trainierte noch mehr, hielt mich an eine strengere Diät und kaufte widerwillig größere Kleidung (bewahrte aber meine Lieblingsstücke als Belohnung für den eventuellen Abnehmerfolg auf).

Nicht nur mein Gewicht hatte sich verändert, auch meine Energie war dahin. Ich kam morgens kaum aus dem Bett und meine mentale Kapazität sank auf einen Tiefpunkt. Ein Zusammenhang zwischen meinem Gewicht und meinem Energieniveau war auf den ersten Blick nicht ersichtlich, aber ich kannte ja die Forschungslage. Dass ich mich in zweierlei Hinsicht plötzlich nicht mehr wiedererkannte, konnte die gleichen Ursachen haben: chronischer Stress (erklärt die deregulierten Cortisolwerte), Insulinresistenz, unausgewogene und sinkende Hormonspiegel und ungesunde Mitochondrien.

Eines habe ich gelernt: Wenn eine Frau ihre Peri- und Postmenopause gesund und leistungsfähig überstehen will, muss sie ihre hormonellen Umschwünge verstehen und bewältigen lernen. Dazu braucht sie einen Plan, der die einzigartige Biologie des weiblichen Körpers berücksichtigt, und ihr hilft, den Blutzucker stabil zu halten, den Stoffwechsel anzukurbeln, die Mitochondrienfunktion zu optimieren und gleichzeitig die Stresshormone in Schach zu halten.

Ich bin überzeugt, dass Energie der ultimative Maßstab in Sachen Gesundheit ist. Wenn wir verstehen, wie sich in den Wechseljahren Hormone und Stoffwechsel verändern, können wir mit konkreten Maßnahmen unseren Blutzucker und unseren Stoffwechsel stabil halten und das Risiko für chronische Erkrankungen senken, während wir ein freies, aktives und erfülltes Leben führen.

Mit geringem Aufwand können Sie nicht nur Ihre derzeitige Gesundheit verbessern, sondern auch Ihre Lebenserwartung steigern. Was Sie in diesem Kapitel über die Optimierung des

Blutzuckers und der Insulinsensitivität erfahren, könnte Ihr Leben verändern, so wie es mein Leben und das von Tausenden von Frauen verändert hat. Zu lernen, wie man sich so ernährt und so lebt, dass der Blutzuckerspiegel stabil bleibt, ist mit das Wichtigste, das Sie für Ihre Gesundheit und die Ihrer Familie tun können.

WIE WICHTIG EIN STABILER BLUTZUCKERSPIEGEL IST

Wir wissen bereits, dass ein hoher Blutzuckerspiegel acht von zehn der häufigsten Todesursachen in den USA begünstigt und eine zentrale Rolle bei der Abnahme der Fruchtbarkeit spielt, von der heute jede sechste Frau betroffen ist.[80] Noch überraschender ist, dass bei 90 Prozent der Erwachsenen mindestens einmal täglich der Blutzucker in die Höhe schießt, was darauf schließen lässt, dass sie Fett und Kohlenhydrate nicht effizient verstoffwechseln können.[81] Solche Blutzuckerspitzen können allerlei kurz- und langfristige Gesundheitsprobleme verursachen, darunter Hormonstörungen, Zyklusprobleme, Erschöpfungszustände und Stimmungsschwankungen. Später im Kapitel zeige ich, wie man mit oder ohne Messgerät Blutzuckerspitzen feststellt.

Wie im 3. Kapitel gezeigt, gibt es fünf wichtige metabolische Biomarker, die als Standard-Diagnosekriterien für Stoffwechselstörungen gelten. Die Basis eines gesunden Stoffwechsels sind stabile Blutzucker- und Insulinspiegel – beide können sich in den Wechseljahren verändern. Wie gesagt: Die von Tag zu Tag fluktuierenden Blutzucker- und Insulinwerte sind die Biomarker, auf die Sie in den Wechseljahren besonders achten sollten. Der Blutzucker beeinflusst, wie Energie verbraucht und Fett eingelagert wird, wie stark Entzündungen im Körper werden und ob sich chronische Erkrankungen entwickeln könnten. Wenn die Werte durchgehend hoch sind oder im Laufe des Tages stark schwanken, können unter anderem folgende Symptome auftreten:

- Hitzewallungen und Nachtschweiß
- Stimmungsschwankungen
- Brain Fog
- Beständiges Bauchfett
- Schlafstörungen
- Kopfschmerzen
- Heißhunger
- Hautprobleme (Akne, Hautausschläge, Falten)
- Erschöpfung

Blutzuckerprobleme deuten auch auf ein tiefer liegendes Problem hin, nämlich das metabolische Syndrom.

BLUTZUCKERSPITZEN UND -TIEFS

Dass der Blutzuckerspiegel im Laufe des Tages steigt und fällt, ist normal, aber das Ausmaß dieser Schwankungen ist entscheidend für die Stoffwechselgesundheit. Zu erwarten sind kleinere Fluktuationen, große Ausschläge können dagegen sowohl kurz- als auch langfristige Folgen haben. Der Kreislauf des Essens und der Aufnahme von Glukose, gefolgt von der Verbrennung oder Speicherung des Überschusses, geht mit einem Anstieg und Abfall des Blutzuckerspiegels einher. Andere Faktoren (Schlaf, Stress, Bewegung) beeinflussen ebenfalls den Blutzuckerspiegel, aber den größten Einfluss hat die Nahrungsaufnahme. Das Muster der täglichen Glukosespitzen und -tiefs wird als glykämische Variabilität bezeichnet. Für eine optimale Zellenergie ist es am besten, wenn die glykämische Variabilität eher nach sanft gewellten Hügeln als nach hohen Gipfeln und tiefen Tälern aussieht.

Wenn der Blutzuckerspiegel stark ansteigt (um mehr als 30 mg/dl gegenüber dem Messwert vor der Mahlzeit), spricht man von einer Blutzuckerspitze. Dazu kommt es, wenn man mehr Glukose (beispielsweise Donuts und Reis) zu sich nimmt, als der Körper schnell verwerten kann. Dadurch steigt die Glukosekonzentration im Blut stark an. Auf die Spitze folgt oft eine Unterzuckerung, auch Crash genannt, weil der Körper die Glukoseschwemme durch die Ausschüttung von zu viel Insulin überkompensiert und den Blutzuckerspiegel kurzzeitig unter den Ausgangswert drückt. Sehr wahrscheinlich spüren Sie innerhalb weniger Stunden nach dem Verzehr einer glukosereichen Mahlzeit die Wirkungen einer Spitze und eines Crashs.

Sie können sich die Blutzuckerkurve wie eine Achterbahn vorstellen: Wenn Sie essen, schließt sich der Haltebügel und was auf Sie zukommt, ist möglicherweise weit mehr als der Nervenkitzel, den Sie sich erhofft haben. Und doch sind diese kurzfristigen glykämischen Spitzen und Crashs eine Alltagserfahrung. Oft haben wir uns an die leichten Symptome eines Blutzuckerungleichgewichts so sehr gewöhnt, dass viele Frauen gar nicht wissen, wie es sich anfühlt, symptomfrei zu sein. Viele Alltagsbeschwerden hängen mit der Achterbahnfahrt des Blutzuckers zusammen. Der Körper hat zu viel Glukose, die Mitochondrien gewinnen daraus keine Energie, und die Belastung, die dadurch auf der Zell-, Organ- und Ganzkörperebene entsteht, hat erhebliche Folgen.

Anhand der folgenden Liste der häufigsten Symptome im Zusammenhang mit Blutzuckerschwankungen können Sie feststellen, ob Sie täglich oder wöchentlich davon betroffen sind. Führen Sie am besten eine Woche lang ein Ernährungstagebuch, in dem Sie notieren, wie Sie sich nach den Tagesmahlzeiten fühlen. So können Sie prüfen, ob Sie Symptome einer starken glykämische Variabilität haben (mehr zum Thema Ernährungstagebuch folgt später im Kapitel):

- Sie verspüren kurz nach dem Essen Hunger (in der Regel keine 2 Stunden danach).
- Sie haben Energieeinbrüche oder fühlen sich am Nachmittag oder am Ende des Tages müde und erschöpft.

- Sie haben Einschlafschwierigkeiten.
- Sie fühlen sich nervös.
- Ihre Stimmungsschwankungen zwingen Ihr familiäres oder betriebliches Umfeld zu übertriebener Rücksichtnahme, und selbst Sie kommen mit Ihrem eigenen Gemütszustand nicht klar.
- Sie bekommen ohne ersichtlichen Grund Angstzustände.
- Sie haben so viel Durst, dass Sie rund um die Uhr an der Wasserflasche kleben.
- Sie haben großen Appetit auf Zucker, raffinierte Kohlenhydrate und salzige Speisen.
- Sie leiden unter Kopfwehanfällen (besonders Hungerkopfweh), vor allem am Nachmittag.
- Sie können sich schlecht konzentrieren oder fühlen sich unproduktiv, weil Sie unter Aufmerksamkeitsschwäche und Brain Fog leiden.

Um mein 30. Lebensjahr herum plagten mich diese Symptome Tag für Tag. Zucker und raffinierte Kohlenhydrate drangsalierten mein Gehirn und meinen Stoffwechsel (auch wenn ich mich gesund zu ernähren glaubte). Dass ich jeden Nachmittag müde und benommen war, schob ich auf den Stress. Wie ferngesteuert griff ich gegen 15 Uhr zu Vanille-Latte und Müsliriegel, um mein Nachmittagstief zu überbrücken. Ich ahnte nicht, dass ich mich ständig auf der Blutzucker-Achterbahn befand und unter reaktiver Hypoglykämie (das heißt: Unterzuckerung) litt. Mir war beigebracht worden, Blutzuckerspitzen und Insulinresistenz seien kein Grund zur Sorge, es sei denn, ich stünde kurz vor einer Prädiabetes oder Diabetes.

Das ist komplett unwahr! Was ich nicht wusste, war, dass ich meine eigene Produktivität und Energie sabotierte, dass ich das Symptom des Sich-mies-Fühlens selbst herbeiführte und dass ich durch die wiederholten Blutzuckerspitzen für Insulinresistenz, Entzündungen und Gefäßschäden sorgte.

Nicht vergessen: Nur weil ein Arzt sagt, dass es keinen Grund zur Sorge gibt, muss das nicht unbedingt stimmen. Prädiabetes ist nicht nur ein Vorzeichen zukünftiger Probleme. Er ist ein Anzeichen dafür, dass der Körper schon seit geraumer Zeit mit Stoffwechselstörungen zu kämpfen hat. Ziel ist, das Problem zu beheben, bevor es sich verschlimmert. Das amerikanische Gesundheitssystem sieht im Prädiabetes gerne ein Warnsignal für Diabetes und behandelt ihn auch so. Vorgesehen ist der Behandlungsansatz »mal abwarten«, bis die Patientin einen diagnostischen Schwellenwert erreicht, der auf krankheitsspezifischen Biomarkern basiert. Erst dann werden Maßnahmen zur Behandlung eingeleitet.

Dieser reaktive Ansatz versagt. Wir können es uns nicht leisten, abzuwarten – nicht, wenn es um so viel geht! Nicht, wenn es darum geht, heute und für den Rest unseres Lebens gute Zellenergie zu erzeugen und sich chronische Krankheiten zu ersparen, die durch Stoffwechselprobleme ausgelöst werden.

Der Gesundheitsbehörde CDC zufolge leidet in den USA mehr als jeder dritte Erwachsene an Prädiabetes, und eine deutliche Mehrheit (rund 84 Prozent) dieser Personen ist sich dessen nicht bewusst.[82] Ich habe bei Hunderten meiner Patienten die Laborergebnisse überprüft und festgestellt, dass viele von ihnen Prädiabetes hatten, aber nie darüber informiert worden waren.

Weil Prädiabetes und Insulinresistenz (die Vorstufe von Prädiabetes) Risikofaktoren für Herzerkrankungen und andere chronische Erkrankungen sind, darf man mit der Erkennung und Behebung von Stoffwechselproblemen nicht zögern. Laut einer kürzlich auf einer Tagung der American Heart Association vorgestellten Studie ist die Wahrscheinlichkeit, mit einem Herzinfarkt ins Krankenhaus eingeliefert zu werden, bei jungen Erwachsenen mit Prädiabetes fast doppelt so hoch wie bei solchen ohne Blutzucker- und Insulinprobleme.[83]

Wie wäre es, wenn wir einen proaktiveren Ansatz verfolgten und damit anfingen, mehr über unseren Körper zu lernen, bevor die Stoffwechsel-Biomarker den Normbereich verlassen? Wie wäre es, wenn wir in den Wechseljahren und danach unseren Blutzuckerspiegel in Echtzeit verfolgen könnten, um zu verstehen, was unsere Zellenergie beeinflusst? Das ist möglich!

Mit einem Blutzuckermessgerät können Sie Ihren Blutzucker rund um die Uhr überwachen, Abweichungen vom Normbereich feststellen und deren Ursachen angehen. Ist es der Zucker im Kaffee? Oder der schlechte Nachtschlaf? Oder sind es die stressigen Meetings mehrmals am Tag? Wenn Sie neben der kontinuierlichen Blutzuckermessung auch Ihr Essverhalten und Ihre Symptome in einem Ernährungstagebuch festhalten, können Sie noch besser verstehen, wie Ihr Körper auf bestimmte Nahrungsmittel reagiert.

Durch das Sammeln dieser wertvollen Daten lösen Sie sich aus dem reaktiven Krankheitssystem, das erst dann behandelt, wenn man bereits krank ist. Sie nehmen das Ruder in die Hand, indem Sie jetzt Entscheidungen treffen, die sich positiv auf Ihre zukünftige Gesundheit auswirken.

KONTINUIERLICHE GLUKOSEMESSUNG

Ein CGM-Sensor (von englisch continuous glucose monitoring) ist ein kleiner, runder Biosensor, der am Oberarm getragen wird und Tag und Nacht automatisch den Blutzuckerspiegel misst. Man kann den Blutzuckerspiegel jederzeit einsehen, indem man den Sensor mit dem Smartphone abliest. So lässt sich nachverfolgen, wie sich der Blutzucker über Stunden oder Tage verändert, und in Bezug auf die Ernährung und ihre glykämischen Auswirkungen werden Muster erkennbar. Anders als bei der jährlichen Nüchternblutzuckermessung im Labor liefert der CGM-Sensor in Echtzeit Daten darüber, wie der Körper auf Nahrungsaufnahme und Aktivität reagiert (weshalb man auch von rtCGM spricht, wobei das »rt« für realtime steht). Sehr schnell lernt man, wie sich das Frühstück, das Workout oder der spätabendliche Snack auswirken. Kontinuierliche Glukosemessung ist eine der effektivsten Methoden zur Stoffwechseloptimierung, wenn man zu den 7 Prozent (der USA) mit einem gesunden Stoffwechsel gehören möchte.

Während meiner Wechseljahre habe ich durch das Tragen eines CGM-Sensors wertvolle Erkenntnisse über die Regulierung meines Blutzuckerspiegels während des Menstruationszyklus und über meine allgemeine Gesundheit gewonnen. Es hat mir geholfen, meinen Energiehaushalt zu verstehen und zu optimieren. Ich empfehle vielen meiner Patientinnen, einen Monat lang einen CGM-Sensor zu tragen, um durch die Echtzeit-Blutzuckermessung mehr über ihren

Körper zu erfahren. Dadurch kann man erkennen, ob beginnende Stoffwechselstörungen vorliegen, welche Verhaltensweisen und Nahrungsmittel die Zellenergie verbessern oder Beschwerden verschlimmern, und mit welchen Maßnahmen sie für ihr Wohlbefinden sorgen sollten.

Dadurch, dass ich in den letzten drei Jahren zeitweise einen CGM-Sensor getragen habe, ist mir klar geworden, wie wichtig richtige Ernährung und gesunde Lebensgewohnheiten für einen stabilen Blutzuckerspiegel sind. Mit stabilem Blutzuckerspiegel fühle ich mich wunderbar, aber wenn die Kurve Blutzuckerspitzen anzeigt, fühle ich mich unwohl und bekomme Symptome, wie ich sie in früheren Jahren hatte.

Während einfache Blutzuckermessgeräte in jeder Drogerie oder Apotheke erhältlich sind, braucht man für rtCGM-Systeme ein ärztliches Rezept, das man vorschriftsgemäß nur bei Diabetesdiagnose bekommt. Aber man kann die Geräte auch privat erwerben und erhält in der Regel auch eine Einweisung per Video.

Für den Fall, dass Sie sich Sie ein rtCGM-System angeschafft haben, finden Sie in den folgenden Abschnitten einige hilfreiche Hinweise und Richtwerte.

Nüchternblutzucker

Meine Empfehlung ist, den CGM-Sensor morgens zu scannen, um den Nüchternblutzucker zu ermitteln und einen Ausgangswert für den Tag zu haben. Ideal wäre morgens ein Wert zwischen 72 und 85 mg/dl, bevor man mit Essen und Trinken das Fasten bricht. Dieser optimale Bereich ist mit einem geringeren Risiko für Herz-Kreislauf- und Stoffwechselerkrankungen assoziiert. Bedenken Sie, dass allerlei Faktoren Ihren Nüchternblutzucker beeinflussen können, etwa ein spätes Abendessen, schlechter Schlaf und Blutzuckerspitzen am Vorabend, aber das ist im CGM-System leicht zu erkennen.

Postprandialer Blutzucker (nach Mahlzeiten)

Der Blutzuckerspiegel nach dem Essen ist der zweitwichtigste Datenpunkt, den Sie im Laufe des Tages erfassen sollten. Wenn Sie Ihren Sensor ein bis zwei Stunden nach jeder Mahlzeit ablesen, erfahren Sie einiges über Ihre glykämische Variabilität, sodass Sie eine eventuelle Blutzuckerspitze feststellen können. Ziel ist es, Spitzen zu minimieren, weil sie mit Beschwerden und größeren zukünftigen Gesundheitsproblemen zusammenhängen können. Idealerweise liegt der Glukosespiegel nach dem Essen unter 115 mg/dl, also weniger als 30 mg/dl über dem Messwert vor dem Essen. Beachten Sie, dass dies Optimalwerte sind, die von der Standardempfehlung abweichen, dass der Blutzucker nach dem Essen unter 140 mg/dl liegen sollte. Der Zielwert von 115 mg/dl nach dem Essen basiert auf den CGM-Daten gesunder Menschen.

Wenn Sie zum ersten Mal einen CGM-Sensor anlegen, sollten Sie zunächst normal essen und alle Mahlzeiten und Blutzuckerwerte notieren. Möglicherweise stellen Sie fest, dass nach dem Verzehr eines Brötchens mit Frischkäse und Orangensaft eine Blutzuckerspitze erfolgt, während schwarzer Kaffee, Beeren oder ein Gemüseomelett mit Avocado einen deutlich geringeren Anstieg verursachen. Das sind wertvolle und nützliche Daten, wenn Sie mit der kontinuierlichen Blutzuckermessung aufhören.

Reaktive Hypoglykämie

Reaktive Hypoglykämie tritt auf, wenn der Körper nach einer Mahlzeit einen niedrigen Blutzuckerspiegel hat. Sie setzt in der Regel etwa zwei Stunden nach der Mahlzeit ein, kann aber auch erst vier Stunden später auftreten. Solche Crashs nach dem Essen sind in der Regel die Folge einer Spitze, gefolgt von einem Absturz unter Normalwert. Wenn Sie immer wieder beobachten, dass Ihr Blutzuckerspiegel ansteigt und dann unter seinen Ausgangswert fällt (meist unter 70 mg/dl), sollten Sie Speisen mit mehr Protein, Ballaststoffen und gesunden Fetten und/oder weniger raffiniertem Zucker und Getreide essen.

Wie Stress, Schlaf und Bewegung den Blutzucker beeinflussen

Nicht nur die Ernährung beeinflusst den Blutzucker und die Stoffwechselgesundheit. Eine der höchsten Blutzuckerspitzen habe ich zum Beispiel gemessen, nachdem ich zu einer Verabredung gehastet war. Merkwürdigerweise fühlte ich mich nicht gestresst, sondern war einfach nur im Erledigungsmodus. Das war ein großer Aha-Moment für mich, denn in diesem Modus hatte ich jahrelang gelebt, bis ich mein Stressreaktionssystem regulieren lernte. Was ich an diesem Tag gelernt habe, war, dass Stress allein den Blutzuckerspiegel erheblich erhöhen kann, ohne dass man etwas isst. Das Triggern des Stressreaktionssystems kann die gleiche Wirkung wie der Verzehr eines Schokomuffins haben, ohne dass man einen solchen isst. So gefährlich kann Stress sein.

Was passiert, wenn das Stressreaktionssystem wegen einer Bedrohungslage – einem Beziehungsstreit oder einer panischen Textnachricht – aktiviert wird? Das Gehirn sendet ein Signal aus, Adrenalin und Cortisol fluten das Nervensystem, sodass der Blutdruck steigt, die Atmung flacher wird, das Herz schneller schlägt und der Blutzuckerspiegel um mehr als 30 mg/dl ansteigt. Dies liegt daran, dass das Gehirn den Stressor als echte, unmittelbare Gefahr interpretiert und den Körper sofort auf Kampf oder Flucht vorbereitet (was Energie voraussetzt, daher der Blutzuckeranstieg). Weil weder Kampf noch Flucht erforderlich sind, verbleibt die freigesetzte Glukose im Blutkreislauf und richtet mehr Schaden als Nutzen an. Die kontinuierliche Blutzuckermessung per rtCGM-System kann Ihnen bewusst machen, was Stress mit Ihrem Körper macht, und Ihnen Möglichkeiten zur gesunden Stressverarbeitung eröffnen.

Auch Schlaf ist ein großes Thema für Frauen in den Wechseljahren, unter anderem, weil unzureichender Schlaf mit einer schlechten Blutzuckerkontrolle während des Tages zusammenhängt. Schlafen Sie beispielsweise nur fünf Stunden pro Nacht, nehmen Sie am nächsten Tag wahrscheinlich 22 Prozent mehr Kalorien zu sich, als wenn Sie sieben Stunden geschlafen hätten. Schon eine einzige schlechte Nacht (mit um die vier Stunden Schlaf) kann die Insulinsensitivität um 25 Prozent verringern, was einen Prädiabetes wahrscheinlicher macht.[84] Das ist noch nicht alles: Wenn Sie regelmäßig spät zu Bett gehen, sich im Bett hin und her wälzen und aufwachen, um zur Toilette zu gehen oder verschwitzte Kleidung zu wechseln, kann dies unbemerkt die Glukosetoleranz bei den Mahlzeiten des nächsten Tages beeinflussen. Schließlich können spätabendliche Mahlzeiten und kohlenhydratreiche Snacks vor dem Schlafengehen aufgrund der relativen Insulinresistenz in der Nacht Blutzuckerspitzen verursachen, die die Schlafqualität beeinträchtigen. Die nächtlichen Blutzuckerwerte aus den CGM-Messungen verraten einiges über Ihre Schlafmuster und können beim Beheben Ihrer Schlafprobleme helfen.

Mit das Faszinierendste, was ich durch das Tragen eines CGM-Sensors gelernt habe, ist, welchen Einfluss Bewegung auf meinen Blutzucker hat. Ich habe festgestellt, dass mein Blutzuckerspiegel optimal war, wenn ich mich während des Tages regelmäßig bewegte, besonders nach den Mahlzeiten. Wenn ich nach dem Essen ein Stück spazierte oder drei- bis fünfmal die Treppe hinauf- und hinabging, hatte das einen erheblichen Einfluss auf meine glykämische Reaktion. Nachdem ich mich zwei Monate lang regelmäßig bewegt hatte, vor allem aber nach den Mahlzeiten, verbesserten sich mein Nüchternblutzucker und mein Durchschnittsblutzucker deutlich, und ich hatte spürbar mehr körperliche und mentale Energie.

Wie der Menstruationszyklus den Blutzucker beeinflusst

Haben Sie kurz vor der Periode vermehrt Heißhunger? Kommen Sie an den Tagen vor Ihrem Eisprung länger ohne Nahrung zwischen Abendessen und Frühstück aus? Das liegt daran, dass Ihre Sexualhormone Estradiol und Progesteron auch beim Energiestoffwechsel, bei der Insulinsensitivität und bei der Glukoseverarbeitung mitmischen. Im Allgemeinen fördert Estradiol die Insulinsensitivität in der ersten Zyklushälfte, während Progesteron in der zweiten Zyklushälfte für Insulinresistenz sorgt. Frauen mit Typ-1- oder Typ-2-Diabetes müssen möglicherweise ihre Insulindosis anpassen oder ihren Blutzuckerspiegel genauer im Blick behalten, um mit diesen zyklusbedingten Fluktuationen zurechtzukommen. Mehreren Studien zufolge kommt es bei gesunden Frauen in der Lutealphase des Menstruationszyklus (wenn der Progesteronspiegel hoch ist) zu einer höheren Insulinresistenz als in der Follikelphase (vor dem Eisprung, wenn der Estradiolspiegel hoch ist).[85] Das deutet auf einen Zusammenhang zwischen mehr Estradiol und einer besseren Insulinsensitivität hin. Aufgrund des erhöhten Estradiolspiegels hat man in der Follikelphase möglicherweise eine größere körperliche und geistige Belastbarkeit, weil das

Estradiol die Expression von Insulinsignalmolekülen in den Skelettmuskeln verbessert und durch Hemmung der Fettspeicherung positive Auswirkungen auf den Stoffwechsel hat.

Was bedeutet das nun für Frauen in den Wechseljahren? Ich rate dazu, in der frühen Perimenopause, wenn der Menstruationszyklus meist noch regelmäßig ist, den Zyklus und sämtliche Symptome während der beiden Phasen zu protokollieren, um etwaige Stoffwechselveränderungen zu erkennen und umgehend Gegenmaßnahmen ergreifen zu können. So könnten Sie zum Beispiel feststellen, dass Sie während der Lutealphase vor der Periode müder sind, mehr Snacks benötigen und abends Einschlafprobleme haben. Wahrscheinlich wäre das ein Zeichen für eine erhöhte Insulinresistenz. Diese Zyklusphase bietet Ihnen die Gelegenheit, sich auf die Bedürfnisse Ihres Körpers einzustellen, einen Gang herunterzuschalten und nett zu sich selbst zu sein. Statt zu Nahrungsmittel mit raffinierten Kohlenhydraten und Zucker sollten Sie zu komplexen Kohlenhydraten in Kombination mit Proteinen und Fetten greifen, um sich satter und besser versorgt zu fühlen.

In der späten Perimenopause stören hormonelle Veränderungen den Regelkreis der HPG-Achse, die den Menstruationszyklus steuert. Dieser Regelkreis beeinflusst die Insulinsensitivität, die Energiegewinnung aus der Nahrung und die Energiespeicherung für den späteren Gebrauch. Wenn dieser rhythmische Regelkreis in der Perimenopause gestört wird, verändert er den Blutzuckerspiegel und die allgemeine Stoffwechselgesundheit. Aus diesem Grund geht es Frauen in den Wechseljahren besser, wenn sie ihren Blutzucker durch Ernährungsumstellungen und Verhaltensänderungen im Zaum halten.

DER NUTZEN EINES ERNÄHRUNGSTAGEBUCHS

Ein Ernährungstagebuch ist ein hervorragendes Hilfsmittel, besonders wenn ein CGM-System nicht zur Verfügung steht. Ein Ernährungstagebuch zu führen ist einfach und bringt große Vorteile für das Verständnis des eigenen Körpers. Wenn Sie aufschreiben, was Sie essen, können Sie Muster erkennen, Ihre Stoffwechselgesundheit kontinuierlich verbessern und herausfinden, wie sich bestimmte Nahrungsmittel auf Ihr Befinden auswirken. Um möglichst hilfreiche Daten zu sammeln, sollten Sie Folgendes notieren:

- Was Sie zu jeder Mahlzeit oder Zwischenmahlzeit essen
- Wann Sie essen
- Die ungefähre Portionsgröße
- Wie Sie sich vor dem Essen gefühlt haben
- Wie Sie sich nach dem Essen gefühlt haben (sowohl unmittelbar nach dem Essen als auch ein bis zwei Stunden später)

Meine Patientinnen bitte ich, zwei Wochen lang ein Ernährungstagebuch zu führen, damit ich mir ein Bild davon machen kann, was sie Tag für Tag zu sich nehmen. Es gibt auch fantastische

Apps, die diesen Prozess erleichtern können. Entscheiden Sie sich für die Methode, die sich für Sie am besten eignet, sei es in App- oder Papierform, und nehmen Sie sich vor, eine Woche lang damit zu arbeiten. Sie werden in kurzer Zeit viel über sich lernen.

Hier einige der wesentlichen Vorteile eines Ernährungstagebuchs:

1. **Wissen, was und wie viel man isst:** Beim Notieren aller Mahlzeiten dürfte auffallen, ob Sie kalorienreiche oder gesunde Nahrungsmittel zu sich nehmen. Außerdem stellen Sie möglicherweise fest, dass Sie größere Portionen essen, als Sie dachten. Mit diesem Wissen können Sie zu gesünderen Alternativen wechseln und Portionen essen, die Ihren Bedürfnissen besser entsprechen.

2. **Erkennen, welche Speisen Energie rauben oder den Blutzuckerspiegel in die Höhe treiben:** Indem Sie Ihr Befinden nach den Mahlzeiten protokollieren, können Sie besser erkennen, welche Speisen Heißhunger, übermäßiges Essen oder Energieeinbrüche nach sich ziehen, und welche Ihnen ein Gefühl der Zufriedenheit und Energiegeladenheit geben. Wenn Sie Diabetes haben, können Sie anhand des Ernährungstagebuchs auch herausfinden, welche Nahrungsmittel den Blutzucker in die Höhe treiben, und welche für einen stabilen Spiegel sorgen.

3. **Ablenkungen oder Situationen erkennen, die zu übermäßigem Essen führen:** Anhand des Ernährungstagebuchs lässt sich auch feststellen, ob Ablenkungen wie Arbeit, Fernsehen oder Smartphonegebrauch während des Essens Einfluss darauf haben, wie viel und was Sie essen und wie Sie sich danach fühlen. Falls Sie bemerken, dass Ablenkungen Ihre Essgewohnheiten beeinflussen, können Sie Verhaltensänderungen vornehmen, die achtsames Essen begünstigen.

4. **Merken, wie oft man isst:** Wenn Sie dazu neigen, den ganzen Tag über zu snacken, ist Ihnen vielleicht gar nicht bewusst, wie oft und wie viel Sie essen. Das Tagebuch kann Ihnen bewusst machen, wann Sie essen, und ob Sie gegebenenfalls striktere Essenszeiten einhalten sollten.

5. **Lücken in der Ernährungsweise aufdecken:** Eine stoffwechselgesunde Ernährung mit der richtigen Menge an Protein, Ballaststoffen, präbiotischen Nahrungsmitteln, komplexen Kohlenhydraten und gesunden Fetten verbessert Ihre Zellenergie und Vitalität. Indem Sie alle Mahlzeiten notieren, können Sie feststellen, ob Sie zu viel oder zu wenig von einer bestimmten Nahrungsmittelgruppe essen. Sobald Sie Lücken im Nährstoffprofil gefunden haben, können Sie etwas tun, um sie zu schließen.

6. **Disziplinierter essen:** Ein Ernährungstagebuch dient auch als Rechenschaftsbericht, wenn Sie eine gesunde Ernährung anstreben. Wenn Sie wissen, dass Sie die Mahlzeit aufschreiben werden, entscheiden Sie sich vielleicht eher für nährstoffreiche Vollwertkost und bleiben auf Kurs.

AUF KURS BLEIBEN UND HEISSHUNGER MEIDEN

Möglicherweise sind Sie auf einem guten Weg, halten sich an Ihren Plan und führen fleißig Ihr Ernährungstagebuch, aber dann überkommt Sie der Heißhunger. Gerade haben Sie noch den Tag genossen, die To-do-Liste gerockt und sich wie eine Superfrau gefühlt ... und auf einmal kramen Sie in der Handtasche oder Schreibtischschublade wie wild nach irgendetwas Süßem (oder Salzigem), um sich einen Energieschub zu verschaffen.

Vielleicht überkommt es Sie auch gar nicht. Vielleicht kommt Ihnen – so wie mir – der nachmittägliche Heißhunger an manchen Tagen wie das Verlässlichste in Ihrem Leben vor. Um 14:30 oder 15:00 Uhr können Sie die Augen kaum offen halten und machen auf dem Weg zum Nachmittags-Meeting noch einen Abstecher in die Kaffeeküche.

Wenn der Heißhunger kommt, fühlen Sie sich möglicherweise machtlos. Und nachdem Sie nachgegeben haben, fühlen Sie sich mies und gereizt, denn – Sie ahnen es schon – das, wonach wir lechzen, ist in der Regel nicht das Gesündeste. Als ich begann, die Gesundheitsvorsorge ernst zu nehmen, wusste ich, dass sich etwas ändern musste. Ich musste verstehen, warum dieser Heißhunger auftrat. Ich verrate Ihnen etwas: Man kann sich richtig ernähren und Sport treiben und trotzdem Heißhungerattacken erleiden. Ganz ehrlich: Mir passiert das immer noch manchmal.

Zunächst einmal sollten Sie sich keine Vorwürfe machen. Heißhungerattacken sind oft das Ergebnis hormoneller Veränderungen, auf die Sie keinen Einfluss haben. Aber wenn Sie sich klarmachen, dass Hormone im Spiel sind und Sie nicht wirklich noch eine Familienpackung Erdnuss-M&Ms brauchen, können Sie dieser Heißhungerattacke vielleicht leichter widerstehen.

Hier einige Beispiele, wie hormonelle Veränderungen dazu führen können, dass Sie sich »hangry« fühlen:

- Wenn der Östrogenspiegel sinkt, reagieren Sie weniger auf Insulin, was der Körper durch die Produktion von mehr Insulin auszugleichen versucht, um den Blutzuckerspiegel stabil zu halten.
- Bei niedrigem Progesteronspiegel sind Sie weniger stressresistent, sodass Sie leichter in das Muster des Stressessens verfallen.
- Bei niedrigem Progesteronspiegel haben Sie womöglich Stimmungsschwankungen und weniger Energie, was dazu führen kann, dass Sie sich mit impulsivem Naschen als kleiner Belohnung motivieren.
- Wenn das Stresshormon Cortisol ansteigt, übernimmt es die Kontrolle im Gehirn und signalisiert Ihnen, dass Sie Kohlenhydrate und Zucker benötigen.

Ich schreibe das nicht, um Heißhungerattacken zu rechtfertigen, sondern um Ihnen mehr Handlungsmöglichkeiten zu geben. Mit diesem Wissen können Sie proaktiver handeln, sich mit den Nährstoffen versorgen, die Sie benötigen und die eigentlichen Ursachen angehen.

Was also tun Sie, wenn Heißhungerattacken aufkommen? Hier sind meine wichtigsten Vorschläge:

Nur ein Gedanke trennt Sie davon

Nur ein Gedanke trennt Sie davon, die Packung Salzkaramelleis zu essen oder Ihrem Körper etwas Gesundes zu gönnen. Sie haben die Macht, einen anderen Gedanken zu denken – einen, der Sie der körperlichen und mentalen Gesundheit näher bringt. Ich halte seit fünf Jahren an dieser Strategie fest. Anstatt am Nachmittag zu einem Snack zu greifen, greife ich zum 1-Liter-Stanley (auch bekannt als mein Trost-Wasser) sowie Turnschuhen und gehe fünf Minuten lang nach draußen.

Alternativen bereit halten

Versehen Sie Kühlschrank, Schreibtisch und/oder die Vorratsschublade mit einem Klebezettel, auf dem all jene Dinge aufgelistet sind, die Sie tun könnten, statt zu snacken (siehe Kasten). So kommen Sie auf bessere Ideen, wenn Sie sich impulsiv dem Süßigkeitenvorrat zuwenden. Höchstwahrscheinlich suchen Sie nicht nach einem Snack, weil Sie Hunger verspüren, sondern weil Sie sich gestresst, gelangweilt oder müde fühlen. Also sollten Sie bewusst diese Bedürfnisse befriedigen.

Alternativen zum zuckrigen Proteinriegel oder Milchkaffee

- Einen 5-minütigen Spaziergang im Grünen oder eine Fitness-Pause machen.
- Einen Song hören, der Ihnen Freude macht.
- Wasser trinken (mit Kohlensäure oder Elektrolyten, wenn es mehr wie eine Belohnung schmecken soll).
- 20 Hampelmänner oder 20 Jump-Squats machen.
- Einer Freundin eine Sprachnachricht schicken. Am besten tun Sie das (oder sprechen live mit ihr!) beim Spazierengehen.
- Ein paar Minuten mit Ihren Kindern, Ihrem Partner oder Ihrem Haustier kuscheln.
- Einige Male tief durchatmen und dabei ein energetisierendes ätherisches Öl verwenden, zum Beispiel Wildorange oder Pfefferminze.
- Wenn Sie doch Hunger haben, sollte es ein Snack sein, der reich an Proteinen und/oder Ballaststoffen ist (ein Bio-Fleischsnack, Rohkost oder eine Handvoll Nüsse).

Kohlenhydrate zusammen mit Protein, Ballaststoffen oder Fett genießen

Der Verzehr von »nackten« Kohlenhydraten führt in der Regel zu einer Blutzuckerspitze. Wie also verpacken Sie Ihre Kohlenhydrate? Ganz einfach: Essen Sie zum Obst eine Handvoll Nüsse oder zum Reis Avocado und Putenhack. Versuchen Sie, raffinierte Kohlenhydrate oder Desserts nicht unbegleitet zu essen. Kombinieren Sie Kohlenhydratquellen und Desserts immer mit gesunden Proteinen, Ballaststoffen und/oder Fetten, besonders bei Zwischenmahlzeiten.

Vor dem Essen etwas Apfelessig einnehmen

So leicht lassen sich Blutzuckerspitzen verhindern! Das Trinken von Wasser mit ein bis zwei Esslöffeln Apfelessig wird mit Gewichtsabnahme, Cholesterinsenkung und Blutzuckerstabilisierung in Verbindung gebracht. Außerdem hat Essig antibakterielle Eigenschaften. Mehreren Studien zufolge erhöht die Einnahme von zwei Esslöffeln Apfelessig die Insulinreaktion und senkt den Blutzuckeranstieg nach dem Essen um 23 Prozent oder mehr.[86]

Süßkram fernhalten

Manchmal reicht Willenskraft nicht aus. Ich bin eine, die stolz auf ihre Disziplin ist, aber an manchen Tagen hat meine Willenskraft keine Chance. Wenn sich dann Kekse oder Schokolade im Haus befinden (besonders an den Tagen 21 bis 28 meines Zyklus), will ich sie essen, und wehe, man kommt mir dabei in die Quere.

Vielleicht haben Sie das Gefühl, dass Sie sich die Süßigkeiten verdient haben. Vielleicht rechtfertigen Sie sie damit, dass Sie später etwas weglassen oder mehr Fitness machen werden. Solche Logiken sind schwer zu überwinden, aber wenn keine Versuchung in Reichweite ist, können Sie auch nicht schwach werden.

Ablenkung!

Wenn Sie wie ich sind, sind Ihre Gelüste vorhersehbar. Sie wissen, dass sie in der Regel gegen 15 oder gegen 20 Uhr hochkommen. Wenn Sie ein solches Muster erkennen, können Sie für diese Zeit etwas einplanen, das Sie ablenkt. Halten Sie eine Liste mit Alternativen bereit, aus der Sie etwas Gesundes auswählen können. Für mich ist das ein Spaziergang im Grünen. Sie legen vielleicht eine Tanzpause ein, gehen eine Runde um den Block oder machen Atemübungen, um Ihre Energie- und Stresslevel auszugleichen.

Ätherische Öle nutzen

Ätherische Öle sind hervorragende Hilfsmittel, wenn Heißhungerattacken drohen. Pfefferminze ist sehr beliebt, weil sie gut gegen Heißhunger wirkt und Energie spendet und die Konzentration fördert. Verreiben Sie einen Tropfen ätherisches Pfefferminzöl zwischen den Handflächen und atmen Sie den Duft einige Male ein. Der Pfefferminzduft signalisiert Ihrem Gehirn, dass Sie satt sind. Das kann Sie davon abhalten, zu viel zu essen oder impulsiv zu naschen. Ätherische Öle können Ihnen einen sofortigen Energieschub geben, Stress abbauen und das Verlangen nach Abwechslung stillen. Mein Buch *Essential Oils Menopause Solution* enthält ein ganzes Kapitel, das sich mit der Linderung von Naschsucht und Energielosigkeit durch ätherische Öle befasst.

Jemanden anrufen

Ganz allein gesund zu sein, macht keinen Spaß. Aber im Ernst: Eine gesunde Lebensweise macht mehr Spaß und ist nachhaltiger, wenn man ein Unterstützungsnetzwerk hat. Egal ob es sich um eine Freundin, Kollegen, Ihren Partner oder einen sonstigen Menschen in Ihrem Leben handelt, ein Gegenüber schafft eine gewisse Rechenschaftspflicht in den Momenten, in denen Sie dem Hunger widerstehen müssen.

Diese Person kann dabei helfen, herauszufinden, warum Sie diese Leckerei wollen, und wie Sie Stress und Überforderung auf gesündere Weise bewältigen können. Manchmal reicht es schon, sich einfach Luft zu machen, um sich besser zu fühlen und zu erkennen, dass alles nicht so schlimm ist!

RUNTER VON DER ACHTERBAHN

Der Blutzucker kann einen ganz schön durchrütteln. Aber Sie haben nun verstanden, wie man diese Achterbahn meidet und sich mehr körperliche, energetische, metabolische und gesundheitliche Stabilität gönnen kann. In Kapitel 5 erfahren Sie mehr darüber, welche Arten von Nahrungsmitteln Ihren Körper mit Energie versorgen und Ihnen ein richtig gutes Leben ermöglichen.

Kapitel 5

2. SÄULE: DIE RICHTIGE NAHRUNG FÜR EINE OPTIMALE STOFFWECHSELGESUNDHEIT

Der Körper, den Sie zwischen dem 40. und 60. Lebensjahr ernähren, unterscheidet sich sehr von dem Körper, den Sie zwischen dem 20. und 40. Lebensjahr ernährt haben. Das ist auf eine Kombination aus Alterung, schwankenden und abnehmenden Hormonspiegeln (du bist gemeint, Östrogen) sowie auf Veränderungen der Muskulatur und des Stoffwechsels zurückzuführen. Seit ich 2008 zu praktizieren begonnen habe, konnte ich beobachten, dass meine Patientinnen in den Vierzigern vor allem über die drastische Veränderung ihres Gewichts und ihrer Körperform besorgt waren, die oft innerhalb kurzer Zeit geschah. Es gibt nichts Frustrierenderes, als wenn sich unser Körper verändert, obwohl wir uns so sehr um seine Gesundheit gekümmert haben.

Wir müssen akzeptieren, dass sich die Regeln in der Lebensmitte ändern. Die Mehrheit der Frauen nimmt während der Wechseljahre zu, nämlich durchschnittlich 2,3 Kilogramm, und bei 20 Prozent der Frauen sind es 4,5 Kilo oder mehr. Mit der Perimenopause verändert sich alles: unsere Körperzusammensetzung, unsere Muskelmasse, unsere Fetteinlagerung, unsere Entzündlichkeit und unsere Zellenergie. Wenn also die Evolution gegen uns ist und Körperveränderungen verursacht, die zu mehr Gewicht führen – was können wir dagegen tun?

Wir müssen verstehen, dass eine gute Stoffwechselgesundheit besonders wichtig für ein langfristig gesundes Gewicht und optimale Vitalität ist. Der Weg zur Stoffwechselgesundheit beginnt auf dem Teller. Letztendlich sollte eine bewusste Ernährung das Ziel haben, den Blutzuckerspiegel auszugleichen, Muskelmasse zu bewahren und aufzubauen, Entzündungen zu reduzieren und die Stoffwechselflexibilität zu verbessern, also die Fähigkeit des Körpers, mühelos zwischen der Verbrennung von Fett und Kohlenhydraten zu wechseln. Wenn wir die Stoffwechselflexibilität verbessern, können wir mehr Energie und Ausdauer beim Sport, eine bessere Körperzusammensetzung sowie eine insgesamt bessere Gesundheit und mehr Wohlbefinden erreichen.

Der größte Faktor für die Stoffwechselgesundheit ist, was man isst. Nährstoffreiche Vollwertkost versorgt die Zellen mit Energie und gibt dem Körper molekulare Anweisungen zur Gewebereparatur, Infektionsbekämpfung, Hormonproduktion sowie Knochen- und Muskelbildung. Eine metabolisch gesunde Ernährung mit vitalisierenden Nährstoffen ist entscheidend für die körperliche Gesundheit und die Senkung von Erkrankungsrisiken. Nahrung ist Medizin: Sie lindert Symptome und heilt sogar Krankheiten.

Nachdem ich Tausende von Frauen durch das in Teil III beschriebene Midlife-Reset-Programm begleitet habe, bin ich überzeugt, dass mein Programm das Rezept für eine bessere Gesundheit ist. Ich habe miterlebt, wie Tausende von Frauen ihren Stoffwechsel richteten, ihr Übergewicht loswurden, Symptome reduzierten, die sie gar nicht für ernährungsbedingt gehalten hatten, ihre Denkfähigkeit steigerten und als wunderbaren Nebeneffekt ihre Körperzusammensetzung verbesserten. Jede dieser Frauen entdeckte, dass der Schlüssel zum gesunden Leben eine Ernährungsweise ist, die die Zellenergie steigert.

Sie fragen sich vielleicht: »Wie komme ich durchs Essen an eine gute Stoffwechselgesundheit?« Die Antwort lautet: mit Mahlzeiten aus nährstoffreichen Nahrungsmitteln, die Proteine, Ballaststoffe und gesunde Fette im richtigen Verhältnis bieten. Lassen Sie uns nun auf die Einzelheiten eingehen, damit Sie lernen, wie Sie köstliche Mahlzeiten für Ihre körperliche und mentale Gesundheit zubereiten können.

FÜNF LEITPRINZIPIEN FÜR EINE STOFFWECHSELGESUNDE ERNÄHRUNG

In der Lebensmitte (oder in jedem Alter) kann Ernährung als etwas Kompliziertes erscheinen, vor allem wenn die Zahl auf der Waage steigt. Wenn Sie sich von all den Fehlinformationen über richtiges Essen verwirrt fühlen, schlage ich Ihnen Folgendes vor: Anstatt bestimmte Ernährungsweisen philosophisch zu rechtfertigen, sich über Kalorien den Kopf zu zerbrechen oder Lebensmittel in »gute« und »schlechte« einzuteilen, sollten wir uns einfach mit den fünf Leitprinzipien einer stoffwechselgerechten Ernährung befassen: mikronährstoff- und antioxidantienreiche Nahrung, ballaststoffreiche Nahrung, präbiotische und probiotische Nahrung, gesunde Fette und Omega-3-Fettsäuren sowie hochwertiges Protein. Ziel ist es, all diese Nahrungsmittel in die täglichen Mahlzeiten zu integrieren.

Schauen wir uns nun diese Prinzipien im Detail an.

Prinzip 1: Nahrung mit vielen Mikronährstoffen und Antioxidantien

Unsere Zellen sind auf verschiedene Mikro- und Makronährstoffe aus unterschiedlichen Nahrungsmitteln angewiesen, beispielsweise auf Magnesium aus Kürbiskernen und auf Omega-3-Fettsäuren aus Lachs. Diese organischen Verbindungen sind die Bausteine der Systeme, die den Körper am Laufen halten. Wenn unsere Nahrung diese Nährstoffe nicht enthält, lassen

Stoffwechselgesundheit und Vitalität nach. Laut einer Übersichtsstudie aus dem Jahr 2018 können Mängel an Mikronährstoffen eine bedeutende Rolle bei der Entstehung von Diabetes, Bluthochdruck, Fettleibigkeit, Dyslipidämie und anderen kardiometabolischen und neurodegenerativen Erkrankungen spielen.

Das American Gut Project hat eine Studie veröffentlicht, der zufolge Menschen, die mehr als 30 verschiedene pflanzliche Nahrungsmittel pro Woche essen, ein gesünderes und vielfältigeres Mikrobiom haben als Menschen, die in der Woche weniger als 10 essen.[87] Also her damit! Beim Essen sollte es darum gehen, den Blutzuckerspiegel auszugleichen, schlanke Muskelmasse aufzubauen und zu bewahren, Entzündungen zu mildern und die Stoffwechselflexibilität zu verbessern. Schauen wir uns also die einzelnen Sorten von Mikronährstoffen und Antioxidantien an, die die Funktionsweise unseres Körpers beeinflussen.

Im Allgemeinen wirken Mikronährstoffe – das sind Polyphenole, Vitamine und Mineralien – als Cofaktoren (kleine organische Verbindungen oder Metalle, die die Wirkung von Enzymen unterstützen), als genetische Regulatoren oder Strukturelemente unseres Körpers. Mikronährstoffe sind an vielen wichtigen biologischen Prozessen beteiligt, auch am Glukosestoffwechsel.

Polyphenole

Bei den Polyphenolen handelt es sich um chemische Verbindungen, die in Pflanzen vorkommen und dank ihrer antioxidativen und entzündungshemmenden Eigenschaften viele gesundheitliche Vorteile bieten. Wissenschaftlich ist bestens belegt, dass Polyphenole dazu beitragen, das Lipidprofil und den Blutdruck zu verbessern, die Insulinresistenz zu senken und systemische Entzündungen zu mindern. Besonders Quercetin und Resveratrol sind mit einer Verbesserung der Herz-Kreislauf-Gesundheit assoziiert. Polyphenole beeinflussen nachweislich die Zusammensetzung des Darmmikrobioms in einer Weise, die mehr Gesundheit und Vitalität bringt.

Derzeit sind über 8.000 Polyphenole bekannt, die in Obst, Gemüse, Kakao, Kräutern und Gewürzen vorkommen. Besonders reich an diesen Substanzen sind farbenfrohe pflanzliche Nahrungsmittel, vor allem Kräuter und Gewürze.

Antioxidantien

Antioxidantien sind Moleküle, die vor oxidativem Stress schützen – einem Zustand, in dem es in den Zellen zu einem Überschuss an reaktiven Sauerstoffspezies (ROS) kommt, und der mit Krankheiten wie Krebs und Diabetes in Verbindung gebracht wird. Bemerkenswert ist, dass viele Mikronährstoffe (wie Selen und Vitamin E) ebenfalls Antioxidantien sind. Reich an Antioxidantien sind oft farbenfrohes Obst, Kohl- und Blattgemüse, Kaffee (in Maßen) und Kaltwasserfische, die Omega-3-Fettsäuren enthalten. Ich empfehle, jeden Tag mindestens zwei Portionen Kohl zu essen, weil Kreuzblütler wichtig für die Leberfunktion und die Entgiftungsprozesse sind, das Darmmikrobiom stärken und den Blutzuckerspiegel stabilisieren.

Polyphenolreiche Nahrungsmittel[88]	
Nahrungsmittel	**Polyphenolgehalt in mg pro 100 g**
Gewürznelken	15.188
Pfefferminze, getrocknet	11.960
Sternanis	5.460
Kakaopulver	3.448
Mexikanischer Oregano, getrocknet	2.319
Selleriesamen	2.094
Aronia	1.756
Dunkle Schokolade	1.664
Leinsamenmehl	1.528
Holunderbeeren	1.359
Salbei, getrocknet	1.207
Rosmarin, getrocknet	1.018
Grüne Minze, getrocknet	956
Thymian, getrocknet	878
Wild-Heidelbeeren	836
Schwarze Johannisbeeren	758
Kapern	654
Schwarze Oliven	569
Kultur-Heidelbeeren	560
Haselnüsse	495
Pekannüsse	493
Pflaumen	377
Grüne Oliven	346
Süßes Basilikum, getrocknet	322

Antioxidative Superfoods, die gut für die Leber sind

Beim Ausgleich des Hormonhaushalts und der Linderung von Wechseljahresbeschwerden spielt die Leber eine wichtige Rolle. Die Leber ist ein unglaublich fleißiges Organ: Jede Minute entgiftet sie über einen Liter Blut, indem sie Chemikalien, überschüssige Hormone, Medikamente oder Pestizide herausfiltert; sie wandelt Hormone und Vitamine in ihre aktive Form um und speichert einige für den späteren Gebrauch; und sie steuert den Blutzuckerspiegel (und damit das Energieniveau).

Oft wird die Leber schlecht behandelt und vergessen, dabei ist sie unmittelbar an allen Phasen der Hormonproduktion und -ausscheidung beteiligt. Sie arbeitet an der Bildung mehrerer wichtiger Hormone mit, wandelt diese in eine für die Zellen verwertbare Form um, filtert überschüssige Hormone aus, die sich sonst ansammeln könnten, und bereitet sie für die Ausscheidung aus dem Körper vor. Der typische westliche Lebensstil schont die Leber nicht. Chronischer Stress, übermäßiger Koffein- und Alkoholkonsum sowie entzündungsfördernde Nahrungsmittel wie Getreideprodukte und Zucker schädigen die Leber, sodass ihre Leistungsfähigkeit mit zunehmendem Alter deutlich abnimmt.

Um Ihre Leber optimal zu unterstützen, finden Sie hier die besten antioxidativen Superfoods:

- **Bitteres Blattgemüses** wie Rucola, Radicchio, Grünkohl, Löwenzahn, Spinat, Chicorée, Senfgrün. Es enthält zusätzlich noch Ballaststoffe und essenzielle Vitamine, die die Leber benötigt, um den Körper zu entgiften und Abfallstoffe auszuscheiden.
- **Brokkolisprossen** sind reich an Sulforaphan, welches wichtig für die Leberentgiftung ist und auch das Tumorwachstum hemmen kann.
- **Avocados** enthalten Stoffe, die in hohen Mengen Glutathion produzieren und können die Entgiftungsfunktion der Leber fördern.
- **Artischocken** enthalten eine Verbindung namens Caffeoylchinasäure, die ähnliche starke leberregenerierende Eigenschaften hat wie das Super-Leberkraut Mariendistel.
- **Rote Bete** ist reich an Eisen, Kalzium, Betain, B-Vitaminen und Antioxidantien, was sie zu einem ausgezeichneten Lebertonikum macht. Sie verbessert die Leberfunktion, indem sie die Galle verdünnt und sie leichter durch die Leber in den Dünndarm fließen lässt.
- **Kurkuma** enthält den Wirkstoff Curcumin, der den Effekten des Leptins und damit den Hauptursachen der Leberzirrhose entgegenwirken kann. Darüber hinaus fördert Kurkuma die Gallenproduktion, was den Entgiftungsprozess der Leber unterstützt, bremst die Fettansammlung im Körper und stellt die Leberfunktion wieder her.
- **Zitrusfrüchte** wie Zitronen, Limetten oder Grapefruit enthalten Enzyme und Antioxidantien, die der Leber helfen, Schadstoffe auszuschwemmen und Giftstoffe in wasserlösliche Substanzen umzuwandeln.

- **Beeren** wie Heidelbeeren, Erdbeeren, Himbeeren, Brombeeren oder Goji-Beeren enthalten Anthocyane und Polyphenole, die Entzündungen und oxidativen Stress in der Leber reduzieren können.
- **Karotten** enthalten Beta-Carotin und Flavonoide, die die Leberfunktion unterstützen können. Karotten enthalten außerdem Vitamin A, das zur Vorbeugung von Lebererkrankungen beitragen kann.

Mikronährstoffe

Neben dem Schutz, den Polyphenole und Antioxidantien dem Körper bieten, ist die Versorgung mit essenziellen Vitaminen, Mineralien und anderen Mikronährstoffen wichtig für den proaktiven Erhalt Ihrer Vitalität und Energie in den Wechseljahren. Betrachten Sie Mikronährstoffe als Bausteine: Sie können nicht erwarten, dass Ihre Zellen sich selbst reparieren, Energie erzeugen oder Glukose verstoffwechseln, wenn ihnen nicht das nötige Baumaterial zur Verfügung steht!

Jetzt folgt eine Liste mit den Vitaminen, die für Frauen in den Wechseljahren entscheidend sind, sowie mit gängigen Lebensmitteln, die Ihren Vitaminbedarf decken können.

Wasserlösliche Vitamine

- **Vitamin B1 (Thiamin):** Hilft bei der Umwandlung von Nährstoffen in Energie, verbessert die Stressresistenz und hält das Nervensystem gesund; wirkt auch antioxidativ
  Quellen: Erbsen, Linsen, Süßkartoffeln, Schwarzbohnen, Bananen und Orangen
- **Vitamin B2 (Riboflavin):** Notwendig für die Energieproduktion, die Zellfunktion und den Fettstoffwechsel. Es kann auch die Intensität oder Häufigkeit von Migräne verringern helfen, die Gesundheit von Haut und Haaren fördern und die roten Blutkörperchen gesund halten
  Quellen: Eier, Mandeln, Pilze, Spinat, Lachs und Brokkoli
- **Vitamin B3 (Niacin):** Hilft bei der Gewinnung von Energie aus der Nahrung
  Quellen: Hühnerfleisch, Pilze, Lachs, Erbsen und Eier
- **Vitamin B5 (Pantothensäure):** Notwendig für die Verdauung von Fetten und Kohlenhydraten, die Synthese von Stress- und Sexualhormonen und den Schutz der Gehirngesundheit
  Quellen: Avocados, Pilze, Hülsenfrüchte und Hühnerfleisch
- **Vitamin B6 (Pyridoxin):** Hilft dem Körper, Zucker aus gespeicherten Kohlenhydraten zur Energiegewinnung freizusetzen und rote Blutkörperchen zu bilden, und ist gut fürs Immunsystem, den Schlaf, das Nervensystem und die Stimmung
  Quellen: Lachs, Papayas, Orangen, Kichererbsen und Hühnerfleisch

- **Vitamin B7 (Biotin):** Hat im Stoffwechsel die Aufgabe, Energie für die Zellen zu erzeugen. Wichtig für die Gesundheit von Haut, Haaren und Nägeln sowie für die Funktion des Nervensystems
  Quellen: Süßkartoffeln, Nüsse, Samen, Pilze, Lachs, Brokkoli, Spinat und Hülsenfrüchte
- **Vitamin B9 (Folsäure):** Falls Sie Kinder haben, wissen Sie bestimmt schon um die Bedeutung von Folsäure für die Entwicklung des Fötus, aber sie hat noch weitere Vorteile. Sie ist wichtig für die Immunfunktion, die Hirngesundheit, die Stimmungsregulierung, die Herz-Kreislauf-Gesundheit und die Zellvermehrung
  Quellen: Spargel, Blattgemüse, Brokkoli, Bananen, Hülsenfrüchte und Rosenkohl
- **Vitamin B12 (Cobalamin):** Notwendig für die Bildung roter Blutkörperchen und die ordnungsgemäße Funktion des Nervensystems und des Gehirns
  Quellen: Meeresfrüchte, Geflügel, Pilze, Eier und Bananen
- **Vitamin C (Ascorbinsäure):** Notwendig für die Bildung von Neurotransmittern und Kollagen, dem Hauptprotein der Haut, sowie für die Immunfunktion. Es wirkt auch antioxidativ und schützt so den Körper vor Alterung und Schäden
  Quellen: Paprika, Brokkoli, Beeren, Zitrusfrüchte, Tomaten, Blattgemüse und Ananas

Fettlösliche Vitamine

- **Vitamin D:** Fördert die Immunfunktion und hilft bei der Kalziumaufnahme und beim Knochenwachstum
  Quellen: Meeresfrüchte, Orangen, Pilze und Brokkoli (Tipp: Das meiste Vitamin D erhalten Sie, wenn Sie sich mit unbedeckter Haut in der Sonne aufhalten. Aber Achtung, Sonnencreme nicht vergessen!)
- **Vitamin A:** Notwendig für die gesunde Sehkraft und Organfunktion
  Quellen: Karotten, Süßkartoffeln, Paprika, Tomaten und Blattgemüse
- **Vitamin E:** Unterstützt die Immunfunktion und schützt die Zellen vor oxidativen Schäden
  Quellen: Sonnenblumenkerne, Avocados, Mandeln, Brokkoli, Blattgemüse, Butternut-Kürbis, Haselnüsse und Tomaten
- **Vitamin K:** Notwendig für die Blutgerinnung und den Erhalt einer gesunden Knochenstruktur
  Quellen: Spinat, Brokkoli, Grünkohl, Rosenkohl und Heidelbeeren

Mineralien, Spurenelemente und Antioxidantien

- **Zink:** Notwendig für Wachstum, Hormonproduktion, Immunfunktion und Wundheilung
  Quellen: Nüsse, Samen, Hülsenfrüchte, dunkle Schokolade und Austern
- **Magnesium:** Unterstützt mehr als 300 Enzymreaktionen, darunter die Regulierung des Blutdrucks, des Glukosestoffwechsels, der Hormonfunktion, und verringert oxidativen Stress in den Mitochondrien
  Quellen: Nüsse, Blattgemüse, dunkle Schokolade, Samen und Hülsenfrüchte
- **Selen:** Wichtig für die Gesundheit der Schilddrüse, die Fortpflanzung und die Abwehr oxidativer Schäden
  Quellen: Paranüsse, Sonnenblumenkerne und Geflügel
- **Mangan:** Unterstützt den Kohlenhydrat-, Aminosäure- und Cholesterinstoffwechsel
  Quellen: Nüsse, Blattgemüse, schwarzer Pfeffer und Hülsenfrüchte
- **Jod:** Unterstützt die Regulierung der Schilddrüse und den Östrogenstoffwechsel
  Quellen: Jodiertes Salz, Algen, Eier und Meeresfrüchte (Vorsicht ist jedoch geboten bei Schilddrüsenüberfunktion)
- **Kalzium:** Notwendig für Struktur und Funktion von Knochen und Zähnen. Unterstützt auch die Muskelfunktion, die Blutgerinnung, die Hormonausschüttung sowie die Gesundheit des Nervensystems und des Herz-Kreislauf-Systems
  Quellen: Dunkles Blattgemüse (Spinat, Grünkohl), Nüsse und Samen, Orangen, Brokkoli und Milchprodukte
- **Eisen:** Hilft bei der Sauerstoffversorgung der Zellen im gesamten Körper, bei der Hormonproduktion, der Immunfunktion, dem Erhalt der Muskelgesundheit und der Gehirnfunktion
  Quellen: Geflügel, Schalentiere, Hülsenfrüchte und dunkles Blattgemüse (Tipp: Kombinieren Sie diese Lebensmittel mit solchen, die reich an Vitamin C sind, um dem Körper die Eisenaufnahme zu erleichtern!)
- **Coenzym Q10:** Ein Antioxidans, das auch im Körper produziert wird und für die Erhaltung der Zellgesundheit und die Reparatur von Schäden unerlässlich ist
  Quellen: Lachs, Nüsse, Samen, Bio-Sojabohnen, Petersilie, Brokkoli, Spinat und Grünkohl
- **Alpha-Liponsäure:** Trägt zur Stabilisierung des Blutzuckerspiegels bei und beseitigt freie Radikale, die Zellen, Gehirn und Nervensystem schädigen können
  Quellen: Rosenkohl, Spinat, Erbsen, Brokkoli, Walnüsse und Bio-Sojabohnen
- **Kreatin:** Versorgt die Muskelzellen mit Energie
  Quellen: Fisch, Geflügel und Kürbiskerne

- **Taurin:** Wird zur Energieproduktion verwendet und trägt zu einem gesunden Flüssigkeitshaushalt und zur Mineralstoffbalance bei
  Quellen: Geflügel (besonders dunkles Fleisch), Meeresfrüchte und Algen
- **L-Carnitin:** Verbessert die Herz-Kreislauf-Gesundheit, die Sauerstoffzirkulation, die Ausdauer und die Muskelgesundheit
  Quellen: Hühnerfleisch, Fisch, Bohnen und Avocados

Prinzip 2: Nahrung mit vielen Ballaststoffen

»Mehr als 90 Prozent der Frauen und 97 Prozent der Männer erreichen nicht die empfohlene Ballaststoffzufuhr«, heißt es in den Ernährungsrichtlinien des US-Landwirtschaftsministeriums (USDA). Untersuchungen zufolge nehmen US-Bürger durchschnittlich nur 10 bis 15 Gramm Ballaststoffe pro Tag zu sich.[89] Das liegt weit unter der empfohlenen Tagesmenge von 25 bis 38 Gramm, und selbst das ist schon eine niedrige Messlatte für die Ballaststoffzufuhr. Idealerweise sollten es 30 bis 50 Gramm Ballaststoffe pro Tag sein, gerade in den Wechseljahren.

Ballaststoffe und Östrogen

Ballaststoffe spielen eine wichtige Rolle bei der Ausscheidung überschüssiger Östrogenmetaboliten aus Leber und Darm. Wenn der Körper »verbrauchte« Östrogene zersetzt, bleiben Reste zurück. Diese werden als Metaboliten bezeichnet, und wenn sie nicht effektiv aus dem Körper ausgeschieden werden, können sie das Hormonsystem durcheinanderbringen. Ballaststoffe senken den Östrogenspiegel, indem sie das Darmmikrobiom verändern und die Östrogenresorption verringern. Ohne genügend Ballaststoffe im Darm bringt der Körper das Östrogen möglicherweise wieder in die Blutbahn, was das Risiko für hormonell bedingte Krebserkrankungen und Zellschäden erhöht.[90]

Ballaststoffe und Darmgesundheit

Ballaststoffe nähren und reinigen das Darmmikrobiom. Sie senken auch nachweislich das Risiko für Stoffwechselerkrankungen wie Adipositas und Diabetes. Das ist hauptsächlich darauf zurückzuführen, dass Ballaststoffe die mikrobielle Fermentation im Dickdarm fördern, bei der kurzkettige Fettsäuren wie Acetat, Propionat und Butyrat entstehen.[91] Ballaststoffe nähren die guten Bakterien, und das ist günstig für den Stoffwechsel, das Immunsystem und die Hormonproduktion. Sie können sich auch an schädliche Bakterien binden, sodass diese besser ausgeschieden werden können. Darüber hinaus hemmen Ballaststoffe Entzündungen im Darm, schützen die Darmschleimhaut und verlangsamen die Glukoseaufnahme, sodass Blutzuckerspitzen nach dem Essen ausbleiben.

Das Östrobolom oder: die Östrogen-Mikrobiom-Connection

Wussten Sie, dass es in Ihrem Darmmikrobiom eine ganze Unterabteilung gibt, die sich ausschließlich mit der Regulierung Ihres Östrogenspiegels befasst? Sie wird als Östrobolom bezeichnet und setzt sich aus Bakterien mit speziellen Genen zusammen, die bei der Verstoffwechselung von Östrogen mithelfen. Das Östrobolom ist für den Ausgleich der zyklusbedingt schwankenden Östrogenspiegel unerlässlich. So wichtig ist der Darm für den Hormonhaushalt!

Die Gesundung Ihres Mikrobioms – und damit auch Ihres Östrobolom s – ist nicht nur für die hormonelle Gesundheit entscheidend, sondern auch für die psychische Gesundheit. Ein gesunder Darm verbessert die Stresstoleranz und vermindert Depressionen, Angstzustände und Entzündungen. Mit anderen Worten: Ein gesundes Mikrobiom ist für die allgemeine Gesundheit und die Vorbeugung von Krankheiten in der turbulenten Lebensmitte unerlässlich. Durch eine erhöhte Ballaststoffzufuhr, den Verzehr von prä- und probiotischen Lebensmitteln und die Bevorzugung gesunder Fette und Proteine gegenüber raffinierten Kohlenhydraten lässt sich die Gesundheit und Funktionsfähigkeit dieses wichtigen Systems verbessern. Schützen Sie Ihr hormonfreundliches Mikrobiom, indem Sie die folgenden darmschädigenden Stoffe vermeiden:

- Hochverarbeitete Lebensmittel
- Frittierte Speisen
- Zuckerhaltige Lebensmittel
- Raffinierte Getreideprodukte und Saatöle
- Umweltgifte
- Alkohol
- Antibiotika
- Künstliche Süßstoffe
- Verhütungsmittel und rezeptfreie Medikamente

Phytoöstrogene

Phytoöstrogene kommen in Pflanzen vor und sind östrogene Verbindungen, die in ballaststoffreichen Lebensmitteln wie Obst und Gemüse, Hülsenfrüchten, Nüssen und Samen enthalten sind. In unserem Körper wirken sie wie Östrogen, indem sie sich an Östrogenrezeptoren binden, sie sind jedoch schätzungsweise 500- bis 1.000-mal schwächer als das, was der Körper produziert. Phytoöstrogene sind adaptogen und können unterstützend wirken, wenn der natürliche Spiegel im Körper zu niedrig oder zu hoch ist. Ist beispielsweise der Östrogenspiegel hoch, können Phytoöstrogene einspringen und die Östrogenaktivität an der Bindungsstelle verringern. Ist hingegen der Spiegel niedrig und bleiben Bindungsstellen leer, füllen Phytoöstrogene die Lücke.

Aus diesem Grund werden Phytoöstrogene häufig zur Linderung von Wechseljahresbeschwerden eingesetzt.

Möglicherweise stellen Sie fest, dass eine phytoöstrogenreiche Ernährung nicht nur Ihre Symptome der Perimenopause lindert, sondern mit ihren vielen Ballast- und Mikronährstoffen auch weitere gesundheitliche Vorteile mit sich bringt.

Phytoöstrogenreiche Lebensmittel mit Mikronähr- und Ballaststoffen

Obst und Gemüse

- Alfalfasprossen
- Blumenkohl
- Brokkoli
- Erdbeeren
- Heidelbeeren
- Knoblauch
- Kohl
- Spinat
- Zucchini
- Zwiebeln

Hülsenfrüchte

- Erbsen
- Kichererbsen
- Kidneybohnen
- Linsen
- Schwarzaugenbohnen
- Sojabohnen

Saaten und Nüsse

- Cashewnüsse
- Kürbiskerne
- Leinsamen
- Paranüsse
- Sesam
- Sonnenblumenkerne
- Walnüsse

Mehr Ballaststoffe essen

Ich integriere Ballaststoffe in meine Ernährung, indem ich zu jeder Mahlzeit Röstgemüse, Salat oder Smoothies mit viel Gemüse esse. Pflanzliche Nahrung sollte den Großteil Ihrer Ernährung ausmachen; dazu können Proteine und gesunde Fette kommen. Eine Ernährungsweise, die um gesunde Ballaststoffe herum aufgebaut ist, ist das Geheimnis der Vitalität in den Wechseljahren.

Prinzip 3: Präbiotische und probiotische Nahrung

Prä- und Probiotika finden auf unseren Tellern oft keinen Platz. Dabei sind probiotische fermentierte Speisen (siehe Seitenleiste) ein traditioneller Bestandteil fast aller Kulturen, und ihre Bedeutung für die Gesundheit des Mikrobioms kann gar nicht hoch genug eingeschätzt werden. Sie wirken ähnlich wie probiotische Nahrungsergänzungsmittel, aber noch besser, indem sie das Östrobolom und das Mikrobiom mit nützlichen Bakterienarten neu bestücken. In und auf unserem Körper leben Billionen von Mikroorganismen. Sie bringen uns Nutzen, indem sie Stoffwechselhormone absondern, die Dichtigkeit der Darmbarriere stärken, die Darmimmunität aufbauen und Hormone verstoffwechseln. All das ist wichtig für einen gesunden Körper – in jedem Alter, aber vor allem in der Lebensmitte. Ballaststoffreiche Speisen nähren und fördern die gutartigen Bakterienpopulationen, aber auch der Verzehr von Prä- und Probiotika in Form von fermentierten Lebensmitteln trägt dazu bei.

Präbiotika sind wichtig, weil sie spezielle Stärkeformen (Fructo-Oligosaccharide und Inulin) enthalten, von denen die nützlichen Bakterien leben. Diese produzieren wiederum wichtige Nährstoffe, darunter kurzkettige Fettsäuren wie Butyrat, Acetat und Propionat, die die Darmgesundheit unterstützen. Präbiotika sind Nahrungsmittel, deren hoher und unverdaulicher Ballaststoffanteil die nützlichen Bakterien füttert. (Beispiele finden Sie im Kasten.)

Probiotika hingegen sind die lebenden (gesunden) Bakterien selbst, die zur Wiederbevölkerung des Mikrobioms beitragen. Fermentierte Lebensmittel können allerlei Bakterienstämme liefern, die die Gesundheit und Ausgeglichenheit des Körpers stärken. Laut einer 2021 im Fachjournal *Cell* veröffentlichten Studie kann der regelmäßige Verzehr von fermentierten Speisen (etwa drei bis fünf Portionen pro Tag) Entzündungen reduzieren, die Vielfalt im Mikrobiom erhöhen und das Risiko für chronische Krankheiten senken.[92]

Das mag nach viel klingen, aber mit folgenden Tipps können Sie mehr fermentierte Probiotika im Speiseplan unterbringen:

- **Klein anfangen:** Drei bis fünf Portionen schaffen Sie vielleicht nicht auf Anhieb – und das ist okay! Beginnen Sie mit einer Portion fermentiertem Gemüse und legen Sie dann nach. Sobald Sie etwas Fermentiertes gefunden haben, das Ihnen schmeckt, wird es einfacher, sich diese wertvollen Nährstoffe zuzuführen!
- **Auf Abwechslung achten:** Fermentiertes Gemüse, Essiggurken, Kimchi, Sauerkraut, Ingwer-Kraut und viele andere Varianten sind in den meisten Lebensmittelgeschäften erhältlich. Finden Sie Produkte, die Ihnen schmecken, und essen Sie diese zum Salat oder als Beilage zu einer Proteinquelle Ihrer Wahl! Ich garniere mein morgendliches Gemüse-Rührei mit Kimchi oder Sauerkraut.
- **Kombucha und Kefir probieren:** Beide Produkte sind äußerst trinkbar und enthalten viele gesunde Probiotika – aber achten Sie auf Zuckerzusätze. Stark aromatisierte Varianten enthalten oft zwei bis drei Gramm Zucker pro Glas, was die potenziellen Vorteile zunichte macht.

Fermentierte Lebensmittel voller Probiotika

- Essiggurken (milchsauer vergorene Gurken)
- Fermentiertes Gemüse (zum Beispiel Karotten, Rote Bete, Zwiebeln, Okraschoten)
- Joghurt (mit lebenden und aktiven Kulturen und möglichst ohne Zucker)
- Kefir (fermentiertes Milchgetränk)
- Kimchi (koreanisches Gericht aus fermentiertem Gemüse und Gewürzen)
- Kombucha (beliebtes fermentiertes Teegetränk)
- Miso (japanische Würzpaste aus fermentierten Sojabohnen)
- Natto (japanische Delikatesse aus fermentierten Sojabohnen)
- Rote-Bete-Kwas (ukrainisches Getränk aus Rote Bete, Meersalz und Wasser)
- Sauerkraut (idealerweise roh oder unpasteurisiert)
- Tempeh (fermentierte Sojabohnen)
- Wasserkefir (fermentiertes Getränk aus Wasser und Wasserkefir-Körnern)

Präbiotische Lebensmittel

- Äpfel
- Bananen
- Erbsen
- Kakao
- Knoblauch
- Kochbananen
- Lauch
- Leinsamen
- Linsen
- Löwenzahn
- Seetang
- Sojabohnen
- Spargel
- Zwiebeln

Prinzip 4: Gesunde Fette und Omega-3-Fettsäuren

Jahrelang wurde für den Anstieg von Fettleibigkeit und chronischen Krankheiten wie Herzerkrankungen und Typ-2-Diabetes der Verzehr von Fett verantwortlich gemacht, aber dieser Zusammenhang wird durch immer mehr Forschungsergebnisse widerlegt. Mittlerweile steht fest, dass zu einer gesunden Ernährung auch Fett gehört. Gesunde Fette mit Omega-3-Fettsäuren können das Risiko für Herzerkrankungen senken, die Gehirnfunktion verbessern und Entzündungen vermindern. Fette sind wichtig für die Produktion bestimmter Hormone, die Aufnahme fettlöslicher Vitamine (A, D, E und K), die Festigung der Zellmembranen, die Polsterung der Organe und die Speicherung von Energie. Der Fettanteil in der Nahrung hilft, Blutzuckerspitzen abzuschwächen und macht Mahlzeiten sättigender.

Durch die Zugabe von gesunden Fetten zu kalorienarmen Gemüse- und Obstgerichten können diese schmackhafter werden. Es werden die Aufnahme wichtiger fettlöslicher Vitamine erleichtert, Blutzuckerspitzen abgefedert und das Sättigungsgefühl verstärkt. Gesunde Fette sind ein wichtiger Makronährstoff, dessen Auswahl und Menge Sie in den Wechseljahren anpassen sollten, um in Sachen mentaler Energie, Stimmung, Sättigung, Blutzuckermanagement und Körperzusammensetzung Ihre Ziele zu erreichen. Zu beachten ist jedoch, dass Sie sich erst dann um Ihre Fettaufnahme kümmern sollten, wenn Sie Ihre Protein- und Ballaststoffzielwerte erreicht haben.

Gesunde Fette

- Avocado
- Avocadoöl
- Butter von Kühen aus Weidehaltung
- Ghee
- Kokosnussfleisch
- Kokosnussöl
- Leinsamenöl
- Nüsse, besonders Walnüsse, Mandeln, Paranüsse und Macadamianüsse
- Nussmus (zuckerfrei und ohne zugesetzte Chemikalien und Saatöle)
- Oliven
- Olivenöl
- Saaten, besonders Chia, Hanf, Leinsamen und Kürbis
- Sesamöl
- Tahin (Sesammus)

Warum Omega-3-Fettsäuren wichtig sind

Omega-3-Fettsäuren sind wichtige Bestandteile unserer Zellmembranen, von Entzündungswegen und Herz-Kreislauf-Wegen. Omega-3-Fettsäuren machen die Arterien elastischer und beugen dadurch Herz-Kreislauf-Erkrankungen vor. Überall im Körper binden Omega-3-Fettsäuren Zellkernrezeptoren, um die Genexpression zu regulieren und die Kommunikation zwischen den Zellen zu erleichtern.

In ausreichender Menge aufgenommene Omega-3-Fettsäuren begrenzen die Auswirkungen potenziell entzündungsfördernder Omega-6-Fettsäuren. Die westliche Standardernährung sieht ein Verhältnis zwischen Omega-6- und Omega-3-Fettsäuren von bis zu 16:1 vor, obwohl es näher bei 1:1 liegen sollte. Das liegt vor allem an der hohen Zufuhr von raffinierten Saat- und Pflanzenölen (wie Raps-, Distel-, Sonnenblumen- und Maisöl, allesamt reich an Omega-6-Fettsäuren) und der geringeren Menge an Omega-3-reichen Nahrungsmitteln (wie fettem Fisch, Chiasamen, Leinsamen oder Walnüssen).

Wir können Omega-3-Fettsäuren in die Ernährung integrieren, indem wir wöchentlich Lachs aus Wildfang auf den Tisch bringen. Daneben sind Chia- oder Leinsamen und Walnüsse hervorragende Quellen von Omega-3-Fettsäuren. Lassen Sie sie also reichlich über Salate, Smoothies und andere Speisen rieseln.

Lebensmittel mit Omega-3-Fettsäuren

- Austern
- Basilikumsamen
- Chiasamen
- Fischrogen und Kaviar
- Forelle
- Hanfsamen
- Hering, frisch oder aus der Dose
- Kürbis
- Lachs
- Makrele
- Sardellen
- Sardinen
- Spinat
- Walnüsse

Gesunde Fette im Gehirn

Mit das lästigste Symptom, was Frauen in den Wechseljahren plagt, ist die beeinträchtigte Hirnfunktion: Brain Fog, Stimmungsschwankungen, Zweifel am Gedächtnis und die Frage, ob das jetzt eben so ist. Ihre Ernährungsweise wirkt sich auf den gesamten Körper aus – auch auf Ihr Gehirn! Das Gehirn ist auf viele Nährstoffe angewiesen (Antioxidantien, Flüssigkeit, Proteine, gesunde Kohlenhydrate und vieles mehr), aber zu den wichtigsten Bausteinen gehören gesunde Fette. Also behalten Sie sie im Blick, wenn Sie sich Ihre kognitive Fitness erhalten wollen.

Fette erfüllen viele Funktionen im Gehirn. Omega-3-Fettsäuren sind die Bausteine der Neuronen (Gehirnzellen). Sollten Sie einen Omega-3-Mangel haben, arbeiten diese Zellen möglicherweise nicht so effizient – und können sogar absterben. Die Neuroplastizität (die Fähigkeit des Gehirns, zu wachsen und sich zu verändern) hängt von einer guten Versorgung mit Omega-3-Fettsäuren ab. Nur wenn Sie neue neuronale Vernetzungen bilden können, bleibt Ihr Erinnerungs-, Konzentrations- und Denkvermögen erhalten.

Jahrelang sind viele aus Angst vor Gewichtszunahme vor dem Verzehr von Fett zurückgeschreckt, aber das kann sich nachteilig auf körperliche Systeme auswirken. Wir sollten die gesunden Fette lieben lernen, denn Körper und Hirn sind auf sie angewiesen, um leistungsfähig, aktiv und gutgelaunt zu bleiben.

Augen auf beim Ölkauf

Lassen Sie Pflanzenöl, Maisöl, Rapsöl und andere raffinierte Saatöle stehen, auch wenn sie gesündere Fette versprechen. Sie enthalten nicht die essenziellen Fettsäuren, die der Körper benötigt. Diese Öle enthalten mehr Omega-6-Fettsäuren, die in einigen Beobachtungsstudien mit einer schlechten Stoffwechselgesundheit in Verbindung gebracht worden sind, besonders bei häufigem Verzehr. Transfette haben sich durchweg als schädlich für die langfristige Gesundheit erwiesen, aber leider stecken sie in den meisten verarbeiteten Lebensmitteln. Achten Sie auf Transfette und gehärtete Fette und greifen Sie lieber zu Avocado-, Kokos- oder Olivenöl (wenn möglich aus Bio-Anbau)!

Prinzip 5: Hochwertiges Protein

Protein ist buchstäblich der Baustein des Lebens, und deshalb empfehle ich Ihnen, diesen lebenswichtigen, aufbauenden Makronährstoff an die allererste Stelle zu setzen. Viele Frauen in den Wechseljahren haben zu wenig Muskeln; mehr als 45 Prozent der älteren Erwachsenen in den USA, besonders Frauen, sind von Sarkopenie betroffen, dem fortschreitenden Abbau von Muskelmasse und Kraft.[93] In dem Wissen, dass dies teilweise auf den Hormonrückgang in den Wechseljahren zurückzuführen ist, können Sie durch eine optimierte Proteinzufuhr Ihre Muskeln erhalten und aufbauen, gerade in dieser Lebensphase. Wenn Sie in den Wechseljahren auf Proteine und Krafttraining setzen, sind Sie auf Erfolgskurs, um trotz Alterung kräftig zu bleiben.

Protein wird für den Aufbau von Muskeln, Sehnen, Haaren, Haut und Nägeln benötigt und unterstützt die Funktion von Hormonen und Neurotransmittern. Das Protein in unserer Nahrung besteht aus 20 verschiedenen Aminosäuren, von denen 9 als essenziell gelten und über die Nahrung aufgenommen werden müssen, weil der Körper sie nicht selbst herstellen kann. Eine optimale Proteinzufuhr lässt Frauen schlanke Muskelmasse aufbauen und erhalten, was die Knochen stärkt, den Stoffwechsel optimiert (sodass im Ruhezustand mehr Kalorien verbrannt werden, was ein gesundes Gewicht begünstigt) und die Mobilität und Leistungsfähigkeit in allen Lebensbereichen verbessert.

Protein kann auf zweierlei Weise den Stoffwechsel positiv beeinflussen. Erstens ist es ein sättigender Nährstoff, es hält länger satt und hemmt den übermäßigen Verzehr von weniger nahrhaften Nahrungsmitteln wie raffinierten Kohlenhydraten und Zucker. Zweitens hat Protein den höchsten thermischen Effekt und verbrennt im Vergleich zu Kohlenhydraten oder Fetten mehr Kalorien, wenn es vom Körper verdaut wird. Weil sich der Körper bei der Verdauung von Protein besonders anstrengen muss, verbrennt er zusätzliche Kalorien. Das macht es leichter, ein gesundes Gewicht zu halten oder sogar abzunehmen. Eine proteinreichere Ernährung geht auch mit weniger Bauchfett einher (jenem schädlichen Fett, das sich rund um die Organe ansammeln und Entzündungen verursachen kann).

Dank des hohen thermischen Effekts kann eine höhere Proteinzufuhr den Stoffwechsel ankurbeln und die Körperzusammensetzung verbessern. Tendenziell nehmen Menschen, deren Ernährung zu 30 Prozent aus Protein besteht, insgesamt weniger Kalorien zu sich (etwa 400 weniger pro Tag) und fühlen sich den Tag über satter, was vor allem darauf zurückzuführen ist, dass Protein das Sättigungsgefühl fördert und den Appetit zügelt.[94]

Hier ein kleiner Stoffwechseltrick: Da Protein langsam verdaut wird, können Sie Ihren Blutzuckerspiegel stabilisieren, indem Sie proteinreiche Nahrungsmittel mit komplexen Kohlenhydraten (wie Süßkartoffeln und Kürbis) kombinieren. Mithilfe von metabolisch gesunden Gerichten, bei denen das Protein im Vordergrund steht, haben Sie den ganzen Tag über einen ausgeglichenen Blutzuckerspiegel, der für mehr Energie und Widerstandsfähigkeit sorgt.

Wie viel Protein braucht man?

Die empfohlene Tagesdosis an Protein beträgt bescheidene 0,8 Gramm Protein pro Kilogramm Körpergewicht.[95] Diese Menge mag ausreichen, um Mangelernährung zu vermeiden, ist aber bei Weitem nicht optimal, wenn man Gewicht verlieren oder Muskulatur aufbauen möchte. Noch problematischer wird es in der Perimenopause bei niedrigen Hormonspiegeln und anaboler Resistenz (der geringeren Empfindlichkeit des Muskelgewebes gegenüber Proteinzufuhr und Trainingsreizen). Um Muskelmasse zu erhalten und aufzubauen, empfehle ich 2,2 Gramm Protein pro Kilogramm Idealgewicht pro Tag. Bei einem Zielgewicht von 65 kg sollten man also täglich 132 Gramm Protein verzehren, am besten gleichmäßig auf Frühstück, Mittag- und Abendessen verteilt.

Wann sollte man Protein essen?

Eine gleichmäßige Verteilung der Proteinaufnahme über den Tag kann die Muskelproteinsynthese verbessern und das Sättigungsgefühl fördern. Versuchen Sie, in jede Mahlzeit 30 bis 50 Gramm Protein einzubauen, um den Erhalt und die Reparatur der Muskeln sowie das allgemeine Energieniveau zu sichern. Meine liebe Freundin Dr. Gabrielle Lyon erklärt in ihrem Buch *Forever Strong*, dass die erste und letzte Mahlzeit des Tages besonders wichtig für die Proteinaufnahme sind.[96]

Beim Protein auf Qualität achten

Muskeln sind der Kern Ihrer Langlebigkeit. Um sie zu bewahren, sollten Sie die richtigen Proteine zu sich nehmen. Hochwertiges Protein enthält alle neun essenziellen Aminosäuren, die der Körper verwerten und aufnehmen kann. Die Qualität einer Proteinquelle hängt von zweierlei ab: ihrem Gehalt an Protein und essenziellen Aminosäuren sowie ihrer Verdaulichkeit.

Hochwertige vollständige Proteinquellen

- Fisch und Meeresfrüchte
- Fleisch: Huhn, Rind, Pute, Lamm, Schwein und Wild
- Milchprodukte: Käse, Joghurt und Milch. Griechischer Joghurt und Hüttenkäse sind besonders reich an Leucin, einer essenziellen Aminosäure, die gut für die Muskeln und Zellfunktionen ist.
- Eier
- Vollwertige Sojaprodukte (wie Tofu, Edamame, Tempeh und Miso)

Unvollständige Proteinquellen

Während viele vollständige Proteinquellen tierischen Ursprungs sind, sind unvollständige Proteinquellen auch für Vegetarier und Veganer geeignet.

- Hülsenfrüchte: Bohnen, Linsen, Erbsen (reich an Ballaststoffen, Vitaminen und Mineralien)
- Nüsse: Mandeln, Cashewnüsse, Pistazien
- Saaten: Leinsamen, Kürbiskerne, Sonnenblumenkerne, Hanfsamen, Chiasamen
- Gemüse

»Unvollständig« bedeutet nicht »schlecht« – diese Nahrungsmittel verfügen lediglich nicht über das vollständige Aminosäureprofil, das »vollständige« Proteinquellen enthalten. Falls Ihre Ernährung eher auf unvollständige Proteinquellen setzt, ist eine größere Nahrungsmittelvielfalt wichtig, damit Sie alles bekommen, was Sie brauchen.

EIN WORT ZU KOHLENHYDRATEN UND GETREIDE

Eine kohlenhydratreiche Ernährung ist eine der Hauptursachen für Insulinresistenz, Diabetes, Fettleibigkeit und chronische Erkrankungen bei Frauen in den Wechseljahren. Besteht die Nahrung hauptsächlich aus Nudeln, Brot, Crackern, Süßigkeiten und anderen einfachen Kohlenhydraten, wird der Körper in eine ungebremste Blutzucker-Achterbahn gesetzt.

Der Körper braucht zwar Kohlenhydrate, aber es sollten komplexe sein. Und wissen Sie was? Unter den in diesem Kapitel aufgeführten Lebensmittel sind viele gesunde Kohlenhydrate! Obst und Gemüse, Hülsenfrüchte, Nüsse und Samen enthalten allesamt die Kohlenhydrate, die der Körper zur Energiegewinnung benötigt, aber zusätzlich auch Nährstoffe, die Gesundheit und Stoffwechsel fördern und nicht beeinträchtigen.

Vielleicht ist Ihnen aufgefallen, dass Getreideprodukte bisher in keiner der Lebensmittellisten in diesem Kapitel vorkamen. Ich stimme der Aussage von Dr. Casey Means, Autorin von *Good Energy*, zu, es bringe keinen großen Vorteil, Getreide in irgendeiner Form in die Ernährung aufzunehmen. Stattdessen empfehle ich ballaststoffreiche komplexe Kohlenhydratquellen voller Mikronährstoffe, zum Beispiel Karotten oder Kürbis. Getreide enthält zwar auch Ballast- und Mikronährstoffe, aber viel weniger als die in diesem Kapitel aufgeführten Nahrungsmittel.

Es herrscht viel Verwirrung rund um den Getreideverzehr, und als gesund geltende Getreideprodukte sind oft verarbeiteter, als man denkt. Wenn Sie im Rahmen des Midlife-Reset-Programms auf Getreideprodukte verzichten, kann dies Entzündungen reduzieren, besonders im Darm. Viele chronische Erkrankungen (wie Reizdarmsyndrom, Leaky-Gut-Syndrom und Autoimmunerkrankungen) haben mit Entzündungen zu tun, die durch bestimmte Getreidebestandteile verursacht werden können. Getreide kann sich auch auf die Psyche auswirken. Studien zum Zusammenhang zwischen Zöliakie und Gluten haben ergeben, dass ein Verzicht auf Gluten bei verschiedenen neurologischen und psychischen Problemen hilfreich sein kann, etwa bei Epilepsie oder Krampfanfällen, Angststörungen, Depressionen sowie ADHS und Autismus.[97] Schließlich führt der Verzicht auf Getreide tendenziell dazu, dass man mehr Obst und Gemüse isst, und beides kann zur Linderung von Entzündungen beitragen.[98]

So erkennt man gesunde Kohlenhydrate

- **Darauf achten, dass das Produkt auch andere Nährstoffe enthält:** Besteht etwas ausschließlich aus Kohlenhydraten (Nudeln, weißer Reis, Brot und so weiter) und enthält keine weiteren Nährstoffe wie Antioxidantien, Ballaststoffe oder Mikronährstoffe, handelt es sich um »leere« Kohlenhydrate, die dem Körper nicht guttun.
- **Kohlenhydrate mit Fetten und Proteinen kombinieren:** Weil der Körper für die Verdauung von Protein und Fett länger braucht, schwächen diese Makronährstoffe Blutzuckerspitzen ab. Kombinieren Sie deshalb Kohlenhydrate immer mit Protein und Fett, damit die Aufnahme der Glukose in den Blutkreislauf langsamer abläuft. Fügen Sie zum Beispiel eine Handvoll Nüsse oder Saaten zu Ihrem Beeren-Snack hinzu oder essen Sie die Süßkartoffel erst, nachdem Sie das Grillhähnchen gegessen haben. Indem Sie die Kohlenhydrate mit den anderen Makros ausgleichen, ersparen Sie sich die Achterbahnfahrt!
- **»Vollkorn« bedeutet nicht automatisch gesund:** Viele glauben, Brot, Müsli oder Nudeln, die sich »Vollkorn« nennen, seien automatisch gesund. Vollkornmehl enthält zwar einige Ballaststoffe, die die Verdauung verlangsamen, es kann aber genau wie durchgemahlenes, weißes Mehl den Blutzuckerspiegel in die Höhe treiben und die Achterbahnfahrt starten.

VORSICHT VOR HOCHVERARBEITETEN LEBENSMITTELN

Bleiben wir bei den Nahrungsmitteln, die vermieden werden sollten, und sprechen über hochverarbeitete Lebensmittel (auch »ultra-verarbeitet« oder »UPF« für *ultra-processed foods* genannt). Hochverarbeitete Lebensmittel enthalten keine der vom Körper benötigten Mikronährstoffe, dafür aber oft die für den Stoffwechsel ungesündesten Inhaltsstoffe: durchgemahlenes Mehl,

Zucker, Saatöl und chemische Zusätze. Zahlreiche Studien haben hochverarbeitete Lebensmittel mit einer schlechten Stoffwechselgesundheit in Verbindung gebracht. So hat eine Metaanalyse von 23 Studien ergeben, dass bei sehr hohem Konsum hochverarbeiteter Lebensmittel das Risiko von Übergewicht oder Fettleibigkeit um 39 Prozent und das Risiko eines metabolischen Syndroms um 79 Prozent steigen.[99]

Das Problematische an UPFs ist, dass die industrielle Verarbeitung oft die vorteilhaften, gesundheitsfördernden Eigenschaften der Inhaltsstoffe (wie Vitamine und Ballaststoffe) reduziert; die schädlichen Bestandteile (wie raffinierter Zucker) anreichert; die chemische Struktur so beschädigt, dass sie krankheitsfördernd wirkt (etwa bei oxidierten Fetten); sowie Stabilisatoren, Konservierungsstoffe und sonstige Chemikalien hinzufügt, um das Produkt schmackhafter und haltbarer zu machen. Die typische amerikanische oder westliche Ernährungsweise besteht zu einem großen Teil aus solchen künstlichen Lebensmitteln, und viele Experten sehen darin eine Ursache der grassierenden Stoffwechselprobleme in den USA.

Essen erfüllt zwei Hauptzwecke: Erstens liefert es Bausteine für Zellen. Für einen strukturell und funktionell gesunden Körper brauchen wir gute Bausteine. Zweitens liefert die Nahrung molekulare Informationen, die dem Körper sagen, was er tun soll (durch Veränderung der Genexpression und der zellulären Signalwege, Anregung der Hormonausschüttung und so weiter). Nahrungsmittel, die den Ablauf dieser Prozesse stören oder schlichtweg keinen Nutzen haben, sollten Sie lieber meiden.

Hier ein paar Tipps, wie Sie den Konsum hochverarbeiteter Lebensmittel trotz ihrer Allgegenwärtigkeit minimieren können.

Etikett lesen

Seien wir ehrlich: Lebensmittel, die nur minimal verarbeitet sind und keine Sojalektine, Zuckeralkohole, raffinierten Zucker, Samenöle, Soja, Mais, Emulgatoren sowie natürliche oder künstliche Aromen und Farbstoffe enthalten, sind im Supermarkt nur schwer zu finden. Die meisten Frauen, die ich kenne, haben Stunden damit verbracht, in Supermärkten die Nährwertangaben von angeblich gesunden Produkten zu studieren, nur um reihenweise verarbeitete Zutaten zu entdecken. Ich verstehe ja, dass es bei verpackten Lebensmitteln schwer ist herauszufinden, ob sie aus gesunden, nährstoffreichen Zutaten hergestellt sind. Aber nehmen Sie sich die Zeit, jedes einzelne Etikett zu lesen, und kaufen Sie einfach keine Produkte mit Zuckerzusatz, Weißmehl und raffinierten Saat- und Pflanzenfetten. Ich empfehle immer, sich an Produkte mit maximal fünf Zutaten zu halten, die man erkennt und aussprechen kann.

Schlauer einkaufen

Wissen Sie was? Die dicke Kalorienzahl oben auf der Nährwerttabelle ist nicht das, worauf Sie am meisten achten sollten! Um herauszufinden, ob ein Nahrungsmittel Ihrer Stoffwechselgesundheit nützt oder schadet, sollten Sie lieber auf folgende Punkte achten:

1. Immer, immer, immer die Zutatenliste lesen. Rezepturen ändern sich, und neue Produkte, die gesund und vorhersehbar aussehen, enthalten oft versteckte Zutaten, die Ihre Bemühungen um eine bessere Gesundheit sabotieren können.
   - Die ersten drei bis fünf Zutaten haben den größten Anteil am Gesamtprodukt. Prüfen Sie insbesondere, ob diese mit Ihren Prinzipien übereinstimmen.
   - Falls Zucker unter den ersten fünf Zutaten aufgeführt ist, bleibt das Produkt im Regal! Daran erkennen Sie nämlich, dass Zucker einen großen Teil des Produkts ausmacht. Beispiele hierfür sind Ketchup, Nuss-Nougat-Creme, Fruchtjoghurt oder Müsliriegel. Solche UPFs lassen Ihren Blutzuckerspiegel in die Höhe schnellen und tragen zu Stoffwechselerkrankungen bei, indem sie den Fett- und Kohlenhydratstoffwechsel durcheinanderbringen.
   - Zucker kann auf verpackten Lebensmitteln unter mehr als 70 verschiedenen Bezeichnungen aufgeführt sein. Bei Unklarheit nachschlagen oder Finger weg!
   - Können Sie alle Zutaten identifizieren und aussprechen? Nein? Dann lieber nicht kaufen und essen.

2. Ignorieren Sie die Kalorienangabe (»Energie«) und schauen Sie stattdessen auf »Kohlenhydrate« und »davon Zucker«. Hier finden Sie die Stoffe, die Blutzuckerspitzen verursachen können. Je mehr Kohlenhydrate und Zucker angegeben sind, desto größer ist der Blutzuckeranstieg, den das Produkt verursacht.

3. Schauen Sie auf den Ballaststoffgehalt. Je mehr Ballaststoffe auf dem Etikett angegeben sind, desto besser ist das Nahrungsmittel für den Blutzucker. Leider sind die meisten verpackten Lebensmittel ballaststoffarm. Ideal ist ein Verhältnis von 5:1, wenn also auf fünf Gramm Kohlenhydrate etwa ein Gramm Ballaststoffe kommt.

Weniger Zucker

Kommen wir noch einmal auf den Zucker zurück, zumal wir heute mehr zuckerhaltige Nahrung zu uns nehmen als je zuvor. Glaubt man einigen Berichten, dann verzehren wir in den USA rund 70 Kilo Zucker pro Kopf und Jahr! Diese Zuckermengen muss der Körper verarbeiten, und das belastet die Leber und das Verdauungssystem und beeinträchtigt den Stoffwechsel in jeder einzelnen Zelle. Wenn der Körper große Glukosespitzen verarbeitet, kommt es zu oxidativem Stress, Fetteinlagerung, Insulinresistenz, Blutgefäßschäden und mitochondrialen Funktionsstörungen.

Hüten Sie sich auch vor flüssigem Zucker: Mehrere Forschungsstudien haben ergeben, dass flüssige Zuckerzusätze, zum Beispiel in Softdrinks, das Risiko einer Erkrankung am metabolischen Syndrom stärker erhöhen als fester Zucker.[100] In der amerikanischen Standardernährung kommen Zuckerzusätze vor allem in gesüßten Getränken (auch in Sportgetränken, Kaffee und Tee), Desserts, süßen Knabberprodukten und Süßigkeiten vor. Zucker steckt auch in vielen Lebensmitteln, in denen man ihn nicht erwarten würde, nämlich in Salatdressings, Würzmitteln, Saucen, Brot und Sandwiches, Pizza, Suppen, Energieriegeln oder Joghurt.

Auch hier gilt, dass Zucker viele Namen haben kann, besonders in verarbeiteten Lebensmitteln: Maltodextrin, Fruchtsaftkonzentrat, Ethylmaltol und Agavensirup sind nur einige. Informieren Sie sich darüber, worauf Sie achten müssen – und verzichten Sie auf diese Lebensmittel zugunsten gesünderer Alternativen!

Ersatzprodukte? Nein danke!

Vielleicht lesen Sie das und denken: »Hä? Was soll ich denn sonst kaufen?« Folgendes meine ich: Wenn Sie Gluten (Milchzucker oder eine andere Nahrungsmittelkategorie) meiden, wirkt ein Etikett mit der Aufschrift »glutenfrei« verlockend, weil man es mit »gesund« gleichsetzt. Leider ist das irreführend. Oft sind solche Ersatzprodukte genauso stark verarbeitet und genauso schädlich für den Stoffwechsel, den Blutzucker und den Darm. Anstatt glutenfreie Nudeln zu kaufen, sollten Sie einmal Zucchini, Spaghettikürbis oder ein anderes mildes Gemüse als Sättigungsbeilage probieren. Suchen Sie lieber nach Alternativen statt nach Ersatzprodukten. Nur so ist garantiert, dass Sie Ihren Körper richtig auftanken und nicht sabotieren!

Fastfood? Nie!

Fastfood ist stark verarbeitet und voller Weißmehl, ungesundem Fett, Salz und verstecktem Zucker. Es enthält künstliche Süßstoffe, Farbstoffe, Aromen und sonstige Zusätze zur Verbesserung des Geschmacks und der Haltbarkeit. Oft ist es auch noch so konzipiert, dass es süchtig macht.

Neueste Forschungsergebnisse aus Asien zeigen, was passiert, wenn eine Bevölkerung den Fastfood-Anteil an ihrer Ernährung rapide erhöht: Die Diabetesdiagnosen steigen sprunghaft an.

Eine Übersichtsstudie aus dem Jahr 2015 sieht einen direkten Zusammenhang zwischen dem häufigen Verzehr von Fastfood und der Zunahme von Bauchfett, einer beeinträchtigten Insulinfunktion und systemischen Entzündungen – lauter wichtige Marker von Stoffwechselerkrankungen.

Zu bedenken ist auch, dass die Rohzutaten, aus denen billiges Fastfood hergestellt wird, selten oder nie von Produzenten stammen, die auf ökologisch nachhaltigen Anbau und ethische Tierhaltung achten – und das kann erhebliche Auswirkungen auf Ihre Gesundheit haben.

Entscheiden Sie sich lieber für »Slowfood«, auch wenn es vielleicht weniger bequem ist. Oder, noch besser, nehmen Sie Proviant von zu Hause mit, wenn Sie unterwegs sind! Das spart nicht nur langfristig Geld, sondern kann auch Ihre Gesundheit und Langlebigkeit fördern.

EINEN TRINKEN ODER NICHT?

Lassen Sie uns zum Schluss noch über Alkohol sprechen. Unter Frauen mittleren Alters ist das Motto »Mami braucht Wein« weit verbreitet: Nach einem langen Tag haben wir uns ein Glas Wein verdient. Wein muss sein, wenn wir uns mit Freundinnen treffen. Viele von uns wissen gar nicht, dass die häufige Trinkerei Auswirkungen auf den Hormonhaushalt und den Stoffwechsel hat, die noch lange nach dem Mädelsabend anhalten.

Alkohol ist kalorienreich, enthält jedoch keine Nährstoffe, die seinen Energiegehalt ausgleichen. Außerdem kann regelmäßiger Alkoholkonsum:

- die Gesundheit von Herz und Leber schädigen;
- Stimmungsschwankungen verstärken und Depressionen, Angststörungen und Veränderungen im Gehirn verursachen;
- das Risiko bestimmter Krebsarten erhöhen;
- das Immunsystem schwächen; und
- den Hormonhaushalt stören.

Die Hormone, auf die Alkohol besonders großen Einfluss hat, sind Östrogen und Progesteron – genau jene Hormone, die in dieser Lebensphase aus dem Gleichgewicht geraten. Wenn Sie Alkohol trinken, sinkt der Progesteronspiegel, während der Östrogenspiegel steigt – eine gefährliche Kombi, wenn Ihr Hormonhaushalt bereits instabil ist. Die Verkettung von Östrogendominanz, schlechtem Östrogenstoffwechsel und weniger ausgleichendem Progesteron kann die Wechseljahresbeschwerden verschlimmern und sogar den Alterungsprozess sowie gefährliche chronische Krankheiten begünstigen.[101]

Wie immer ist Mäßigung gefragt. Es gibt keine Studien, die Vorteile des Alkoholkonsums in den Wechseljahren belegen könnten, aber zahlreiche Studien heben die Risiken hervor.[102] Ein gelegentliches Glas Wein bei einer Feier schadet gewiss nicht, aber regelmäßiger Konsum kann zu Problemen führen, die sich vermeiden ließen.

Tipps, die den Alkoholverzicht erleichtern

- Entspannen Sie sich mit Kräutertees, Sprudelwasser mit Zitrone oder zuckerreduzierten Mocktails.
- Füllen Sie Ihr Sektglas (oder ein anderes feines Trinkglas) mit Sprudel. So fühlt es sich mehr nach Spaß an und Sie kommen eher in Feierlaune.
- Wenn Sie merken, dass der Alkohol einen zu großen Teil Ihres Lebens einnimmt, sollten Sie mit jemandem darüber sprechen. Wenden Sie sich an einen Arzt, einen Therapeuten oder eine vertraute Person, um Ihren Ausstieg zu planen und Rechenschaftspflicht zu erzeugen.
- Lagern Sie keinen Alkohol im Haus. Wie bei ungesunden Speisen ist es weniger wahrscheinlich, dass Sie zur Flasche greifen, wenn keine unmittelbar greifbar ist!

LEBENSMITTEL SIND MITTEL ZUM ZWECK

Die in diesem Kapitel behandelten Leitprinzipien sind wissenschaftlich fundierte Mittel zur Verbesserung der Gesundheit und Vitalität. Trotzdem kann die Vorstellung beängstigend sein, so spät im Leben noch die Essgewohnheiten umzustellen. Verderben Sie sich nicht Ihr Verhältnis zum Essen, indem Sie Nahrung als feindlich wahrnehmen. Betrachten Sie Nahrung lieber als Mittel zum Zweck.

Wie möchten Sie sich in Ihrem Körper fühlen? Und wie können Sie, um dieses Ziel zu erreichen, die gesunden Lebensmittel am besten nutzen? Mit dieser Denkweise lösen Sie sich von dem Druck, bestimmte Kriterien erfüllen zu müssen, und nehmen sich stattdessen das Recht, selbst zu entscheiden, wie Sie sich fühlen möchten und was Sie dafür tun.

Nun wissen Sie, welche Nahrungsmittel Sie zum Auftanken Ihres Körpers brauchen! Wenden wir uns im Folgenden einem weiteren wichtigen Faktor zu, der bestimmt, wie viel Energie und Vitalität Sie haben: dem Schlaf.

Kapitel 6

3. SÄULE: SCHLAFEN SIE GUT

Nur weniges im Leben ist schöner, als gut geschlafen zu haben. Leider haben viele von uns Schwierigkeiten damit, genug Schlaf zu bekommen, was sich negativ auf die Hormone, das Energieniveau, die Produktivität, die Stimmung und vieles mehr auswirken kann. Falls es Ihnen oft schwerfällt, einzuschlafen und zur rechten Zeit aufzuwachen, oder falls Sie den ganzen Tag über gähnen, sollten Sie vielleicht Schlaf zu einer Priorität machen.

Als Menschen sind wir von Natur aus tagaktiv, also so programmiert, dass wir tagsüber wach und aktiv sind und nachts, wenn es dunkel ist, schlafen und fasten. Wir alle haben eine innere Uhr, den sogenannten Schlaf-Wach-Rhythmus, der von Natur aus mit dem Auf- und Untergang der Sonne synchron geht. Verschiedene Körpersysteme folgen Rhythmen, die sich nach einer »Hauptuhr« im Gehirn richten. Diese Hauptuhr wird direkt von Umweltreizen gesteuert, besonders vom Licht, weshalb unser Schlaf-Wach-Rhythmus an den Tag-Nacht-Zyklus gekoppelt ist.

Aber in den letzten 100 Jahren hat sich der Alltag so sehr verändert, dass wir aus unserem natürlichen Rhythmus geraten sind, was eine Zunahme von psychischen und physischen Störungen zur Folge hat. Aufgrund des technischen Fortschritts und nicht zuletzt dank unserer Smartphones, essen und schlafen wir nicht mehr zu Zeiten, die unserem biologischen Rhythmus entsprechen. Stattdessen essen wir oft spätabends vor dem bläulichen Licht des Fernsehers und anderer Bildschirme. Tagsüber verbringen viele von uns (einschließlich der Kinder) den Großteil ihrer Zeit in Innenräumen und sind dort ebenfalls künstlichem Licht ausgesetzt. Leider arbeiten und leben wir meist den ganzen Tag drinnen, fernab vom Sonnenlicht. Kein Wunder, dass wir mit Schlaf- und Energiemangel zu kämpfen haben.

Wenn Sie dafür sorgen, dass die Prozesse in Ihrem Körper zu optimalen Zeiten ablaufen, kann Ihr Schlaf-Wach-Rhythmus Ihre körperliche und seelische Gesundheit sowie Ihr allgemeines Wohlbefinden positiv beeinflussen. Wenn er richtig eingestellt ist, trägt er zu einem verlässlichen und erholsamen Schlaf, einer optimalen Mitochondrienfunktion und einem ausgeglichenen Hormonhaushalt bei. Lassen Sie uns also kurz über die Hintergründe sprechen, bevor wir zu Angenehmerem kommen: dem Schlaf!

DIE HAUPTUHR IM HIRN

Im Wesentlichen sorgt der Schlaf-Wach-Rhythmus dafür, dass physiologische Prozesse zur jeweils optimalen Tageszeit ablaufen. Er koordiniert beispielsweise diverse mentale und körperliche Systeme im gesamten Körper. So stimmt er etwa die Produktion von Proteinen im Verdauungssystem mit den Essenszeiten ab und reguliert Hormone wie Cortisol oder Melatonin so, dass sie Ihnen während der Wachzeit Energie geben und Ihnen beim Schlafengehen Entspannung ermöglichen. Hier einige Anzeichen dafür, dass Ihr Schlaf-Wach-Rhythmus möglicherweise aus dem Gleichgewicht geraten ist:

- Abends zu entspannen, fällt Ihnen schwer. Sie liegen stundenlang wach und kommen gedanklich nicht zur Ruhe.
- Sie wachen während der Nacht häufig auf und können schlecht wieder einschlafen.
- Sie brauchen lange, um wach zu werden und aus dem Bett zu kommen.
- Sie sind chronisch müde und schläfrig und gähnen den ganzen Tag über.

Ihre innere Uhr sitzt tief in einer Hirnregion namens Hypothalamus und ist sehr lichtempfindlich. Weil Ihr Schlaf-Wach-Rhythmus eine Funktion des Gehirns ist, müssen Sie besonders gut für Ihre Gehirngesundheit sorgen!

Welche Faktoren beeinflussen den Schlaf-Wach-Rhythmus?

Verschiedene Faktoren können den Schlaf-Wach-Rhythmus beeinflussen und aus dem Gleichgewicht bringen. Dazu gehören die folgenden umweltbedingten oder systemischen Faktoren, an denen Sie in der Regel nichts ändern können:

- **Zeitumstellung:** Untersuchungen haben ergeben, dass eine Zeitumstellung von nur einer Stunde durch die gefühlte Verschiebung des Sonnenauf- und -untergangs den Schlaf-Wach-Rhythmus über Tage oder Wochen stören kann. Manche Menschen gewöhnen sich nie vollständig daran, sodass eine chronische Störung des Schlaf-Wach-Rhythmus entsteht.[103]
- **Jetlag:** Reisen in eine andere Zeitzone können die innere Uhr durcheinanderbringen. Wenn Sie beispielsweise in eine Stadt reisen, zu der ein Zeitunterschied von sechs Stunden besteht, müssen Sie sich sowohl bei der Ankunft als auch bei der Rückkehr neu anpassen.
- **Hormonelle Veränderungen:** Untersuchungen zufolge können fluktuierende Progesteron- und Östrogenspiegel während der Wechseljahre die Schlafqualität und andere Effekte des Schlaf-Wach-Rhythmus beeinflussen.
- **Schlafstörungen:** Der Schlaf-Wach-Rhythmus ist bei sogenannten Schlaf-Wach-Störungen verschoben. Man spricht auch vom Schlafphasensyndrom mit verzögerter oder vorverlager-

ter Schlafphase, mit irregulärem oder freilaufendem Rhythmus (Nicht-24-Stunden-Schlaf-Wach-Störung).

- **Umweltgifte:** Schadstoffe in der Luft, im Trinkwasser oder in Haushaltsprodukten können indirekt das Hormonsystem beeinträchtigen und den Schlaf-Wach-Rhythmus durcheinanderbringen.
- **Schichtarbeit:** Die Lebensumstände können es erforderlich machen, dass man nachts arbeiten muss oder ständig wechselnde Arbeitszeiten hat. Für den Schlaf-Wach-Rhythmus ist es dann schwer, im Takt zu bleiben.

Dann gibt es noch verhaltensbedingte Faktoren, die Sie in der Regel selbst in der Hand haben:

- **Alkohol:** Ob es nun das Glas Wein oder ein anderes alkoholisches Getränk ist, das Sie zum oder nach dem Abendessen trinken, es tut Ihnen nicht gut. Es lässt den Blutzucker in die Höhe schnellen, löst Heißhunger aus und verschlechtert den Schlaf, sodass Sie am nächsten Tag verschwiemelt, müde und verkatert sind.
- **Spätabendliches (»versehentliches«) Snacken:** Ähnlich wie Alkohol (und manchmal auch wegen ihm!) sind späte Imbisse eine ungute Entscheidung, die den Blutzucker in die Höhe treiben, die Leber belasten, den Schlaf weniger erholsam machen und letztendlich die innere Uhr verstellen.
- **Blutzuckerprobleme:** Wenn Sie den oben genannten Angewohnheiten frönen, kann dies mit der Zeit zu einem dauerhaft unausgeglichenen Blutzuckerhaushalt und schließlich zu Insulinresistenz führen. Damit wird es schwieriger, Schlaf zu finden und sich am nächsten Tag erholt zu fühlen.
- **Bildschirmzeit vor dem Zubettgehen (oder gar im Bett!):** Fernseher, Smartphones, Tablets und Computer geben schädliches blaues Licht sowie andere Strahlungen ab, die das Gehirn zum Wachbleiben verleiten, so als schiene die Sonne noch. Das erschwert das Einschlafen erheblich und verdirbt den erholsamen Schlaf.
- **Grelle Wohnbeleuchtung:** Helle Lampen, LED-Leuchten und andere künstliche Lichtquellen im Schlafzimmer sind aus dem gleichen Grund hinderlich wie Bildschirme. Weil der Körper darauf programmiert ist, auf Licht zu reagieren, kann alles Künstliche den Schlaf-Wach-Rhythmus durcheinanderbringen.

HORMONE UND DER SCHLAF-WACH-RHYTHMUS

Studien zufolge gibt es beim Schlaf-Wach-Rhythmus erhebliche Unterschiede zwischen Männern und Frauen.[104] Die innere Uhr von Frauen ist um einige Minuten kürzer als 24 Stunden. Außerdem haben Frauen oft einen früheren Schlaf-Wach-Rhythmus, weswegen sie in der Regel früher als Männer zu Bett gehen und aufstehen. Das hat viel mit unseren Hormonen zu tun, die den Schlaf stark beeinflussen und von ihm beeinflusst werden. Die Fähigkeit, sich auszuruhen und neue Energie zu tanken, kann durch die hormonellen Veränderungen der Perimenopause eingeschränkt werden, und zwar aus folgenden Gründen.

Insulin und Insulinresistenz

Störungen des Schlaf-Wach-Rhythmus, etwa durch Schichtarbeit, Schlafmangel oder unregelmäßiges Essen, können zu Insulinresistenz führen. Der Grund ist eine Fehlausrichtung zwischen der inneren Uhr und äußeren Reizen (Lichteinwirkung und Essenszeiten), die auf die Insulinsensitivität und Glukosestoffwechsel einwirken kann. Studien zufolge kann eine Fehlausrichtung des Schlaf-Wach-Rhythmus die Funktion der Betazellen und die Insulinsensitivität beeinträchtigen, was möglicherweise eine gestörte Glukosetoleranz und ein erhöhtes Diabetesrisiko nach sich zieht.[105] Die Folgen einer Insulinresistenz sind beängstigend: Gewichtszunahme, Stoffwechselstörungen, Prädiabetes oder Typ-2-Diabetes. Indem man regelmäßige Bett-, Aufsteh- und Essenszeiten einhält und ausreichend Sonnenlicht genießt, kann man sich einen gesunden Schlaf-Wach-Rhythmus bewahren und die Insulinsensitivität verbessern.

Östrogen und Progesteron

Untersuchungen haben einen Zusammenhang zwischen zyklusbedingt fluktuierenden Östrogen- und Progesteronwerten und dem Tagesrhythmus von Frauen festgestellt. In der Woche vor der Menstruation gehen Schwankungen dieser Hormonspiegel mit einer schlechteren Schlafqualität einher, in schwereren Fällen sogar mit beunruhigenden Träumen, Müdigkeit und Konzentrationsschwierigkeiten. Frauen in den Wechseljahren leiden häufig unter Schlaflosigkeit, die mit einem Rückgang der Sexualhormone in Verbindung steht.

Was alles mit Störungen des Schlaf-Wach-Rhythmus zusammenhängt

- Veränderungen der Menstruation, beispielsweise unregelmäßige und/oder längere Zyklen
- Brustkrebsrisiko
- Prädiabetesrisiko
- Brain Fog
- Stimmungsschwankungen
- Risiko von Herz-Kreislauf-Krankheit

Cortisol und Melatonin

Cortisol ist allgemein als Stresshormon bekannt, hat aber noch weitere Funktionen. Untersuchungen zufolge spielt Cortisol, dessen Spiegel während des Schlafs steigt und fällt, eine wichtige Rolle im Schlaf-Wach-System, das auch die Herzfunktion reguliert. Kurz nach dem Einschlafen ist der Cortisolspiegel am niedrigsten und kurz nach dem Aufwachen am höchsten. Tierversuche haben ergeben, dass der Schlaf-Wach-Rhythmus die Stressreaktion beeinflussen kann und dass sich Stress wiederum auf den Schlaf-Wach-Rhythmus auswirken kann.

Wenn Sie den ganzen Tag über unter Stress stehen, sodass der Cortisolspiegel immer wieder ansteigt, kann dies Ihren Schlaf-Wach-Rhythmus verändern – besonders, wenn dies über längere Phasen oder spät am Tag geschieht. Die Stressreaktion löst eine Kaskade aus, die dazu führt, dass das Cortisol seine Wirkung bis in den Abend hinein fortsetzt, obwohl es eigentlich abnehmen sollte. Ein hoher Cortisolspiegel am Abend kann zu Schlaflosigkeit, Einschlafschwierigkeiten und Schlafstörungen beitragen. Das führt auch dazu, dass die mitten im Gehirn gelegene Zirbeldrüse weniger Melatonin produziert – oft nicht genug für einen erholsamen Schlaf.

LICHT IST LEBEN

Die Schlafphasen und der Schlaf-Wach-Rhythmus können durch Änderungen der Lebensweise neu eingestellt werden, da Umweltreize diese Rhythmen beeinflussen. Den Schlaf-Wach-Rhythmus reguliert in erster Linie der vom Auge wahrgenommene Wechsel von Licht und Dunkelheit, aber auch Faktoren wie Bewegung und Ernährung spielen eine Rolle. Wenn wir unseren Schlaf-Wach-Rhythmus verändern wollen, müssen wir beim natürlichen Licht ansetzen.

Um gesund zu leben, brauchen wir Sonnenlicht. Es wirkt sich unmittelbar auf das Energieniveau, den Schlaf, die Stimmung, Wachheit und Aufmerksamkeit, den Hormonspiegel, das Immunsystem und Stressresilienz aus. Wenn Sie unter Energiemangel oder Schlafproblemen leiden oder systemische Probleme mit dem Darm, der Stimmung, der Gehirnfunktion oder dem Hormonspiegel haben, sollten Sie unbedingt der richtigen Art von Licht Priorität einräumen.

Morgensonne muss sein

Helles Morgenlicht hilft, die innere Uhr so zu stellen, dass sie mit dem natürlichen Tag-Nacht-Zyklus synchron geht. Direktes Sonnenlicht nach dem Aufwachen kann Ihren Schlaf verbessern, sodass Sie nachts schneller einschlafen und morgens erfrischt aufwachen, weil die Lichteinwirkung Ihren Schlaf-Wach-Rhythmus mit dem Tag-Nacht-Zyklus synchronisiert.[106] Neben der Verbesserung des Schlafverhaltens sorgt das Morgenlicht für Vitamin D, stärkt das Immunsystem, reduziert Stress und ist gut für die seelische Gesundheit.

Die empfohlene Dauer der morgendlichen Besonnung richtet sich nach mehreren Faktoren: der geografischen Lage, Ihrem Hauttyp und der Intensität des Sonnenlichts. Als Faustregel gilt, dass Sie an einem sonnigen Morgen fünf bis zehn Minuten und an einem eher bewölkten Tag 15 bis 20 Minuten in der Sonne verbringen sollten.

Es ist faszinierend, dass etwas so Einfaches wie Licht eine so tiefgreifende Wirkung haben kann. Zum Glück kann die Aufnahme von Morgenlicht in den Tagesablauf ganz einfach sein: ein Spaziergang im Grünen, morgendliche Dehnübungen oder ein Frühstück im Freien reichen aus.

Versuchen Sie, Ihre Morgenrituale zu stapeln, damit Sie mehrere auf einmal erledigen können. Verlegen Sie zum Beispiel die morgendliche Telefonbesprechung oder die erste Tasse Matcha nach draußen. Meditieren, trainieren, Tagebuch schreiben oder einen Protein-Smoothie trinken – tun Sie's im Freien, um möglichst viel Nutzen daraus zu ziehen. Ratsam ist auch, innerhalb einer Stunde nach dem Aufwachen Sonnenlicht zu tanken. Das maximiert die Wirkung des Lichts auf den zu Tagesbeginn steigenden Cortisolspiegel.

Nachdem ich vor fünf Jahren meinen lieben Freund Ari Whitten, Autor von *Eat for Energy*, für meinen Podcast »Energized« interviewt hatte, folgte ich seinem Rat und nahm fortan gewissenhaft ein morgendliches Sonnenbad. Unter anderem fiel mir auf, wie sehr sich meine allgemeine Stimmung besserte – ich fühlte mich leichter und energiegeladener.

Morgendliches Sonnenlicht kann den Cortisolspiegel steigen lassen. Dadurch wird man leichter wach und aufmerksam. Diese sogenannte Cortisol-Aufwachreaktion ist ein vorteilhafter (»hormetischer«) Stressor, der die Stressresilienz für den anbrechenden Tag steigert. Studien haben ergeben, dass der blaue Lichtanteil der Morgensonne eine antidepressive Wirkung hat und zur Behandlung von Winterdepressionen eingesetzt werden kann.[107] Natürliches Sonnenlicht hält uns wachsam, fördert die Vitamin-D-Produktion und erhöht den Serotoninspiegel.

Indem es den Schlaf-Wach-Rhythmus reguliert, kann Sonnenlicht auch den Schlaf verbessern. Am Morgen drückt Sonneneinstrahlung den Melatoninspiegel und vertreibt dadurch die Schläfrigkeit. Steigt am Abend der Melatoninspiegel, wird man müde und kann leichter einschlafen. Studien zufolge verlängert der Kontakt mit Tageslicht die Schlafdauer, verbessert die Schlafqualität und erleichtert das Einschlafen.[108]

Wollen Sie noch was Cooles wissen? Wenn Sie sich am Nachmittag in die Sonne begeben, sind Sie wegen des höheren Sonnenstands mehr gelbem und orangefarbenem Licht ausgesetzt (im Kontrast zum bläulichen Licht am frühen Morgen). Diese Wellenlängen signalisieren dem Gehirn, dass es Zeit ist, durch die Ausschüttung von Melatonin für Entspannung zu sorgen. Es ist unglaublich, wie sich unser Körper an die Welt um uns herum anpasst. Das segensreiche Sonnenlicht zu nutzen, kostet nichts und kann Tag für Tag großen Nutzen für die Gesundheit bringen!

SCHLAF: DIE GRUNDLAGE EINES GESUNDEN LEBENS

Sie hatten einen anstrengenden Tag, sind von einem Termin zum nächsten gehetzt, um Arbeit, Familie, Freundeskreis und sich selbst unter einen Hut zu bringen – und jetzt möchten Sie nur noch gut schlafen. Sie machen es sich mit einem Film oder einem guten Buch, einem Glas Wein oder einer Tasse Tee gemütlich. Endlich ist es Zeit, sich zu entspannen und auszuruhen.

Aber dann vergehen die Minuten, und Sie bleiben hellwach.

Wenn Sie doch wegdösen, schrecken Sie nach ein paar Stunden (oder gar Minuten) wieder hoch, und alles beginnt von vorne. Dann bricht der Nachtschweiß aus, und Sie wachen panisch auf, weil Sie sich nicht schnell genug abkühlen können. Was kinderleicht sein sollte, fühlt sich plötzlich unerreichbar an – warum ist Schlafen bloß so schwer? Am nächsten Tag sind Sie benommen, gereizt und brauchen mehr Schokolade oder Kaffee, um den Nachmittag zu überstehen … und der Teufelskreis setzt sich fort.

Schlafprobleme können einen völlig aus der Bahn werfen. Man fühlt sich die ganze Nacht und den Tag über müde und sucht verzweifelt nach Lösungen, die ein paar Stunden Ruhe und Erholung verschaffen könnten, nach denen der Körper schreit.

Leider merken viele Frauen, dass sich ihre Schlafprobleme in den Wechseljahren verschlimmern. Wenn Sie sich spätabends hin und her wälzen oder frühmorgens die Decke anstarren, mögen Sie denken, dass alle anderen auf der Welt selig schlummern. Aber die traurige Wahrheit ist, dass Sie in guter Gesellschaft sind. Über Schlaflosigkeit, Einschlaf- und Durchschlafstörungen und andere Schlafprobleme klagen viele Frauen in den Wechseljahren und danach. Nach neuesten Erkenntnissen der US-Gesundheitsbehörde CDC wacht die Hälfte aller Frauen in den Wechseljahren an vier oder mehr Tagen in der Woche unausgeruht auf.[109] Dass Frauen über 40 Schlafprobleme haben, hat mehrere Gründe, und auf die wichtigsten gehe ich in diesem Kapitel noch ein, aber zuvor möchte ich Ihnen Folgendes sagen:

Sie sind nicht allein. Sie sind nicht verrückt. In Ihrem Körper finden Veränderungen statt, die Ihnen den Schlaf rauben. Und das Wichtigste: Es gibt Gegenmaßnahmen, mit denen Sie bald besser schlafen können!

Was bei Schlafmangel passiert

So wie die Essgewohnheiten, die Sie mit Mitte 20 hatten, nicht mehr funktionieren (keine Erdnuss-M&Ms und Cola Light mehr zum Abendessen … zumindest nicht ohne Reue), sollten Sie auch Ihre Schlafgewohnheiten an Ihren heutigen Körper anpassen.

Schlaf ist genauso wichtig wie Essen und Atmen, denn er verschafft Körper und Geist die Zeit, die sie zum Ausruhen und Regenerieren brauchen. Ohne Schlaf leiden Gesundheit und Hormonhaushalt erheblich. Schlechter Schlaf hat Folgen:

- Er lässt chronische Entzündungen zunehmen, die wiederum fast alle chronischen Krankheiten begünstigen.
- Er schwächt das Immunsystem, sodass man anfälliger für Krankheiten und chronische Infektionen wird.
- Er fördert die Insulinresistenz und stört den Blutzuckerhaushalt. (Weil die Zellen bei Schlafmangel schlechter auf Insulin reagieren, fehlt die benötigte Glukose, und der Blutzuckerspiegel steigt. Laut einer Studie aus dem Jahr 2015 senkt eine Nacht Schlafentzug die Insulinsensitivität ebenso sehr wie sechs Monate fettreiche Ernährung.)[110]
- Er trägt zur Gewichtszunahme bei, indem er die sogenannten Hungerhormone Leptin und Ghrelin dereguliert, sodass man sich nie satt fühlt und immer hungriger wird. Die Folge sind Heißhunger, spätabendliches Essen und Essattacken.
- Er beeinträchtigt die Reparatur von Muskelfasern und anderem Gewebe. (Während des Schlafs werden Wachstumshormone ausgeschüttet, damit der Körper wächst und beschädigtes Gewebe geheilt wird. Bei Schlafmangel schüttet die Hypophyse weniger von diesem lebenswichtigen Hormon aus, was das Risiko von Herzerkrankungen, Fettleibigkeit, Diabetes und psychischen Problemen erhöht.)
- Er schwächt das Gedächtnis, das Urteilsvermögen, die Konzentration und die Fähigkeit, Probleme zu lösen. (Im Schlaf werden toxische Proteine aus dem Gehirn entfernt; eine Anhäufung dieser Beta-Amyloid-Proteine wird mit der Alzheimer-Krankheit in Verbindung gebracht).[111]

Schlafmangel verschärft folgende Probleme

- Angststörung
- Depression
- Vergesslichkeit
- Ungeschicklichkeit und Sturzgefahr
- Schmerzen
- Reizbarkeit und Stimmungsschwankungen
- Niedrige Schilddrüsenwerte
- Anfälligkeit für Herzerkrankungen, Fettleibigkeit und Diabetes
- Überschuss an Bauchfett
- Heißhunger, Essattacken und ungesunde Ernährung
- Verminderte Insulinsensitivität
- Prämenstruelles Syndrom und stärkere Regelblutung

Im Schlaf ist Ihr Gehirn sehr aktiv. Sie durchlaufen verschiedene Schlafphasen, darunter Leichtschlaf, Tiefschlaf und REM-Schlaf. Im Laufe dieser Schlafzyklen verarbeitet Ihr Gehirn die Informationen des Tages, Ihr Körper erneuert beschädigtes Gewebe, füllt seine Energiespeicher wieder auf und produziert neue Zellen. Die individuellen Schlafbedürfnisse variieren von Frau zu Frau. Um zu wissen, wie viele Stunden Schlaf Sie brauchen, müssen Sie auf Ihren Körper hören. Wenn Sie sich unwohl fühlen, sollten Sie sich mit Ihren Schlafgewohnheiten auseinandersetzen, um ein vitaleres, beschwingteres Leben zu führen.

Fragen Sie sich als Erstes: »Wie fühle ich mich morgens, wenn ich aufwache? Fühle ich mich ausgeruht?« Wenn Sie Ihren Schlaf verbessern und sich morgens ausgeruhter fühlen möchten, ist es sinnvoll, zunächst den Ausgangszustand Ihrer Schlafgewohnheiten festzustellen.

Möglicherweise haben Sie Probleme beim Ein- oder Durchschlafen, was sich mit negativen Auswirkungen im täglichen Leben bemerkbar machen kann. Zum Glück gibt es hervorragende technische Lösungen zur Schlafüberwachung, mit denen Sie problematische Schlafmuster und Schlafstörungen erkennen und Ihren Schlaf sowohl qualitativ als auch quantitativ verbessern können! Zu bedenken ist, dass solche Fitness-Tracker nicht alle erforderlichen Informationen liefern, wenn Sie unter einer Schlafstörung leiden. Der Goldstandard der Schlafforschung ist eine Schlafstudie im Labor.

WARUM SCHLAFEN ÜBER 40 SO VIEL SCHWIERIGER IST

Woran liegt es, dass Frauen über 40 so oft Schlafprobleme haben? Es gibt mehrere Ursachen, die ihnen in den Wechseljahren und danach den Schlaf rauben.

Hitzewallungen (auch bekannt als Nachtschweiß)

Die nächtlichen Schweißausbrüche sind nichts anderes als Hitzewallungen, die nachts auftreten. Sie sind der Hauptgrund, warum Frauen über 40 Schlafprobleme haben – weil sie so unangenehm und so lästig sind. Interessanterweise ist es jedoch nicht die intensive Hitzeempfindung, die den Schlaf stört. Die Vorgänge im Gehirn, die Hitzewallungen auslösen, signalisieren dem Körper auch, aufzuwachen. Also werden Sie nicht von der Hitzewallung geweckt, sondern von Ihrem Gehirn … und zwar gerade rechtzeitig, um das Einsetzen der Hitze zu spüren.

Zwar hat die Forschung noch nicht ganz herausgefunden, was Hitzewallungen verursacht, aber es gibt vielversprechende Hinweise darauf, wie man sie auf natürliche Weise stoppen kann, zum Beispiel durch Hormonersatztherapie mit Östradiol, durch Verhaltensänderungen (mehr Bewegung, gesunde Ernährung und Stressbewältigung) oder durch komplementäre Therapien (Yoga, Meditation, Akupunktur).

Stress

Diese Lebensphase ist unter Umständen die stressigste. Vielleicht haben Sie es mit einer Mischung aus anspruchsvoller Erwerbsarbeit, alternden Eltern, kleinen Kindern, Teenagern, Eheleben und sich verändernden Freundschaften zu tun, ganz zu schweigen von der verrückten Welt, in der wir leben. Und Sie müssen so gut es geht damit zurechtkommen.

Der Schlafzyklus hängt vom Stresshormon Cortisol ab und folgt einem verlässlichen Muster. Wenn Sie aufwachen, steigt der Cortisolspiegel an, um Sie in Schwung zu bringen und Sie bereit für den Tag zu machen. Im Laufe des Abends sollte er stetig sinken, damit Sie ruhig und friedlich einschlafen können. Wenn Sie jedoch den ganzen Tag über unter Stress stehen und den Abend damit verbringen, Nachrichten zu schauen oder durchs Internet zu scrollen, bleibt der Cortisolspiegel erhöht, und Sie schlafen schlechter ein.

Hormonschwankungen

Jap, die schon wieder.

Sinkende Hormonspiegel (besonders Progesteron) können in den Wechseljahren ebenfalls zu Schlafstörungen führen. Erstens ist Progesteron ein wichtiges beruhigendes Hormon, das Angstzustände und depressive Symptome lindert und den Schlaf fördert. Ist der Spiegel optimal, sind Sie entspannt und schlafen gut. Laufen die Nebennieren aufgrund von Stress auf Hochtouren und schütten Cortisol aus oder sinkt der Progesteronspiegel menopausal bedingt, verlieren Sie Ihre Fähigkeit, Ruhe und Schlaf zu finden.

Zweitens lassen die perimenopausalen Östrogenschwankungen den Körper anfälliger für Symptome wie Nachtschweiß werden, die Stressfaktoren sind und den Schlaf stören können. Eine Östrogendominanz (infolge eines niedrigen Progesteron- oder hohen Östrogenspiegels) stört ebenfalls erheblich die natürliche Ruhefunktion Ihres Körpers.

Schließlich ist da noch Melatonin, ein neurotransmitterähnliches Hormon, das den Schlaf-Wach-Rhythmus reguliert. Der Melatoninspiegel sinkt in den Wechseljahren ebenfalls, was das Zur-Ruhe-Kommen schwieriger macht. Wenn der Cortisolspiegel stressbedingt chronisch erhöht ist, entfaltet das Melatonin nicht genug Wirkung, um den Körper zur Ruhe zu bringen und dem Cortisol entgegenzuwirken.

WAS BEIM SCHLAFEN HILFT

Der beste Rat, den ich Ihnen geben kann, lautet: Behandeln Sie Ihren Schlaf, als wäre er ein Millionen-Dollar-Meeting. So wichtig ist er. Besserer Schlaf ist eines der effektivsten Mittel, um sich die Wechseljahre zu erleichtern und die allgemeine Gesundheit zu verbessern. Falls Sie sich kaum an den letzten Morgen erinnern können, an dem Sie nach mindestens sieben Stunden Schlaf erfrischt und voller Energie aufwachten, sind Sie hier genau richtig, denn jetzt kümmern wir uns um Ihren Schlaf.

Das Internet ist voll mit Schlaftipps, aber woher wollen Sie wissen, was bei Ihnen funktioniert? Wie bei allen Gesundheitsproblemen beheben Notlösungen das Problem nicht auf Dauer. Sie müssen die Ursache bekämpfen, um die ersehnte Erleichterung zu erlangen.

Was folgt, sind Lösungen für Frauen über 40, mit denen Sie sich den Schlaf verschaffen können, den Ihr Körper so dringend braucht.

Jeden Tag zur gleichen Zeit aufstehen

Die folgende Aussage überrascht stets, aber: Wenn Sie verlässlich gut schlafen wollen, ist der wichtigste Schritt eine konstante Aufstehzeit. Das liegt daran, dass Ihr Schlaf-Wach-Rhythmus eher von der Aufstehzeit als von der Schlafenszeit beeinflusst wird. Eine festgesetzte Weckzeit sagt dem Körper, wann er wach sein und wann er schlafen soll.[112]

Ihr Schlaf-Wach-Rhythmus reagiert nicht sofort darauf, sondern passt sich über mehrere Tage hinweg allmählich an. Die gleiche Anpassung erfolgt auch beim Jetlag. Dabei sind Sie zu ungünstigen Zeiten müde und können im Bett nicht einschlafen, weil Sie noch im Rhythmus der alten Zeitzone sind. Auf ähnliche Weise verwirren veränderliche Aufwachzeiten, sei es am Wochenende oder nach einer schlechten Nacht, Ihre biologische Uhr – in der Schlafmedizin wird dies als »sozialer Jetlag« bezeichnet.

Um sicherzustellen, dass Sie jeden Tag zur gleichen Zeit müde sind, ist, sollten Sie am besten jeden Tag zur gleichen Zeit aufwachen und aufstehen, auch am Wochenende. Das ist im Grunde das Gegenteil von dem, was die meisten Menschen für das Schlafförderlichste halten. Sie gehen jeden Tag zur gleichen Zeit ins Bett und variieren die Aufstehzeit je nachdem, wie sie in der Nacht geschlafen haben. Leider steht das im Widerspruch zu der Art und Weise, wie der Körper den Schlaf reguliert, und läuft auf frustrierende, vergebliche Einschlafversuche hinaus.

Wählen Sie eine Weckzeit, die Sie einhalten können. Sie sollte weder zu früh noch unvereinbar mit Ihrem natürlichen Schlafmuster der jüngsten Vergangenheit sein, Sie müssen also nicht zwanghaft zur Morgenlerche werden, wenn Sie eher eine Nachteule sind. Als Nächstes halten Sie sich jeden Tag an eine Weckzeit innerhalb eines festen Zeitfensters von fünfzehn Minuten. Auch bei schlechtem Schlaf. Auch nach einer Partynacht. Dann läuft Ihre innere Uhr bald wieder wie ein Uhrwerk.

Noch besser ist es, wenn Sie Ihre festgesetzte Weckzeit mit morgendlicher Sonneneinwirkung verbinden. Licht festigt den Schlaf-Wach-Rhythmus, indem es am Morgen Wachheit signalisiert, und dadurch erleichtert es auch das Einschlafen am Abend. Erwägen Sie gegebenenfalls die Anschaffung einer Tageslichtlampe für die Wintermonate, vor allem wenn Sie unter einer Winterdepression leiden.[113]

Meditation

Meditation ist eine stresslindernde Betätigung, die für die abendliche Entspannung Wunder wirken kann. Indem Sie den Tag mit einer Meditationsübung beenden, bauen Sie Stress ab und signalisieren Ihrem Körper, dass es Zeit ist, die Cortisolproduktion zu bremsen, Melatonin freizusetzen und sich zu entspannen.

Tiefer Atem und fokussierte Aufmerksamkeit verlangsamen die Gehirnwellen und beruhigen den Geist. Sie aktivieren damit das parasympathische Nervensystem, das beim Entspannen hilft.

Wenn Meditation für Sie etwas Neues ist, empfehle ich geführte Schlafmeditationen, auch hierfür gibt es diverse App-Anbieter. Es gibt zudem wunderbare Podcasts mit Schlafmeditationen oder Einschlafgeschichten.

Bewegung am späten Nachmittag und Abend

Wie allgemein bekannt, verbessert Bewegung am Tage den Nachtschlaf. Aber entscheidend ist, welche Art von Bewegung es ist. Intensive, anstrengende Trainingseinheiten am späten Abend können den Cortisolspiegel erhöhen. In bestimmten Fällen ist das gut für den Körper (deshalb macht man es ja schließlich). In den Wechseljahren ändert sich jedoch die Lage. Intensives Training am späten Abend bringt dem Körper nicht mehr den gleichen Nutzen wie früher. Stattdessen kann es Bauchfett, Schlafprobleme und andere Symptome sogar verschlimmern.

Mäßige Bewegung – wie Spaziergänge, Yoga oder Pilates – hat den gegenteiligen Effekt: Sie senkt den Cortisolspiegel und dämpft die Unruhe, sodass man besser ein- und durchschläft. Verschaffen Sie sich am Abend etwas Bewegung (etwa einen Spaziergang nach dem Abendessen, der auch gut für den Blutzucker ist!). Damit signalisieren Sie Ihrem Körper, dass es Zeit ist, sich zu entspannen.

Kein Zucker, kein Alkohol

Sie haben es schon oft gehört, aber ich sage es noch mal: Zucker ist kein Freund.

Fluktuierende Blutzucker- und Insulinspiegel belasten den Körper zusätzlich, erschweren das Einschlafen und können dazu führen, dass man während der Nacht wach wird.

Wenn Sie sich also tagsüber erschöpft und benommen fühlen und nachts wach und nervös sind, sollten Sie es mit Zucker- und Alkoholverzicht probieren, möglicherweise können Sie dann schnell besser schlafen.

Gute Schlafhygiene

Hier geht es beim Einschlafen ans Eingemachte, aber eine verbesserte Schlafhygiene kann nachweislich viel bewirken. Wie Sie Ihre Abendstunden gestalten, wie Sie zu Bett gehen und wie Ihre Schlafumgebung aussieht, kann über Schlaf oder Nichtschlaf entscheiden. Folgendes sollten Sie sich angewöhnen:

- **Die letzte Stunde des Tages bildschirmfrei:** Kein Smartphone, kein Fernseher, kein Laptop. Damit ersparen Sie sich nicht nur potenziell stressige Situationen, sondern verhindern auch, dass Kunstlicht den Melatoninspiegel verdirbt.
- **Die letzten drei Stunden nichts mehr essen:** Nehmen Sie vor dem Schlafengehen nur noch Wasser oder Kräutertee zu sich, damit der Körper in einen Erholungsmodus übergehen kann.
- **Licht aus oder dimmen:** Die Melatoninproduktion wird durch Dunkelheit ausgelöst. Wenn Sie sich bis kurz vor dem Schlafengehen in hell erleuchteten Räumen aufhalten, kann es eine Weile dauern, bis sich der Melatoninspiegel anpasst. Mit schummriger Beleuchtung triggern Sie den Ruhemodus Ihres Körpers.
- **Beruhigende ätherische Öle verwenden:** Lavendel, römische Kamille, Vetiver, Zedernholz und Ylang-Ylang sind Öle, die ich wegen ihrer beruhigenden Eigenschaften gerne abends verneble. Wenn Sie diese Öle in ein Entspannungsbad oder Massageöl mischen oder direkt auf die Bettwäsche auftragen, können Sie sich besser entspannen! Probieren Sie die folgenden Mischungen aus:

Diffusormischung »Calm Mind«

- 2 Tropfen ätherisches Salbeiöl
- 2 Tropfen ätherisches Lavendelöl
- 2 Tropfen ätherisches Ylang-Ylang-Öl

Rollermischung »Deep Sleep«

- 10 Tropfen ätherisches Lavendelöl
- 4 Tropfen ätherisches Zedernholzöl
- 4 Tropfen ätherisches Ylang-Ylang-Öl
- Trägeröl Ihrer Wahl

Spraymischung gegen Hitzewallung

- 8 Tropfen ätherisches Pfefferminzöl
- 5 Tropfen ätherisches Lavendelöl
- Destilliertes Wasser oder Hamameliswasser

Nahrungsergänzungsmittel

Ich weiß, wie es sich anfühlt, verzweifelt nach Lösungen gegen die Schlaflosigkeit zu suchen. Wenn Schlafprobleme das ganze Leben bestimmen, sucht man Linderung und Schlafmittel. Aber bevor Sie zu verschreibungspflichtigen oder rezeptfreien Medikamenten greifen, empfehle ich Ihnen, Nahrungsergänzungsmittel auszuprobieren. Schlaffördernde Nahrungsergänzungsmittel aus natürlichen Zutaten führen nicht zu Gewöhnung oder Sucht und können die gesunden Schlafmuster der Körpers auf natürliche Weise wiederherstellen.

Hier sind einige wirksame Nahrungsergänzungsmittel. Testen Sie zunächst nur eines oder zwei der folgenden schlaffördernden Nahrungsergänzungsmittel, indem Sie sie eine halbe Stunde vor dem Schlafengehen einnehmen. Das gibt Ihrem Gehirn Zeit, sich zu entspannen, und fördert einen tieferen, erholsameren, die ganze Nacht anhaltenden Schlaf.

- **Magnesiumglycinat (400 bis 800 Milligramm pro Tag):** Der Mineralstoff Magnesium ist wichtig für die Beruhigungsmechanismen des Körpers. Die Einnahme von Magnesium vor dem Schlafengehen kann die Einschlafzeit verkürzen und die Schlafqualität verbessern. Da Magnesium auch für die Insulinregulation und den Hormonhaushalt unerlässlich ist, packt es Ihre Schlafprobleme an der Wurzel!
- **L-Theanin (100 bis 200 Milligramm pro Tag):** Wenn innere Monologe, Ängste, Stress oder rasende Gedanken Sie daran hindern, die nötige Ruhe zu finden, ist L-Theanin ein wunderbares natürliches Mittel, um im Kopf für Ruhe und Gelassenheit zu sorgen. Es unterstützt auf natürliche Weise die Ausschüttung von beruhigenden, schlaffördernden Neurotransmittern im Gehirn, sodass Sie leichter zur Ruhe kommen und einen besseren Schlaf genießen können.[114]
- **Baldrian (450 Milligramm pro Tag):** Baldrian ist ein Kraut, das seit Langem als schlafförderndes und angstlösendes Mittel gebräuchlich ist. Es wirkt ähnlich wie Valium oder Xanax (allerdings ohne Nebenwirkungen), indem es im Körper die Spiegel von beruhigenden Neurotransmittern hochhält. Die Inhaltsstoffe von Baldrian beruhigen vor allem eine Hirnregion namens Amygdala, die starke Emotionen und Stress verarbeitet.[115] Zudem enthält er starke Antioxidantien mit schlaffördernden Eigenschaften.[116]
- **Melatonin (mit 1 Milligramm vor dem Schlafengehen beginnen und nach Bedarf auf 3 bis 5 Milligramm steigern):** Wo immer von pflanzlichen Schlafmitteln die Rede ist, steht Melatonin ganz oben auf der Liste. Melatonin ist ein Hormon, das den Schlaf-Wach-Rhythmus reguliert. Jede Störung der Ruhe- und Wachphasen kann den Körper aus dem Takt bringen. Die Einnahme eines Melatoninpräparats vor dem Schlafengehen kann den richtigen Rhythmus wiederherstellen und zur Schlafenszeit den Geist beruhigen.

ENTSPANNENDE RITUALE

Ihr Körper sehnt sich nach Routine. Wenn Sie abends stets die gleichen Selfcare-Maßnahmen durchführen, nimmt Ihr Körper das schon bald als Signal, dass es Zeit zum Schlafen ist. Beenden wir dieses Kapitel mit einigen leicht umsetzbaren Tipps für kleine Rituale, die ihre Wirkung am besten in Kombination entfalten und dem Körper zu Ruhe und Regeneration verhelfen.

Haut und Zähne verwöhnen

Eine gute Abendroutine ist wichtig für die Gesundheit Ihrer Haut und beginnt mit der Reinigung. Schmutz, Fett und Make-up, die sich im Laufe des Tages angesammelt haben, sollten entfernt werden. Die Hautreinigung vor dem Schlafengehen bietet auch Gelegenheit zur Entspannung und verleitet zum dringend benötigten Schönheitsschlaf.

Das Putzen der Zähne und Zahnzwischenräume sollte ein wesentlicher Bestandteil jeder Abendroutine sein. Die Mundgesundheit ist ein wichtiger Faktor für die allgemeine Gesundheit und das Wohlbefinden, denn Zahn- und Zahnfleischprobleme können zu anderen Gesundheitsschäden führen, ja sogar zu Herzerkrankungen oder Schlaganfällen.[117] Indem ich meine Zähne jeden Abend nach der Hautpflege mit Bürste und Zahnseide reinige, signalisiere ich meinem Körper, dass die nächtliche Fastenzeit und die Schlafphase beginnen. Nach dem Zähneputzen kommt meine abendliche Lieblingszeit, die mir ganz allein gehört: Ich mache mir Tee, schreibe in mein Tagebuch und lese in einem Roman.

Einen entspannenden Tee aufbrühen

Die Teezubereitung ist an sich schon ein entspannendes Ritual, und Teemischungen mit Lavendel, Kamille, Zitronenmelisse oder Baldrian wirken stresslösend und schlaffördernd. Größere Teemengen sollten zwei Stunden vor dem Schlafengehen getrunken werden, damit Sie genug Zeit haben, vor dem Schlafengehen die Blase zu entleeren.

Ein Dankbarkeitsjournal führen

Meiner Meinung nach mit das Wichtigste an der Abendroutine ist, sich ein paar Minuten Zeit zu nehmen, um aufzuschreiben, wofür man dankbar ist. Ich mache das schon seit Jahren jeden Abend, und es dauert nur fünf bis zehn Minuten. Alles, was Sie dafür brauchen, sind ein Schreibheft oder Tagebuch, ein Stift und ein bisschen Zeit, um über die Segnungen nachzudenken, die Sie während des Tages oder in Ihrer aktuellen Lebensphase erfahren haben. Diese

Übung praktiziere ich mit meinem Sohn Kingston beim Ins-Bett-Bringen, wir reden darüber. Ihre Zeit beim Tagebuch-Schreiben können Sie auch nutzen, um alles andere, was Ihnen durch den Kopf geht, loszulassen. Dann können Sie einschlafen, ohne dass Ihnen Bedenkenswertes und Unerledigtes durch den Kopf schwirrt.

Dankbarkeitsübung

Jeden Tag aufzuschreiben, wofür man dankbar ist, spendet Kraft – sogar (und besonders) an schweren Tagen. Ich habe immer wieder festgestellt, dass Dankbarkeit sehr schnell die Stimmung und Perspektive verändert. Darum achte ich darauf, meine Gegenwart wahrzunehmen und Dankbarkeit dafür zu empfinden.

Der Benediktinermönch David Steindl-Rast drückt es so aus: »Nicht die Freude macht dankbar, sondern die Dankbarkeit macht Freude.« Ähnliches hat auch die Autorin Brené Brown nach jahrelanger Forschung und Interviews mit Tausenden von Menschen festgestellt: Jede Person, die sich selbst als freudvoll beschrieb, praktizierte auch aktiv Dankbarkeit.

Weil Dankbarkeit Freude bringt und nicht umgekehrt, ist es wichtig, aktiv Dankbarkeit zu praktizieren. Das passiert nicht von selbst, sondern erfordert, die Aufmerksamkeit immer wieder auf jene Dinge zu richten, die Sie schätzen – seien es die scheinbar kleinen Dinge wie ein sonniger Tag, eine gute Tasse Kaffee oder etwas Wichtigeres wie Ihre Gesundheit oder das Glück und der Erfolg Ihrer Lieben.

Tag für Tag Dankbarkeit zu praktizieren ist wichtig, besonders wenn Sie auf persönliches Wachstum und eine noch bessere Zukunft hinarbeiten.

Ein gutes Buch lesen

Die Bettzeit ist nicht die Zeit für fordernde Selbsthilfebücher oder tiefgründige, schwierige Literatur. Gönnen Sie Ihrem Körper lieber eine entspannende und genussvolle Lektüre. Eine Studie aus dem Jahr 2022 hat ergeben, dass Menschen, die vor dem Schlafengehen lesen, etwa anderthalb Stunden länger schlafen als Nichtlesende. Das zeigt, welchen Einfluss so ein einfaches Ritual auf die körperliche Erholung hat.[118]

Die Neueinstellung des Schlaf-Wach-Rhythmus hat letztendlich viele Vorteile: Sie macht jünger, körperlich gesünder, hormonell und metabolisch fitter und geistig wacher. Und sie ist einfacher, als sie klingt, denn man arbeitet ja mit den natürlichen Rhythmen und Zyklen des Körpers.

Nachdem Sie nun gelernt haben, wie Sie nachts die nötige Ruhe finden, wenden wir uns der Frage zu, wie Sie tagsüber in Bewegung bleiben können! Bewegung ist für ein erfülltes Leben in den Wechseljahren und danach unerlässlich und bildet das Thema des nächsten Kapitels.

Kapitel 7

4. SÄULE: DURCH BEWEGUNG UND FITNESS KRAFT UND RESILIENZ AUFBAUEN

Die Wechseljahre meiner Mutter mitzuverfolgen inspirierte mich, dieses Buch und insbesondere dieses Kapitel zu schreiben. Ihre Widerstandskraft während der Perimenopause und bis in die Postmenopause hinein hat meine Sicht auf die Lebensmitte und das, was in dieser Phase möglich ist, tiefgreifend verändert. Und ich kann Ihnen sagen: Es ist mehr, als Sie sich vorstellen können!

Wie bereits erzählt, hatte meine Mom wie Millionen anderer Frauen große Probleme mit der Perimenopause und bekam kaum Lösungen für ihre Benebeltheit, ihre Stimmungsschwankungen und den Energieverlust angeboten. Workouts, die ihr früher leicht gefallen waren, machten ihr zunehmend Mühe. Nach einem anstrengenden Arbeitstag hatte sie das Gefühl, nicht mehr genug Energie für eifriges Training im Fitnessstudio zu haben. Weil sie wusste, wie wichtig Bewegung für die Langlebigkeit ist, war das einer der Bereiche, in denen sie mich mit Ende 40 um Unterstützung bat. Sie wollte unbedingt in Form bleiben, war aber das gewohnte Fitnesstraining leid (das nicht mehr den gleichen Erfolg brachte wie in jüngeren Jahren). Sie wollte sich ein Ziel setzen, das größer war als sie selbst, und sich neu erfinden. Als Mittel dazu wählte sie: Bewegung und Gemeinschaft.

Neue Kraft gewann meine Mom vor allem aus einer Entscheidung, die sie mit 50 Jahren traf, nämlich: in Bewegung zu bleiben und Sportarten zu finden, die sie wirklich begeisterten. Sie begann, mit Ehrgeiz Tennis zu spielen, und setzte sich das Ziel, beim Los Angeles Marathon mitzulaufen. Inzwischen sind 14 Jahre vergangen, und meine Mutter hat an Dutzenden von Tennisturnieren teilgenommen und mehr als 65 Marathons und Halbmarathons absolviert, wie ein ganzer Haufen Medaillen beweist. (Gerade trainiert sie für ihren zehnten L.A.-Marathon!) Überraschenderweise hat vor Kurzem die Copenhagen City Heart Study, in der mehr als 8.500 Menschen über 25 Jahre hinweg beobachtet wurden, ergeben, dass hobbymäßig Tennis Spielende im Durchschnitt 9,7 Jahre länger leben als andere Menschen.[119] (Badminton kann die Lebenserwartung um 6,2 Jahre verlängern, Schwimmen um 3,4 Jahre und Joggen um 3,2 Jahre.) Meine Mutter hat sich in der späten Perimenopause also tatsächlich für zwei großartige Sportarten entschieden, die ihr zu einer erstaunlichen Gesundheit verholfen haben. Ihr Entschluss, sich regelmäßig zu bewegen und Muskelmasse aufzubauen, hatte auch den Vorteil, dass sie mit über 60 Jahren zu den sieben Prozent der metabolisch gesunden Erwachsenen gehört.

Meine Mutter hat sich noch weitere wirkungsvolle Lebensgewohnheiten zugelegt: eine gute Schlafroutine, die Pflege enger Freundschaften und eine stoffwechselgesunde Ernährung. Sie hat mir gezeigt, dass Lebenslust nach den Wechseljahren möglich ist und auf Freundschaft und Aktivität basiert.

In diesem Kapitel werden wir herausfinden, was meine Mutter schon lange weiß: dass Bewegung das Elixier für Langlebigkeit und Lebensfreude ist!

DAS GEHEIMNIS: BEWEGUNG IST LEBEN

Unser Körper ist dafür geschaffen, sich den ganzen Tag lang zu bewegen. Dennoch gehen Erwachsene in den USA laut der Gesundheitsbehörde CDC durchschnittlich weniger als 4.000 Schritte pro Tag, was ungefähr zwei bis drei Kilometern entspricht. Außerdem sind weniger als 40 Prozent der Frauen mittleren Alters wöchentlich mindestens 150 Minuten körperlich aktiv.[120] Noch besorgniserregender ist, dass viele Frauen in den Wechseljahren wegen der vielen Anforderungen dieser Lebensphase eher weniger statt mehr Sport treiben. Einige Studien lassen auf einen Rückgang der körperlichen Aktivität um 40 Prozent schließen, was für die zweite Hälfte unseres Lebens nichts Gutes verheißt.[121] Wechseljahressymptome wie verminderte Stressresistenz, Energielosigkeit und schlechter Schlaf können das Fitbleiben noch erschweren.

Früher stand beim Fitnesstraining vor allem die Herz-Kreislauf-Gesundheit im Mittelpunkt. Das Ziel war, Kalorien zu verbrennen und schlank zu sein. Jetzt ist es Zeit für ein Umdenken. Dünn sein ist in den Wechseljahren nicht mehr das Ziel. Das neue Ziel ist ein gesunder Stoffwechsel und die Steigerung von Kraft, Leistungsfähigkeit, Vitalität und Belastbarkeit. Wenn es eine Lebensphase gibt, in der Sie Sport zur Priorität machen sollten, dann ist es die Peri- und Postmenopause. Einige Ihrer besten Lebensabschnitte liegen noch vor Ihnen, denn immerhin werden Sie gut und gerne 40 Prozent Ihres Lebens in der Postmenopause verbringen. Indem Sie sich jetzt bewegen und fit halten, können Sie proaktiv Muskelmasse bewahren, die Stoffwechselgesundheit verbessern und Krankheiten vorbeugen, die nach der Menopause häufiger auftreten.

Während der Perimenopause durchläuft der Körper immense Veränderungen. Weniger Muskelmasse bedeutet einen geringeren Energieumsatz (langsamere Kalorienverbrennung). Viele Frauen bemerken in der Perimenopause eine Gewichtszunahme, die mit Muskelverlust und mehr Körperfett einhergeht.[122] Doch selbst wenn Ihr Gewicht auf der Waage gleich geblieben ist, stimmt Ihre Stoffwechselgesundheit möglicherweise nicht ganz. Da in dieser Lebensphase der Muskelanteil tendenziell abnimmt und der Fettanteil zunimmt, kann das Gewicht stabil bleiben (oder sogar sinken), während sich die Körperzusammensetzung in eine ungesunde Richtung hin zu überschüssigem viszeralem Fett und geringer Muskelmasse verschiebt. Dieser ungünstige Wandel lässt sich durch Fitnesstraining verhindern.

Glauben Sie nicht den Stimmen, die sagen, es sei nun Zeit für Entschleunigung und Ruhige-Kugel-Schieben. Durch körperliche Aktivität finden Sie die Kraft, in den Wechseljahren und danach auf der Höhe zu bleiben. Ja, Ihr Leben mag sich körperlich, emotional und finanziell anstrengend anfühlen, und das hat allzu oft ernsthafte Auswirkungen auf das Wohlbefinden. Ich weiß das, weil ich als Mutter, Partnerin, Geschäftsfrau und Gesundheitsdienstleisterin ebenfalls diese Lasten verspüre. An manchen Tagen habe ich das Gefühl, in meinen To-do-Listen zu versinken. Aber selbst mitten im ausgefülltesten Alltag ist körperliche Bewegung mein Rettungsanker. Und ich habe keinen Zweifel, dass ich mich ohne Bewegung schlechter und überforderter fühlen würde. Bewegung ist mein wichtigstes Mittel zum Stressabbau. Mich mehr zu bewegen war für meine Stoffwechselgesundheit die wirkungsvollste Umstellung – das zeigen meine Laborwerte und mein kontinuierliches Glukosemonitoring.

Die Gründe, aus denen wir keinen Sport treiben, sind genau jene Gründe, aus denen wir es tun sollten. Lassen Sie sich nicht die unzähligen sozialen, psychischen und körperlichen Gesundheitsvorteile entgehen, die Bewegung mit sich bringt. Gönnen Sie Ihrem Körper die Art von Bewegung, die Ihnen Freude bereitet und Lust auf ein gesünderes Leben macht. Wie die Ernährungs- und Fitness-Promicoachin J. J. Virgin sagen würde: »Sie verdienen es, kraftvoll zu altern.«

Bewegung kann dazu beitragen und nebenbei Wechseljahresbeschwerden lindern. Laut einer Studie verbessern zwölf Wochen moderates Fitnesstraining bei Frauen mit bewegungsarmer Lebensweise die Schlafqualität und reduzieren Schlaflosigkeit und Depressionen.[123] Eine andere Studie legte nahe, dass regelmäßiges, moderates Fitnesstraining (Cardio und Kraft) Hitzewallungen reduzieren kann.[124] Sie sehen: Ein Sport- und Bewegungsprogramm ist entscheidend für ein gutes Leben, die körperliche Gesundheit sowie das emotionale und mentale Wohlbefinden, sowohl im gegenwärtigen als auch im späteren Leben.

Frauen, die während der Perimenopause aktiv sind, haben in der Regel:[125]

- einen niedrigeren Body-Mass-Index (BMI) und ein gutes Gewicht
- weniger Körperfett
- einen gesunden Stoffwechsel
- eine bessere Schlafqualität
- mehr Muskelmasse und Kraft
- robustere Knochen und weniger Verletzungen
- weniger Hitzewallungen
- eine bessere Stimmung und besseres Wohlbefinden
- ein besseres Gedächtnis und ein geringeres Demenzrisiko

Vergleichen wir die Auswirkungen körperlicher Aktivität mit den Folgen sitzender Tätigkeit, welche erwiesenermaßen schlecht für die Gesundheit sind – von Fettleibigkeit und Bluthochdruck über hohe Cholesterinwerte bis hin zu einem erhöhten Risiko für Herzerkrankungen und Krebs. Laut einer Studie aus dem Jahr 2017 gibt es einen direkten Zusammenhang zwischen einer bewegungsarmen Lebensweise und einem frühen Tod.[126] Interessanterweise hat eine Studie aus dem Jahr 2015 ergeben, dass langes Sitzen unabhängig von der sonstigen körperlichen Aktivität negative Auswirkungen auf die Gesundheit hat. Eine Stunde im Fitnessstudio kann also den Schaden, der durch mehr als fünf Stunden Schreibtischarbeit pro Tag entsteht, nicht ausgleichen.[127]

Wenn wir unseren Stoffwechsel und unsere Lebenserwartung mit mehr Bewegung verbessern wollen, ist etwas anderes gefragt als ein 50-minütiger Fitnesskurs. Die Lösung muss darin bestehen, sich den ganzen Tag über mehr zu bewegen und Bewegung im Alltag unterzubringen.

Unsere Muskeln sind Glukose verarbeitende Maschinen, und Bewegung erlaubt den Muskelzellen, Glukose aufzunehmen, ohne durch Insulin dazu stimuliert zu werden. Dass so die Insulinausschüttung verringert wird, die als Reaktion auf den Anstieg des Glukosespiegels nach den Mahlzeiten erfolgt, kommt einer Superkraft gleich, denn wir möchten ja den Insulinspiegel den ganzen Tag über so stabil wie möglich halten. Indem wir den Körper immer wieder in Bewegung bringen, besonders nach den Mahlzeiten, lassen wir die Muskeln Glukose aus dem Blutkreislauf entfernen, ohne Insulin dafür zu beanspruchen. Das erhöht wiederum die Insulinempfindlichkeit des Körpers. Bewegung kann die Glukoseaufnahme um das bis zu 50-Fache gegenüber sitzender Tätigkeit (oder Untätigkeit) steigern.

Einfach ausgedrückt: Wenn Sie Sport treiben, nehmen die Muskelzellen besser Glukose auf, das Herz pumpt mehr glukosehaltiges Blut zu den Muskeln und enzymatische Veränderungen unterstützen den Glukosetransport zusätzlich. Da all dies gleichzeitig abläuft, erhalten die Muskelzellen die Glukose, die sie für die Anstrengung benötigen, und der Blutzuckerspiegel sinkt.

MEHR BEWEGUNG OHNE FITNESSSTUDIO

Zwar sind Sport und Fitness wichtige Formen der körperlichen Aktivität, bei der Hunderte von Kalorien auf einmal verbrannt werden, aber auch nicht-sportliche Formen der körperlichen Aktivität und Wärmeerzeugung – auch *non-exercise activity thermogenesis* oder NEAT genannt – können die Gesamtmenge der am Tag verbrannten Kalorien erheblich steigern.

NEAT ist meiner Meinung nach der Bereich, auf den Sie zuallererst achten sollten, da er bewegungsreiche Alltagsaktivitäten umfasst wie zum Beispiel das Putzen der Wohnung, das Treppensteigen, das Spielen mit Kindern, die Arbeit am Stehpult, die Gartenarbeit, das Einkaufen oder das häusliche Herumfuhrwerken. Personen mit hohem NEAT-Pegel können am Tag mehrere Hundert Kalorien zusätzlich verbrennen. Dieses Umsatzplus kann mit der Zeit zu einer erheblichen Gewichtsabnahme führen, ohne dass strikte Trainingsprogramme erforderlich sind.[128] Wenn Sie dieses Konzept nutzen, können Sie mehr Kalorien verbrennen und Ihr Gewicht in den Griff kriegen, den Glukose- und Insulinstoffwechsel verbessern und Gewichtszunahme verhindern.

Um Ihren NEAT-Pegel zu steigern, müssen Sie Ihren Alltag nicht komplett umkrempeln. Sie müssen nur bewusst mehr Bewegung im Alltag zulassen. Mit simplen, aber konsequenten

Verhaltensänderungen können Sie Ihr Wohlbefinden deutlich verbessern – und dabei kann es sich sogar um etwas so scheinbar Unbedeutendes wie Fußwippen handeln!

Denken wir uns ein paar praktische Möglichkeiten aus, wie Sie Ihren NEAT-Pegel im Tagesverlauf steigern können.

Mehr NEAT zu Hause

- **Hausarbeiten erledigen:** Putzen und Kochen bringen Sie in Bewegung.
- **Stehen bleiben:** Wenn Sie im Stehen Wäsche zusammenlegen, fernsehen oder telefonieren, wird Ihr Körper aktiv, und Ihr NEAT-Pegel steigt.
- **Mit Kindern oder Haustieren spielen** (idealerweise im Freien!): Fangspiele, Spaziergänge oder kleine Tanzeinlagen bringen die ganze Familie in Bewegung.
- **Einkaufen gehen statt liefern lassen:** Ein Rundgang durch den Supermarkt verbrennt mehr Kalorien als das Auspacken der Lieferbox. Bonus: so weit wie möglich vom Laden entfernt parken. Doppelbonus: zu Fuß oder mit dem Rad zum Einkauf.
- **Gärtnern:** Die Gartenpflege ist nicht nur eine hervorragende NEAT-Quelle, sondern beschert oft auch noch frisches, stoffwechselfreundliches Gemüse!

Mehr NEAT am Arbeitsplatz

- **Stehpult oder Gymnastikball statt Schreibtisch und Schreibtischstuhl:** Auf dem Gymnastikball aufrecht zu sitzen erfordert Energieeinsatz und fördert das Gleichgewicht und die Rumpfstabilität.
- **Laufband-Schreibtische** sind eine raffinierte Lösung, um mehr NEAT im Arbeitsalltag unterzubringen, ohne die Arbeitsleistung zu schmälern. Untersuchungen zufolge führen täglich zwei Stunden Arbeit am Laufband-Schreibtisch nach zwei Wochen zu einer Abnahme der Fettmasse um 1,2 Kilogramm und einer Zunahme der Muskelmasse um ein Kilo.[129]
- **Treppen steigen** statt den Aufzug oder die Rolltreppe zu nehmen.
- **Im Gehen reden:** Führen Sie Telefonate, während Sie spazieren oder einfach nur im Arbeitszimmer auf und ab gehen. Schlagen Sie vor, Teambesprechungen im Gehen abzuhalten. Das lässt nicht nur den NEAT-Pegel steigen, sondern kann auch zu lebhafteren und produktiveren Gesprächen führen.
- **Bewegungspausen einlegen:** Dehnen Sie sich regelmäßig oder tigern Sie eine Runde durchs Büro oder über den Parkplatz. Nutzen Sie die Mittagspause für einen längeren Spaziergang, möglichst zehn bis fünfzehn Minuten, um den Blutzuckeranstieg zu dämpfen und Energie für den Rest des Tages zu schöpfen!

Mehr NEAT beim Pendeln und auf Reisen

Entscheiden Sie sich fürs Gehen oder Radfahren statt fürs Autofahren, wo immer es möglich ist. Wenn Autofahren unvermeidlich ist, parken Sie weiter vom Ziel entfernt, um mehr Schritte zu gehen.

Öffentliche Verkehrsmittel nutzen. Verbringen Sie die Wartezeiten sowie die Fahrzeit im Stehen und gehen Sie zu Fuß zur Haltestelle oder zum Bahnhof, statt mit dem Auto zu fahren. Oder steigen Sie eine Haltestelle früher aus, um den Rest des Weges zu Fuß zu gehen.

Machen Sie aus Erledigungen Spaziergänge. Gehen Sie, wenn möglich, zu Fuß zum Geschäft, zur Bank oder zur Post, statt mit dem Auto zu fahren.

Auf Reisen sollten Sie eine Unterkunft wählen, von der aus die Sehenswürdigkeiten oder Geschäfte fußläufig zu erreichen sind.

Planen Sie Unternehmungen wie Museumsbesuche, Touren durch Parks und Stadtkerne, Ausflüge zu Märkten und Festivals, um sich mehr Bewegung zu verschaffen.

Mehr NEAT durch mehr Daten

Der NEAT-Pegel lässt sich sehr gut per Fitness-Tracker oder Smartwatch messen und aufzeichnen. So können Sie sich Klarheit verschaffen und Rechenschaft ablegen, sich realistische Ziele setzen und schrittweise Verhaltensänderungen vornehmen, die Ihre Alltagsaktivität steigern und Ihre allgemeine Gesundheit und Ihr Körpergewicht verbessern. Ein bewegungsreicher Alltag macht nur wenig Mühe, bringt aber viele Vorteile.

FITNESS-SNACKS

NEAT-Bewegung ist ein guter Ausgangspunkt, um mit minimalem Aufwand mehr Bewegung in den Alltag zu bringen. Die nächste Stufe ist das, was ich gerne als Fitness-Snacks bezeichne. Ich bin ganz wild auf Fitness-Snacks – und nein, ich spreche nicht von Proteinriegeln vor oder nach dem Training. Fitness-Snacks sind das Training! Sie sind etwas aufwendiger als NEAT-Aktivitäten, aber kein vollgültiges Workout.

Fitness-Snacks sind kurze Bewegungsschübe, die zwischen 30 Sekunden und 5 Minuten dauern und für die man weder ins Fitnessstudio gehen noch irgendetwas vorbereiten muss. Sie können nach individuellen Vorlieben gestaltet werden und wirken hervorragend gegen nachmittägliche Energietiefs. Deshalb mag ich sie so sehr! (Beim Schreiben dieses Kapitels habe ich sechs Fitness-Snacks eingeschoben.)

Fitness-Snacks sind ideal für vielbeschäftigte Menschen, und niemand ist mehr beschäftigt als eine Frau in den Wechseljahren. Unser durchgetakteter Alltag lässt kaum Zeit für Workouts im Fitnessstudio. Mit Anfahrt gehen dabei oftmals zwei Stunden drauf. Wer hat schon so viel Zeit übrig? Fitness-Snacks sind eine gute Alternative, um den Puls in die Höhe zu treiben und etwas für die Gesundheit zu tun, ohne sich umziehen zu müssen oder ins Schwitzen zu kommen.

Mehrere Studien zu Fitness-Snacks belegen ihre erheblichen Vorteile: Sie steigern die Muskelkraft, senken die Cholesterin- und Blutzuckerwerte, erhöhen die Ausdauer und verbessern die allgemeine Herz-Kreislauf-Kapazität.[130] Weitere Untersuchungen haben ergeben, dass über den Tag verteilte Fitness-Snacks sogar vorteilhafter sein können als ein einstündiges Training im Fitnessstudio nach einem ganzen Tag im Sitzen.

Wie viel Fitness sollte man snacken?

Wenn Sie während des Arbeitstages 2 Minuten Zeit haben, um sich einen Snack aus dem Kühlschrank zu holen, haben Sie auch 2 Minuten Zeit für einen kleinen Fitness-Snack. 1 bis 5 Minuten Bewegung reichen, um die Herzfrequenz so weit zu erhöhen, dass es Ihnen schwerfällt, ganze Sätze zu sprechen.

Eine Besprechung ist früher zu Ende gegangen? Prima. Nutzen Sie die gewonnene Zeit für einen Bewegungsschub – beispielsweise zwei Minuten Treppensteigen oder Hampelmann. Als Neuling in Sachen Fitness-Snacks fangen Sie am besten mit 60 Sekunden einmal pro Tag an und packen jede Woche um 30 Sekunden dazu, bis 2 Minuten oder mehr pro Tag erreicht sind. Setzen Sie sich mindestens drei Fitness-Snacks pro Tag zum Ziel, um den größten Nutzen zu erzielen. Hier einige Fitness-Snacks als Beispiel:

- 3 Minuten lang Treppen steigen
- 3 × 10 Ausfallschritte und 3 × 20 Mountain Climbers
- 2 Minuten Hüpfen auf dem Minitrampolin
- 3 × 20 Jumping Jacks und 3 × 10 Squats
- 2 Minuten lang abwechselnd 30 Sekunden Jump Squats und 30 Sekunden Liegestütze

WAS BEWEGUNG NACH DEM ESSEN BEWIRKT

Wenn es einen heißen Tipp in diesem Buch gibt, den Sie noch heute umsetzen können, dann diesen: Verschaffen Sie sich nach dem Essen Bewegung, wann immer es möglich ist. Laufen Sie fünfmal die Treppe hinauf und hinab oder machen Sie zwei Sätze mit je 20 Squats. Lassen Sie es Jump Squats sein, wenn Sie Ihr Herz auf Trab bringen wollen. Kingston und ich machen nach dem Essen immer Jump Squats.

Meine Lieblingsaktivität nach dem Abendessen ist Spazierengehen – weil es etwas Leichtes ist, ich gerne im Freien bin und das Beisammensein mit meiner Familie liebe. Ein Spaziergang nach dem Essen dämpft die Blutzuckerreaktion, senkt die Insulinresistenz, verbessert die Darmtätigkeit, begünstigt einen besseren Schlaf, hebt die Stimmung und baut Stress ab.

Um einen Unterschied zu bemerken, müssen Sie weniger tun, als Sie vielleicht denken! Laut einer Studie aus dem Jahr 2022 reicht bereits ein Verdauungsspaziergang von 2 bis 5 Minuten aus.[131] Andere Studien legen nahe, dass 10 bis 20 Minuten Gehen nach jeder Mahlzeit ausreichen könnten, um die Stoffwechselgesundheit deutlich zu verbessern. Ich checke immer meine Blutzuckerwerte per CGM-Sensor und spaziere dann möglichst 20 bis 30 Minuten lang. Wenn Sie sich regelmäßig nach dem Essen bewegen, entwickeln Sie eine feste Gewohnheit, die viel zur Stoffwechselgesundheit beiträgt – heute und auch noch in vielen Jahren.

Wenn Sie nicht nur Ihre Stoffwechselresilienz, sondern auch Ihre Knochen robuster machen möchten, sollten Sie erwägen, beim Spazieren eine Gewichtsweste zu tragen. Das Gehen mit Gewichtsweste ist eine schonende Methode, um die Herzfrequenz höher zu treiben als bei einem unbeschwerten Spaziergang, und es ist so unaufwendig, dass es keinen zusätzlichen Zeitaufwand erfordert und zur guten Gewohnheit werden kann. Einer Studie zufolge verhindert Fitnesstraining mit Gewichtsweste den Verlust von Hüftknochendichte und erhält die Knochenmineraldichte bei postmenopausalen Frauen.[132]

Ich empfehle, mit einer 2,5 bis 4 Kilogramm schweren Gewichtsweste zu beginnen und das Gewicht im Laufe der Zeit zu erhöhen, um einen größeren Cardio-Effekt zu erzielen. Als eine Art Fitness-Snack können Sie die Gewichtsweste auch zu Hause tragen, um ein Gefühl dafür zu bekommen und besser auf längere Strecken vorbereitet zu sein. Wenn Sie sich daran gewöhnt haben, können Sie zunächst kurze Spaziergänge damit machen und sich allmählich auf 20 bis 30 Minuten steigern.

Wie viel sollte man täglich gehen?

Allgemein wird empfohlen, mindestens 7.500 Schritte pro Tag zu gehen, um relativ aktiv zu bleiben. Als wirklich aktiv kann man mit 10.000 Schritten am Tag gelten. Die meisten Schrittzähler stufen die Schrittzahlen wie folgt ein:

- Bewegungsarm: Weniger als 5.000 Schritte täglich
- Wenig aktiv: Etwa 5.000 bis 7.499 Schritte täglich
- Halbwegs aktiv: Etwa 7.500 bis 9.999 Schritte täglich
- Aktiv: Mehr als 10.000 Schritte täglich
- Sehr aktiv: Mehr als 12.500 Schritte täglich

Nehmen Sie sich am besten vor, Ihre tägliche Aktivität um 1.000 Schritte zu steigern, bis Sie Ihr Ziel von 10.000 oder mehr Schritten pro Tag erreicht haben.

WIE WICHTIG GEWICHTE SIND

In der Forschung ist es unstrittig, dass die Perimenopause der ideale Zeitpunkt ist, um durch ein angepasstes Trainingsprogramm unerwünschte Veränderungen des Stoffwechsels und der Körperzusammensetzung zu verhindern. Langfristig zahlt sich besonders das Heben schwerer Gewichte aus, denn es trägt zum Aufbau und Erhalt von Muskelmasse, Kraft und Ausdauer bei – den drei Faktoren für freie und fröhliche Wechseljahre. Mit drei wöchentlichen Krafttrainingseinheiten lässt sich laut einer neuen Forschungsstudie sogar das biologische Alter um acht Jahre zurückdrehen.[133] Nie werde ich mein Interview mit der Autorin Dr. Stacy Sims und ihren Rat an alle Frauen in den Wechseljahren vergessen: »Eins sage ich gleich: Es ist nie zu spät (oder zu früh!), um mit dem Heben sauschwerer Gewichte zu beginnen und die Intensität zu steigern, um Kraft, Leistung, Körperzusammensetzung, Stoffwechsel und Leistungsfähigkeit zu verbessern.«[134]

Es folgen die wichtigsten Vorteile des Krafttrainings.

Stimulation muskelbildender Stammzellen

Östrogen wirkt sich direkt auf die Gesundheit der Muskeln aus und trägt zur Regeneration von Muskelstammzellen (auch Satellitenzellen oder Myoblasten genannt) bei, die für den Muskelerhalt wichtig sind. Wenn Tieren in Versuchen Östrogen entzogen wird, sinkt deren Fähigkeit, Satellitenzellen zu regenerieren, um bis zu 60 Prozent.[135] Muskelbiopsien bei perimenopausalen Frauen bestätigen dies und belegen, dass der Östrogenspiegel mit der Anzahl der Muskelstammzellen zusammenhängt. Krafttraining ist die beste Möglichkeit, um Muskelstammzellen zu bilden, und schwere Gewichte bieten den Trainingsreiz zum Kraftaufbau, den Frauen bei sinkendem Östrogenspiegel benötigen.

Anfachung des Stoffwechsels

Muskelzellen betreiben Stoffwechsel und erzeugen Energie zum Laufen, Heben und Springen. Selbst im Ruhezustand benötigen Muskeln mehr Energie als andere Zelltypen. Einer Studie zufolge können postmenopausale Frauen mit mehr Muskelmasse beim Training auch mehr Fett verbrennen.[136]

Geringeres Verletzungsrisiko und mehr Knochenmasse

Möchten Sie in den kommenden Jahren lieber nicht ins Krankenhaus? Möchten Sie verletzungsfrei bleiben? Der erste Schritt dazu ist das Heben schwerer Gewichte. Laut dem American College of Sports Medicine kommt es vor allem auf eines an: die Knochenmineraldichte.[137] Das Heben von schweren Gewichten (auch bekannt als Krafttraining) ist das beste Mittel zur Steigerung der Knochenmineraldichte, und je dichter Ihre Knochen sind, desto weniger anfällig sind Sie für Brüche oder Skelettverletzungen. Krafttraining mit schweren Gewichten stärkt die Knochen. Das ist entscheidend, denn die Wechseljahre sind eine gefährliche Zeit für die Knochendichte: In dieser Lebensphase erleiden Frauen bis zu 20 Prozent ihres Knochenverlusts.

Stärkung der Herzgesundheit und der allgemeinen Gesundheit

Einer der größten Vorteile schwerer Gewichte ist, dass intensives Krafttraining das Risiko für Herzinfarkte oder Schlaganfälle senken kann. Darüber hinaus haben Untersuchungen ergeben, dass Krafttraining Blutdruck und Cholesterinspiegel senken kann, beides wichtige Indikatoren für die Herzgesundheit.

Eine Studie der Iowa State University hat beispielsweise ergeben, dass weniger als eine Stunde Krafttraining pro Woche das Risiko für einen Herzinfarkt oder Schlaganfall um bis zu 70 Prozent senken kann.[138] Krafttraining verbessert auch die Insulinsensitivität, reduziert viszerales Fett (tiefes Bauchfett) und stärkt das Immunsystem. Kurz gesagt: Das Heben schwerer Gewichte macht gesünder!

Um Übertraining zu vermeiden, empfehle ich, mit ein bis zwei Trainingseinheiten pro Woche zu beginnen, wobei zwischen jeder Einheit zwei Ruhetage für die Muskelerholung liegen sollten. Nach vier bis sechs Wochen können Sie einen weiteren Tag hinzufügen, wenn Sie möchten, da sich der Körper nun ans Training gewöhnt hat.

Schweres Krafttraining setzt auf größere Verbundübungen: Kreuzheben, Kniebeugen, Ausfallschritte und Überkopfdrücken, bei denen die Kraft auf mehrere Muskeln, Bindegewebe und Gelenke verteilt wird, sodass alles genau im richtigen Maße trainiert wird.

Um Kraft und magere Muskelmasse aufzubauen (Hypertrophie), sollten Sie in der Regel drei bis fünf Sätze mit bis zu sechs Wiederholungen (also 4 × 6 Wiederholungen) mit so viel Gewicht ausführen, dass die letzte Wiederholung schwierig wird. Nach jedem Satz ruhen Sie sich 2 bis 5 Minuten lang aus. Denken Sie daran: Richtige Technik ist alles. Jede Wiederholung muss technisch korrekt ausgeführt werden. Wenn das nicht gelingt, brechen Sie lieber ab. Sollten Sie weitere Wiederholungen erzwingen und dabei die Technik vernachlässigen, riskieren Sie Verletzungen. Falls Sie unerfahren im Krafttraining sind, tasten Sie sich am besten langsam an schwere Gewichte heran, um Verletzungen zu vermeiden. Achten Sie zunächst auf Beweglichkeit und Stabilität. Erst wenn Sie den vollen Bewegungsumfang einer Übung ohne Gewicht beherrschen, fügen Sie nach und nach Gewichte hinzu. Ein Monat Personal Training unter professioneller Anleitung ist eine gute Möglichkeit, um die Bewegungen zu erlernen und ins Training zu kommen.

Nein, man wird davon nicht breiter

Lassen Sie uns dieses Märchen ein für alle Mal ausräumen. Wenn Sie nicht so schwere Gewichte heben wie professionelle Bodybuilder oder einem eigens auf Muskelaufbau ausgerichteten Trainingsplan folgen, werden Sie durch das Heben nicht massiger oder breiter.

Ich betone aber noch einmal: Schlankheit sollte in den Wechseljahren nicht das primäre Ziel sein. Ja, Sie möchten sich in Ihrem Körper wohlfühlen und in Ihre Lieblingsklamotten passen, aber Sie möchten auch stark und voller Energie sein. Gewissermaßen kann alles außer Ihrer Energie und Langlebigkeit ersetzt werden – wenn diese einmal verloren sind, sind sie für immer verloren. Das Krafttraining mit schweren Gewichten und überhaupt regelmäßiges Fitnesstraining dienen Ihrem Schutz, damit Sie Ihr Leben noch viele Jahre lang voller Vitalität genießen können!

HIIT UND SIT

Was kommt Ihnen beim Stichwort hochintensives Intervalltraining (HIIT) in den Sinn? Bestimmt geht es Ihnen wie den meisten, und Ihre Antwort lautet: »Nein, danke!« Aber was, wenn sich das Schwitzen lohnt – wenn man es richtig angeht? Ich liebe kurze HIIT-Einheiten (auch bekannt als Fitness-Snacks), weil sie meinen Puls auf Trab bringen und den Glukosestoffwechsel ankurbeln, gerade nach den Mahlzeiten. Das sind für mich Win-Win-Situationen, vor allem, wenn mein Terminkalender voll ist.

HIIT ist für vielbeschäftigte Frauen in den Wechseljahren eine zeitsparende Art des Trainings. Durch kurze, intensive Trainingsetappen, gefolgt von kurzen Erholungsphasen, erreicht man mit HIIT in kürzerer Zeit ein besseres Ganzkörpertraining als mit herkömmlicher Cardio-Fitness. HIIT taugt auch zur Reduzierung von Körperfett, zur Steigerung der Muskelkraft und zur Optimierung der Stoffwechsel-Biomarker. Die hohe Intensität der Trainingseinheiten steigert den Kalorienumsatz sowohl während als auch nach dem Training. Man spricht hier vom Nachbrenneffekt oder von EPOC (*excess post-exercise oxygen consumption*), da der Körper auch nach dem Trainings noch vermehrt Kalorien verbrennt.

Darüber hinaus kann HIIT-Training zum Aufbau von Muskelmasse beitragen, weil die Kombination aus intensiven Übungen und kurzen Ruhephasen die Ausschüttung von Wachstumshormonen stimuliert, die die Muskelbildung fördern. Das kann die Körperkraft verbessern und den Stoffwechsel ankurbeln.

Eine Unterart des HIIT möchte ich noch hervorheben, nämlich das Sprint-Intervalltraining (SIT).[139] Sehr kurze Sprints, höchstens 30 Sekunden lang, sind für perimenopausale Frauen die beste Art des hochintensiven Intervalltrainings. SIT besteht aus abwechselnden kurzen, intensiven Trainingsetappen und kurzen Erholungsphasen. Eine typische Trainingseinheit umfasst 3 bis 5 Sätze aus 10 bis 30 Sekunden langen Sprints mit voller Kraft und 2 Minuten Pause zwischen den Sätzen. Das Ziel ist es, über 85 Prozent der maximalen Herzfrequenz zu erreichen, um das Herz-Kreislauf-System und die Muskeln zu fordern.

SIT-Einheiten sind zwar intensiv, aber kurz. Sie dauern in der Regel nur rund 10 Minuten, sodass das Training weniger zeitaufwendig ist als herkömmliches Ausdauertraining. Mit Sprintintervallen sichern Sie sich in kurzer Zeit alle gesundheitlichen Vorteile: verbesserte Insulinsensitivität, stärkere Mitochondrien, erhöhte Fettverbrennung (besonders von tiefem viszeralem Fett) und eine Portion leckeres Wachstumshormon! Indem man das Workout mit einer Runde SIT abschließt, wird jedes Training intensiver. Nach dem Aufwärmen geben Sie 20 bis 30 Sekunden lang so viel Gas wie möglich. Dann verschnaufen Sie mindestens 2 Minuten lang, um sich ausreichend zu erholen und das nächste Intervall genauso leistungsstark zu absolvieren wie das erste. Steigern Sie sich auf bis zu 5 Sprints à 30 Sekunden.

PLYOMETRIK

Ich bin ein großer Fan von plyometrischen Übungen, bei denen mit schnellen, explosiven Bewegungen – Jump Squats, Kettlebell Swings, Mountain Climbers, Ball Slams und Box Jumps – Schnellkraft generiert wird. Ich integriere solche Übungen gerne in mein tägliches Training, weil explosive Übungen mehrere Muskelgruppen gleichzeitig beanspruchen, Muskelmasse aufbauen, die Gelenke stabilisieren und gleichzeitig Kraft, Balance, Koordination und Ausdauer trainieren. Wenn Sie schon beim Vorschlag, Jump Squats in Ihr Training zu integrieren, »auf gar keinen Fall« denken, dann lesen Sie bitte trotzdem weiter. Ich finde, dass wir fürs Leben trainieren sollten, und plyometrische Übungen bereiten uns auf Notfallsituationen vor, in denen wir Kraft, Schnellkraft und Beweglichkeit benötigen.

Als Mutter eines Vierjährigen möchte ich schnelle Reflexe haben und in der Lage sein, ihn zu beschützen. Ich trainiere genauso sehr für ihn wie für mich selbst. Aber von plyometrischen Übungen können Frauen jeden Alters profitieren. Eine systematische Forschungsübersicht aus dem Jahr 2019 über Plyometrik im Alter von 58 bis 79 Jahren hat gezeigt, dass solche Übungen häufig Muskelkraft, Knochengesundheit, Körperzusammensetzung, Körperhaltung und körperliche Leistungsfähigkeit verbessern.[140] Die Forscher kamen zu dem Schluss: »Plyometrische Übungen sind eine praktikable und ungefährliche Trainingsmethode mit dem Potenzial, bei älteren Menschen verschiedene leistungs-, funktions- und gesundheitsbezogene Resultate zu verbessern.«

YOGA UND DEHNÜBUNGEN

Zu guter Letzt empfehle ich, Yoga und Dehnübungen im Wochenkalender unterzubringen. Damit erhöhen Sie zwar nicht Ihre Herzfrequenz wie beim Cardio-Training, aber Sie kräftigen und lockern die Muskeln, halten Muskeln und Sehnen dehnbar, fördern die Konzentration und beanspruchen Ihren Körper gerade genug, um die Durchblutung anzuregen, Stresshormone abzubauen und ein Gefühl der Entspannung zu schaffen. Belegen Sie einen Yoga-Kurs oder üben Sie auf eigene Faust einige Sonnengrüße. Ein Sonnengruß besteht aus einer Reihe von Yoga-Übungen, die mit der Atmung koordiniert sind. Das ist nicht so kompliziert, wie es klingt, und Sie werden sich nach dem Üben ausgeglichener fühlen.

Es gibt viele kostenlose Yoga-Stunden auf YouTube, die einen fantastischen Einstieg bieten. Suchen Sie nach »Yoga Anfänger« und wählen Sie zum Ausprobieren eine 10- bis 15-minütige Übungsfolge aus. Eine weitere großartige Möglichkeit (meine Wahl) wäre eine der vielen kostenlosen oder kostengünstigen Yoga-Apps, die Sie auf dem Smartphone oder Tablet durch eine Reihe von Haltungen und Dehnübungen führen. Hier gibt es endlose Möglichkeiten! Sie können Ihre Yoga-Übungen in zwei längeren Einheiten pro Woche (zum Beispiel zwei 30-minütigen Kursstunden) oder in mehreren kleineren Einheiten absolvieren. Jeden Morgen oder Abend 10 Minuten Yoga wirken Wunder beim Stressabbau.

BEWEGUNG IST SELBSTFÜRSORGE

Unter allen Gewohnheiten und Hilfsmitteln, die Ihre Gesundheit schützen und Sie gestärkt durch die Wechseljahre bringen, ist tägliche Bewegung besonders fundamental. Bewegung ist ein Ausdruck von Selbstfürsorge, denn sie hält körperlich fit und verbessert das emotionale Wohlbefinden. Wenn das Leben hektisch ist, erscheint Ihnen Sport vielleicht wie noch etwas, das Sie irgendwie im Tag unterbringen müssen. Aber meine Vorschläge sind so schnell, einfach und unkompliziert, dass Sie es sicherlich schaffen werden, ohne sich überfordert zu fühlen!

Im nächsten Kapitel erkunden wir andere Wege der Selbstfürsorge in einer oft stressigen Lebensphase.

Kapitel 8

5. SÄULE: FRIEDEN, RUHE UND GELASSENHEIT KULTIVIEREN

Ich werde nie den Moment vergessen, als mir endlich klar wurde, dass ich in den Wechseljahren war. Ich war gerade 44 Jahre alt geworden, meine Periode war seit sieben Tagen überfällig und ich fühlte mich den dritten Monat in Folge irgendwie komisch. Ich wachte an diesem Tag mit der tiefsitzenden Angst auf, dass mein Leben auseinanderfallen würde, obwohl am Tag zuvor noch alles in Ordnung gewesen war.

Nichts lief wirklich schief, aber alles in meinem Leben kam mir unüberwindbar vor. Und damit hörte es nicht auf: Im Laufe des Tages überkamen mich immer wieder Wutanfälle. Die Wut fühlte sich wie ein Feuer tief in meinem Inneren an, das ich nicht löschen konnte. Und mit den für diesen Tag geplanten Aufgaben (Einkaufen, Teambesprechungen, Hausarbeit, Familienausflüge organisieren und so weiter) fühlte ich mich völlig überfordert. Ich hatte das Gefühl, mich durch dicken Schlamm wühlen zu müssen, um den Tag zu überstehen.

Nachdem am Abend mein Sohn eingeschlafen war, schaute ich in meine Zyklus-App und überprüfte meine Symptome der letzten drei Monate. Ich stellte fest, dass meine stimmungsbezogenen und kognitiven Symptome verlässlich um den 21. Tag meines Zyklus herum, zu Beginn der späten Lutealphase, schlimmer wurden; und da wurde mir klar: Ich war eindeutig in den Wechseljahren. Ich konnte meine Symptome nicht mehr auf etwas anderes schieben, so wie ich es über Monate getan hatte.

Heute, da ich dieses Kapitel schreibe, muss ich sagen, dass mir manche Tage immer noch unüberwindbar erscheinen. Ich habe immer noch mit Stimmungsschwankungen und Ängsten zu kämpfen, und meine Stimmung korreliert nicht immer mit meinem Zyklus. Manche Monate sind besser als andere. An manchen Tagen fühlt sich mein Gehirn wie Brei an, und während der Entstehung dieses Buchs gab es Zeiten, in denen ich meinen Kopf auf Kissen stützen musste, während ich wissenschaftliche Artikel recherchierte.

Um ehrlich zu sein: Ich habe die Ursache meiner Stressempfindlichkeit und Gereiztheit (dem häufigsten Symptom der Perimenopause) noch nicht ganz herausgefunden. Aber die Hilfsmittel und Verhaltensänderungen, die ich während meiner Perimenopause bisher angewendet habe und in diesem Buch beschreibe, haben mir geholfen, mit meinen Beschwerden zurechtzukommen und meine emotionalen Höhen und Tiefen abzufedern, und dafür bin ich zutiefst dankbar.

Natürlich habe ich kein Wundermittel und auch keine genialen Tricks entdeckt, die bei jeder Frau wirken, aber eine Kombination aus naturbasierten Anwendungen und Verhaltensstrategien, die auf Ihre individuellen Bedürfnisse zugeschnitten sind, kann bei Stimmungsproblemen wie Depressionen, Angstzuständen, Wutanfällen und Motivationsmangel sehr hilfreich sein. Darum geht es in diesem Kapitel.

EIN FENSTER DER VERWUNDBARKEIT

Ungefähr 70 Prozent aller Frauen haben während der Wechseljahre neurologische Symptome, und laut einer Studie ist bei 70 Prozent der Frauen das häufigste Symptom Reizbarkeit.[141] Das liegt daran, dass die Perimenopause ein neuroendokriner Übergangszustand ist, was bedeutet, dass es sich nicht nur um eine Veränderung des Fortpflanzungssystems handelt, sondern um einen ganzkörperlichen Umschwung, der sowohl das Nervensystem (»neuro«) als auch das Hormonsystem (»endokrin«) betrifft. Dieser neuroendokrine Wandel wirkt sich auf die Gehirnfunktion, die Stimmungsregulation, die Stressreaktion und den Schlafzyklus aus. Mehrere Studien haben ergeben, dass Frauen in den Wechseljahren eher von psychischen Störungen betroffen sind als in der Prämenopause und Postmenopause.[142]

Wir schauen oft nur auf die körperlichen Wechseljahresbeschwerden, aber die Forschung zeigt eindeutig, dass auch das Gehirn stark von den perimenopausalen Hormonschwankungen beeinflusst wird, die Stimmungsprobleme wie Angstzustände, Depressionen, ADHS, Wutausbrüche und Panikattacken auslösen können.

Depressionen sind weltweit die häufigste psychische Erkrankung und treffen Frauen überproportional stark (einige Studien stufen das Risiko für Frauen doppelt so hoch ein wie für Männer).[143] Psychische Probleme, darunter auch Depressionen, treten während großer hormoneller Umwälzungen gehäuft auf (zum Beispiel in der Pubertät und nach der Entbindung). Das hormonelle Wirrwarr vor der Menopause und in den ersten Jahren danach stellt also ein Fenster der Verwundbarkeit dar, in dem die Anfälligkeit für Depressionen, Angstzustände und andere seelische Probleme erhöht ist.[144] Das Depressionsrisiko ist vor und nach der Menopause am höchsten und sinkt zwei bis vier Jahre nach der letzten Menstruation, besonders bei Frauen ohne vorherige Erkrankung.[145]

Daraus können wir schließen, dass es wahrscheinlich besser werden wird … Allerdings ändert das nichts an unseren jetzigen Schwierigkeiten. Unsere Stimmungsschwankungen und seelischen Probleme wirken sich auch auf den Körper aus und stehen in Beziehung zu Symptomen wie Hitzewallungen, Migräne, mentaler Erschöpfung und Schlaflosigkeit. »Sich nicht mehr wie sich selbst zu fühlen« wirkt sich auf das gesamte Leben aus und um in dieser Lebensphase mehr Energie und Resilienz zu entwickeln, muss man sich um den ganzen Körper kümmern.

Mehrere Faktoren können zu Stimmungsstörungen in den Wechseljahren beitragen. Neben den hormonellen Veränderungen gehören dazu strukturelle Veränderungen im Gehirn, Entzündungen, chronischer Stress, Traumata und Vorerkrankungen.[146] Schauen wir uns die letzten drei Faktoren genauer an, damit Sie verstehen, was in Ihrem Körper vor sich geht, wenn

Sie sich selbst nicht wiedererkennen. Vieles, was Sie in den Wechseljahren durchmachen, liegt außerhalb Ihrer Kontrolle. Ich hoffe jedoch, dass Sie mit mehr Wissen darüber, was unter der Oberfläche vor sich geht, Ihr emotionales Wohlbefinden besser schützen und inmitten all der Umbrüche dieser Lebensphase mehr Ruhe finden können.

Cortisol und chronischer Stress

Wir haben viel über die hormonellen Veränderungen gesprochen, die in den Wechseljahren auf das Gehirn einwirken. Dabei sollten wir nicht die Effekte des Cortisolspiegels vergessen, der in dieser Zeit voller Stressfaktoren (lange To-do-Listen, finanzielle Verpflichtungen, Zwistigkeiten, Karrieredruck und ähnliches) oft in Schieflage gerät und den Umgang mit den Alltagslasten schwieriger macht.

Cortisol ist ein essenzielles Hormon, das allerlei lebenswichtige Systeme im Körper reguliert und Einfluss auf die Wachsamkeit, den Stoffwechsel, Entzündungen, den Schlaf-Wach-Rhythmus, das Denkvermögen oder die Immunreaktionen hat, vor allem aber auf die Stressreaktion des Körpers. Cortisol und andere Corticosteroidhormone werden von der HPA-Achse, dem Regelkreis zwischen Gehirn und Nebennieren, folgendermaßen reguliert: Das Gehirn interpretiert Umweltreize und signalisiert im Rahmen der Kampf-Flucht-Erstarrungs-Reaktion den Nebennieren, Stresshormone zu produzieren, nämlich Adrenalin, Noradrenalin und Cortisol. Diese Hormonschwemme verursacht neben anderen physiologischen Folgen einen Anstieg des Blutzuckerspiegels, damit nötigenfalls Energie für die Flucht oder den Kampf bereitsteht.

Nachdem der Stressreiz vorbei ist, kehrt das Stressreaktionssystem zur Homöostase zurück. Eine optimal funktionierende HPA-Achse ist in der Lage, das Stressreaktionssystem bei Bedarf zu aktivieren und wieder auszuschalten, sobald es nicht mehr benötigt wird. Das Stressreaktionssystem ist darauf ausgelegt, akuten oder kurzfristigen Stress zu bewältigen, aber leider sieht der Alltag der meisten von uns anders aus.

Viele Frauen haben emotionale und mentale Stressfaktoren am Hals, die mit ihrer Karriere, ihren Beziehungen, ihren Finanzen, ihren Traumata, ihrer Familie, ihrer Gesundheit und vielem anderen zu tun haben. Körperliche Stressfaktoren wie eine kürzlich erlittene Verletzung, schlechter Schlaf, Umweltgifte oder Nährstoffmangel tragen ebenfalls zur Stressbelastung bei. Anhaltender chronischer Stress kann zu einer Funktionsstörung der HPA-Achse führen (manchmal fälschlicherweise als Nebennierenschwäche oder Nebennierenerschöpfung bezeichnet). Bei einer solchen Funktionsstörung wird zu viel oder zu wenig Cortisol ausgeschüttet, oder die falsche Menge zur falschen Tageszeit. Im Grunde genommen funktioniert das Stressreaktionssystem nicht mehr richtig oder erholt sich nicht, wenn es nötig ist, was eine ganze Reihe von unangenehmen Symptomen nach sich zieht.

Das Dumme an chronischem Stress ist: Je länger wir diesen Zustand aushalten, desto normaler kommt es uns vor, ständig angespannt, gereizt, nervös und überdreht zu sein. Immerzu gestresst, erschöpft und super beschäftigt zu sein, gilt in unserer heutigen Kultur sogar oft als

Auszeichnung. Das ist ärgerlich, denn es geht auf Kosten unserer Gesundheit, unserer Belastbarkeit und unseres Glücks. Ich weiß das aus eigener Erfahrung, weil ich über Jahre hinweg unter den Folgen von chronischem Stress wie Migräne, Müdigkeit, Reizbarkeit und qualvollen Nackenschmerzen gelitten habe. Mit der Zeit tragen chronischer Stress und schlechte Stressregulation zu Depressionen, Stoffwechsel- und Herzerkrankungen, Alterungsprozessen und Problemen mit dem Immunsystem bei.

Zwar können Menschen in jeder Lebensphase unter chronischem Stress stehen, aber in den Wechseljahren ist der Cortisolspiegel oft erhöht, was die Symptome erheblich verschlimmert.[147] Viele perimenopausale Patientinnen berichten, dass sie selbst mit geringfügigen Stressoren, die sie in der Vergangenheit leicht bewältigen konnten, nicht mehr zurechtkommen. Darüber hinaus erfüllen Frauen in dieser Lebensphase Fürsorgepflichten, machen Scheidungen durch oder steigen beruflich auf und können deshalb mehr Stress ausgesetzt sein. Zwischen den Symptomen einer HPA-Achsen-Dysfunktion und denen der Perimenopause gibt es sogar Überschneidungen, beispielsweise:

- Schlafstörungen
- Tagesmüdigkeit
- Erhöhte Insulinresistenz
- Erhöhte Entzündungsneigung
- Brain Fog und Folgen für die Gehirngesundheit
- Lust auf Süßes
- Veränderungen der Schilddrüsengesundheit
- Stimmungsschwankungen

Seien wir ehrlich: Das Leben ist stressig. Wenn Sie eines oder mehrere dieser Symptome haben (und wir haben alle irgendwann welche), rate ich Ihnen, nicht aufzugeben. Stress ist zeitweilig unvermeidbar, aber Sie können trotzdem etwas tun, um sich davor zu schützen. Einige dieser Schutzmaßnahmen behandeln wir später in diesem Kapitel.

Trauma

Bei Frauen, die ein Trauma durchlebt haben – beispielsweise in ihrer Kindheit oder durch Gewalt in Beziehungen –, können die perimenopausalen Hormonveränderungen mit der Traumareaktion des Gehirns interagieren und Angstzustände, Depressionen oder Panikattacken auslösen oder verschlimmern. Werden Traumata nicht gründlich untersucht, erfühlt und verarbeitet, können sie weiterhin triggern. Unterdrücken kann man sie nur für eine gewisse Zeit. Wird Ungelöstes nicht erkannt, kann es Symptome verschlimmern und das Leben schwerer machen.

Wir wissen heute, dass Kindheitstraumata oder Beziehungsgewalt einen tiefgreifenden Einfluss auf den Hormonhaushalt, das Gehirn und das Nervensystem haben. Die Anzahl und Art der negativen Kindheitserfahrungen, die ein Mensch gemacht hat, ergibt den sogenannten ACE-Score. Forschungsergebnisse deuten darauf hin, dass ein höherer ACE-Score bei perimenopausalen Frauen mit schwereren neurologischen Symptomen einhergehen kann, darunter Stimmungsschwankungen, Hitzewallungen und Schlafstörungen.[148] Frauen mit höheren ACE-Werten sind also möglicherweise anfälliger für die physischen und psychischen Folgen der Perimenopause.

Menschen mit Trauma und posttraumatischer Belastungsstörung haben sich möglicherweise an die Funktionsstörung ihrer HPA-Achse und an ein Leben in ständiger Übererregung und chronischem Stress gewöhnt. Das ist dann die Grundeinstellung ihres Nervensystems und bei Frauen macht es die Symptome der Perimenopause schwerwiegender. Der Autor Bessel van der Kolk bringt es in seinem Buchtitel *The Body Keeps the Score* auf den Punkt: »Der Körper behält alles.«

Ob perimenopausale Hormonschwankungen ein erneutes Aufbrechen des Traumas auslösen können, ist derzeit unbekannt und müsste noch erforscht werden. Aber für Frauen, die ein Trauma hinter sich haben und mit unkontrollierten Emotionen bereits vertraut sind, können die Wechseljahre besonders verstörend sein. Ständige Angst und Hypervigilanz sind kräftezehrend, destabilisierend und vermitteln das Gefühl, nicht weiterzukommen.

Als Frau mit Gewalterfahrungen in der Kindheit und einem ACE-Score von 6 bin ich mit einem deregulierten Stressreaktionssystem und einer komplexen posttraumatischen Belastungsstörung aufgewachsen. Ich glaube, dass meine geringe Resilienz in den Wechseljahren nicht nur mit einem Mangel an Hormonen und Neurotransmittern zusammenhängt, sondern auch mit einem tiefsitzenden Trauma, das noch verarbeitet und geheilt werden muss. Wenn auch Sie mit so etwas zu kämpfen haben, werden Sie hoffentlich aus den Hilfsmitteln und Strategien dieses Kapitels Nutzen ziehen und irgendwann Ihren Frieden finden.

Prädisponierende Faktoren

Frauen, deren Stimmungslage besonders empfindlich auf Hormonschwankungen reagiert, sind ebenso wie Frauen mit Traumata oder psychischen Erkrankungen weniger stressresistent und erleiden in den Wechseljahren eher erhebliche Stimmungsstörungen.[149] Dazu gehören Frauen, die unter postpartaler Depression gelitten haben oder schon immer erhebliche prämenstruelle Stimmungsschwankungen (PMS oder PMDS) hatten. Forscher haben herausgefunden, dass PMS-Patientinnen doppelt so häufig unter perimenopausalen Hitzewallungen und Stimmungsschwankungen leiden wie Frauen ohne PMS.[150]

Auch Frauen, die zuvor kein PMS hatten, können es in der Perimenopause entwickeln, und bei denjenigen, die es bereits erlebt haben, verschlimmern sich die Symptome oft merklich. Wenn eine Frau während ihrer gebärfähigen Jahre unter PMS oder PMDS gelitten hat, wird sie in der Perimenopause wahrscheinlich ähnliche, aber schwerere Symptome durchmachen – vor allem emotionale und psychische. Erschwerend kommt hinzu, dass die Dauer der Symptome zunehmen kann, wenn der Zyklus unregelmäßiger wird. Die Symptome können sich während des gesamten Zyklus zeigen und möglicherweise häufiger und schwerer oder seltener und weniger schwer auftreten, oder es kann eine Kombination aus beidem sein, was die Symptome unvorhersehbarer und schwerer zu bewältigen macht.[151]

PMS und PMDD in der Perimenopause

Ich habe noch keine Frau getroffen, die keinerlei Symptome des prämenstruellen Syndroms (PMS) hatte. Schätzungsweise erleben mindestens 90 Prozent der Frauen einschlägige Symptome: Blähungen, Krämpfe, Migräne, Rückenschmerzen, Reizbarkeit, Hang zum Weinen oder Heißhungerattacken.[152] Auch wenn die Symptome lästig und störend sind, lernen die meisten von uns, damit umzugehen.

Die prämenstruelle dysphorische Störung (PMDS) ist dagegen eine weitaus schwerwiegendere und folgenreichere Form des PMS, von der schätzungsweise fünf bis acht Prozent aller Frauen betroffen sind. Sie kann die Lebensqualität erheblich beeinträchtigen und nimmt in manchen Fällen bis zu zwei Wochen des Monats ein. Zu den Symptomen der PMDS gehören schmerzhafte Krämpfe, Gelenk- und Muskelschmerzen, Depressionen, Suizidgedanken, Panikattacken und Angstzustände, starke Stimmungsschwankungen, Weinanfälle, Antriebslosigkeit, Schlafstörungen, Konzentrationsschwierigkeiten und Essanfälle.

Frauen mit PMDS berichten oft von starken Depressionen, was möglicherweise mit einem verminderten Spiegel des Neurotransmitters Serotonin zusammenhängt, der im Gehirn für die Regulierung und Stabilisierung von Stimmung, Stresslevel und Schlaf zuständig ist. Ein niedriger Serotoninspiegel wird mit mehr Angstgefühlen, Traurigkeit, Schlaflosigkeit, impulsivem Verhalten, sozialer Gehemmtheit und Suizidgedanken in Verbindung gebracht. PMS und PMDS treten häufiger bei nicht-weißen Ethnien auf und sind unter Asiatinnen weniger verbreitet, was nahelegt, dass auch die Gene und Lebensstilaspekte wie Ernährung eine Rolle spielen könnten.

Wenn Sie schon immer unter mittelschwerem bis schwerem PMS gelitten haben, kommen Sie vielleicht gar nicht auf die Idee, dass Sie in den Wechseljahren sind, weil Ihre PMS-Symptome zu Beginn denen der Perimenopause sehr ähneln können. Wie kann man also zwischen beiden unterscheiden? Treten Ihre Symptome ein bis zwei Wochen vor Ihrer Periode auf und verschwinden dann wieder, handelt es sich wahrscheinlich um PMS. Falls Ihre Symptome dagegen während dieser zwei Wochen (der Lutealphase Ihres Zyklus) stärker werden oder zu beliebigen Zeiten des Monats auftreten, ist es wahrscheinlicher, dass Sie sich in den Wechseljahren befinden. Zum Glück können Sie, sobald Sie erkannt haben, dass Ihre Stimmungsschwankungen menopausal bedingt sind, mit wirksamen Strategien und Hilfsmitteln Ihre seelische Gesundheit stärken und Stimmungsprobleme behandeln, während sich Ihr Gehirn auf die Menopause einstellt.

Wenn Sie zu jenen Frauen gehören, die ihr ganzes reproduktives Leben lang mit Stimmungsschwankungen zu kämpfen hatten, mag es sich so anfühlen, als würde dieses Problem durch die Perimenopause noch verstärkt. Ich versichere Ihnen: Sie können vielleicht nicht jeden Aspekt Ihrer Gesundheit und Ihrer Stimmung kontrollieren, aber Sie können mit proaktiven Maßnahmen Ihren Körper stärken und mit Verhaltensanpassungen die Übergangzeit so angenehm wie möglich gestalten.

DIE WECHSELJAHRE GUT ÜBERSTEHEN

Nachdem wir nun die wichtigsten Ursachen der emotionalen Herausforderungen behandelt haben, die in den Wechseljahren auftauchen, wollen wir uns der großen Frage zuwenden: Was tut man dagegen? Bei den meisten von uns steckt hinter Stimmungsschwankungen und Reizbarkeit nicht nur eine Ursache, sondern ein komplexes Geflecht vieler Faktoren. Darum müssen unsere Bewältigungsansätze ebenfalls vielschichtig sein. Überlegen Sie sich beim Lesen dieses Kapitels möglichst unvoreingenommen, wie Sie mit den vorgeschlagenen Lösungen mehr Frieden, Ruhe und Stabilität in den Alltag einer Lebensphase bringen können, die oft unvorhersehbar und chaotisch ist.

Ein positiver Aspekt der Perimenopause ist, dass viele Frauen lernen, mehr auf die eigene Selbstvorsorge zu achten und weniger darauf, was andere denken. Denken Sie daran, dass diese Lebensphase die Möglichkeit bietet, zu entscheiden, was wirklich wichtig ist. Müssen Sie wirklich alles schaffen? Können Sie sich vielleicht mehr Freiraum verschaffen, indem Sie öfter Nein sagen?

Zuallererst müssen Sie die körperlichen und emotionalen Veränderungen der Perimenopause akzeptieren und bereit sein, Anpassungen zum Wohle Ihres Körper und Ihrer Gesundheit vorzunehmen. Das erfordert einiges an Umdenken, und ich meine damit nicht, dass Sie einfach positiv denken sollen. Echte Denkarbeit ist gefragt, und es kann Zeit und Entschlossenheit erfordern, die richtige Einstellung zu dieser Lebensphase und zum eigenen Körper zu finden. Hier sind meine Empfehlungen.

Begreifen, dass der Körper nicht kaputtgeht

Ihr Körper verändert sich, und alles steht jetzt auf dem Prüfstand. Das ist eine Chance, keine Strafe. Die Perimenopause passiert Ihnen, ohne dass Sie dafür irgendetwas getan oder nicht getan haben. Dass Ihr Körper sich anpassen muss, bietet die Gelegenheit, sich für ein neues Ich und ein neues Leben bereit zu machen! Wenn Sie auf sich selbst achten und Ihre Gesundheit mit ein paar strategischen Veränderungen optimieren, werden Sie sich in Ihren 40ern, 50ern und danach geerdeter fühlen.

Erkennen, dass man Gesundheit und Wohlbefinden verdient hat

Machen Sie sich klar, dass Sie es wert sind, gesund zu sein, und legen Sie fest, wie Sie sich in der zweiten Lebenshälfte fühlen möchten. Diese Jahre können zu den besten des Lebens gehören, wenn Sie nur bewusst und proaktiv an Ihrer Lebensweise und Ihrem Körpergefühl arbeiten!

Hier einige wichtige Fragen, die Sie sich stellen sollten:

- Was möchte ich in Bezug auf meine Gesundheit mehr erleben?
- Welche gesundheitlichen Prioritäten und Ziele setze ich mir in dieser Übergangszeit?
- Wann fühle ich mich am lebendigsten? Bei welchen Tätigkeiten und mit wem?
- Welche (kleine) Veränderung kann ich vornehmen, um mehr Seelenfrieden zu finden?
- Wie würde mein Tag aussehen, wenn ich etwas darin unterbringe, das ich liebe oder als sinnvoll empfinde?
- Erfülle ich mein Lebensziel? Worauf bin ich zur Zeit stolz? Was bereue ich?

Nehmen Sie sich Zeit, um über diese Fragen nachzudenken, und schreiben Sie Ihre Antworten in Ihr Tagebuch. Das dürfte Ihnen mehr Klarheit darüber geben, worauf Sie Ihre Energie verwenden möchten. Wenn es um Gesundheit und Vitalität geht, ist Energie die ultimative Währung. Wo Sie sie einsetzen, werden Sie am meisten gedeihen. Darum ist jetzt der perfekte Zeitpunkt, um Ihre Energie in Ihre Gesundheit und Ihr Wohlbefinden zu investieren.

Wahrnehmen, dass die Perimenopause Vorteile hat

Sie erleben die Wechseljahre anders, wenn Sie auf das Gute daran schauen, denn die Perimenopause hat tatsächlich einige Vorteile! Ich will damit nicht die realen Probleme kleinreden, mit denen Sie und ich uns herumschlagen, aber wenn wir uns auf die positiven Aspekte konzentrieren, können wir unsere Energie besser auf das Wesentliche richten. Ihnen fallen keine positiven Aspekte ein? Hier ist Verschiedenes, was mir Frauen über die Vorteile der Perimenopause berichtet haben:

- **Mehr Selbstbewusstsein:** Die Wechseljahre bringen oft Selbsterkenntnisse mit sich, die zu persönlichem Wachstum und Selbstakzeptanz führen.
- **Festere Abgrenzungen:** Vielen Frauen fällt es leichter, in Beziehungen und im Beruf gesündere Grenzen zu setzen und durchzusetzen.
- **Authentizität:** Vielen Frauen werden ehrlicher zu sich selbst, authentischer und kümmern sich weniger um die Meinung anderer.

- **Wiederaufnahme von Hobbys:** Diese Lebensphase kann verschüttete Leidenschaften und Hobbys wiederbeleben oder neue Interessen wecken.
- **Fokus auf Gesundheit:** Mehr Aufmerksamkeit für Gesundheit und Wohlbefinden führt oft dazu, dass man gesündere Lebensgewohnheiten annimmt, die die besten Jahre des Lebens begleiten.
- **Bessere Beziehungen:** In dieser Zeit entwickeln sich oft tiefere Bindungen und reichhaltigere Beziehungen.
- **Karrierewechsel:** Einige Frauen nutzen diese Gelegenheit, um bedeutende berufliche Veränderungen vorzunehmen oder neue Karriereziele zu verfolgen.
- **Innere Stärke:** Die Perimenopause kann eine bisher ungenutzte innere Stärke und Resilienz zutage fördern.
- **Neubewertung des Lebens:** Es kann zu einer Neubewertung der Lebensziele und Prioritäten kommen. Die Konsequenzen daraus können mehr Erfüllung bringen.
- **Empowerment:** Wenn wir uns proaktiv mit der Perimenopause auseinandersetzen, nehmen wir uns das Recht heraus, selbstbestimmt für unser körperliches und emotionales Wohlbefinden zu sorgen.
- **Freiheit:** Viele Frauen verspüren eine Befreiung von gesellschaftlichen Erwartungen und erkennen die Chance, ihr Leben nach eigenen Vorstellungen zu gestalten.

Wissen, dass man um Hilfe bitten darf

Für Frauen, die während der Perimenopause emotionale und kognitive Veränderungen erleben, gibt es nichts Wichtigeres, als mit dem Partner, der Familie, den Freundinnen, Ärzten oder dem Therapeuten über die eigenen Gefühle zu sprechen – mit Menschen, die Halt geben und mitfühlend zuhören. Offene und ehrliche Gespräche können die nötige Unterstützung und Klärung bieten und Frauen helfen, diese schwierige Phase mit mehr Leichtigkeit und Würde zu meistern.

Wenn Traumata, Trauer, seelischer oder emotionaler Schmerz nicht nachlassen oder Ihre Funktionsfähigkeit stark beeinträchtigen, empfehle ich, qualifizierte therapeutische Hilfe in Anspruch zu nehmen.

Ich selbst habe verschiedene Therapien ausprobiert: EMDR (Eye Movement Desensitization and Reprocessing), Internal Family Systems und somatische Therapien, die beim Zusammenspiel von Körper und Seele ansetzen und eine gesündere Bewältigung von Traumafolgen zum Ziel haben. Einen einzig richtigen Therapieansatz gibt es nicht; unterschiedliche Methoden und Stile haben für unterschiedliche Menschen unterschiedliche Vorteile. Eine vertrauenswürdige, auf Traumaarbeit spezialisierte Therapeut*in kann mit Blick auf Ihre persönliche Geschichte und Ihre Symptome einen auf Ihre Bedürfnisse zugeschnittenen Behandlungsplan erstellen.

Falls Sie nicht das Gefühl haben, ein schweres Trauma verarbeiten zu müssen, können Ihnen erfahrene Therapeut*innen in folgenden Bereichen helfen:[153]

- Schlafstörungen (kognitive Verhaltenstherapie)
- Kognitive Probleme wie Unaufmerksamkeit und Unentschiedenheit
- Körperbild und sexuelle Gesundheit
- Beziehungsprobleme
- Stress und Überforderung

Die Arbeit mit Therapeut*innen in einem dieser Bereiche oder bei anderen Problemen, bei denen Sie sich nicht wiedererkennen, kann Ihnen eine objektive Sicht der Dinge vermitteln und Klarheit über die nötigen Schritte verschaffen.

EMOTIONALE TRIGGER

Um emotionale Resilienz aufzubauen, müssen Sie die Ursachen Ihrer Stressbelastung erkennen und deren negative Folgen reduzieren. Finden Sie heraus, was bei Ihnen emotionalen Stress ankündigt oder auslöst (»triggert«). So können Sie Reaktionen auf diese Trigger im Keim ersticken, bevor die Stressreaktion ausartet. Sobald Sie die verräterischen Anzeichen erkennen, können Sie proaktiv den Stress in den Griff kriegen, anstatt ihn zu ignorieren. Bloß nicht davon auffressen lassen!

Trigger bemerken

Ein emotionaler Trigger kann alles Mögliche sein: eine Erinnerung, eine Wahrnehmung oder ein Ereignis. Irgendwas, das unabhängig von Ihrer aktuellen Stimmung in Ihnen eine intensive emotionale Reaktion auslöst. Zu wissen, was Sie emotional triggert, und wie Sie damit umgehen können, ist eine wichtige Voraussetzung für die emotionale Gesundheit.

Üben Sie, die Anzeichen dafür zu erkennen, dass der primitive, reaktive Teil des Gehirns das Ruder übernimmt. Vielleicht bemerken Sie physiologische Symptome wie Hitzegefühl oder Schweißausbruch, Erröten, flache Atmung oder Herzrasen. Vielleicht spüren Sie, wie Angst aufsteigt oder die Gedanken zu rasen beginnen. Vielleicht ist Ihr Denken so von Angst besetzt, dass Sie keine andere Perspektive einnehmen können. Vielleicht verspüren Sie Panik und einen impulsiven Handlungsdrang.

Möglicherweise ist etwas Übung nötig, um solche Anzeichen zu erkennen, aber je öfter Sie sich darin üben, desto leichter wird es Ihnen fallen, der Stressreaktion entgegenzuwirken, bevor sie eskaliert.

Auf die Sinne oder die Atmung achten

Sobald Sie merken, dass Sie getriggert sind, sollten Sie das, was Sie gerade tun, unterbrechen, eine Pause machen und erstmal Ihren Körper beruhigen. Indem Sie sich auf Sinneseindrücke konzentrieren oder sich ein wenig bewegen, können Sie sich aus einer Erstarrungsreaktion lösen. Wenn Sie sich im Kampf-Flucht-Modus befinden, beruhigen Sie sich am besten, indem Sie Ihre Atmung verlangsamen oder bewusst in den Bauch atmen. Dadurch wird das parasympathische Nervensystem aktiviert, das die Stressreaktion des autonomen Nervensystems bremst.

Hier einige Tipps für die Atmung in Stresssituationen:

- Bewusst langsamer atmen (am besten 6 Atemzüge pro Minute).
- Tiefer atmen, aus dem Bauch heraus. Dabei beim Einatmen bewusst den Bauch und den Brustkorb weiten.
- Länger aus- als einatmen. Das Ausatmen löst die Entspannungsreaktion aus. Zählen Sie die Sekunden des Einatmens und atmen Sie dann doppelt so lange aus. (Beispiel: 5 Sekunden einatmen, 10 Sekunden ausatmen.)

Atmet man tiefer, erkennt das Gehirn, dass es in Sicherheit ist und ordnet an, die Produktion von Cortisol zu stoppen und zum Ausgangswert zurückzukehren.

Eine Freundin oder ein Familienmitglied kontaktieren

Sobald Sie vorerst wieder für innere Ruhe gesorgt haben, sollten Sie Kontakt mit einer Freundin oder einem Familienmitglied aufnehmen. Wenn niemand in der Nähe ist, nutzen Sie FaceTime oder Zoom, auch ein Videotelefonat kann ein Gefühl der Verbundenheit und Sicherheit schaffen. Der Kontakt zu jemand Nahestehendem kann die Kampf-Flucht-Reaktion abschwächen und das Gehirn kann auf soziale Interaktion umschalten – und das tut gut.

MIT GEWOHNHEITEN UND RITUALEN RUHE IN DEN ALLTAG BRINGEN

Wer den Übergang zur Menopause mit Leichtigkeit und Würde meistern möchte, sollte sich Zeit für Rituale nehmen, die das geistige und emotionale Wohlbefinden fördern. Wir haben bereits besprochen, wie wichtig es ist, auf guten Schlaf zu achten, sich stoffwechselfreundlich zu ernähren, weniger Alkohol zu trinken (oder ganz darauf zu verzichten) und sich körperlich zu betätigen. Zusätzlich rate ich Ihnen, Ihren Tag mit etwas Zeit für sich selbst zu beschließen – auch wenn es nur fünf Minuten sind.

Hier einige simple Rituale und Gewohnheiten, die leicht im Tagesablauf unterzubringen sind und Wunder für Körper und Seele bewirken können.

Zeit im Grünen verbringen

Unzählige Studien belegen, dass Naturkontakt mit das billigste und effektivste Mittel gegen Stress ist. Einfache Möglichkeiten sich zu »erden«, also direkten Kontakt mit der Erde aufzunehmen, sind, Gartenarbeit zu verrichten, barfuß zu laufen, in natürlichen Gewässern zu schwimmen oder eine Erdungsmatte zu verwenden. Damit senkt man den Cortisolspiegel erheblich und verbessert den Tonus des Vagusnervs, was die Stressreaktion des Nervensystems besser beruhigt. Weitere Untersuchungen haben ergeben, dass bereits 10 Minuten täglicher Naturgenuss ausreichen können, um Stress abzubauen und das Wohlbefinden zu steigern.[154]

Digital Detox durchführen

Das Internet strotzt vor emotionalen Triggern, die die ganze Welt in Atem halten. Selbst bei sorgfältiger Auswahl der konsumierten Inhalte können regelmäßige Bildschirmnutzung und ständige Benachrichtigungen das Stressniveau erhöhen. Schränken Sie die Nutzung von digitalen Medien im Tagesverlauf ein und führen Sie längere digitale Entgiftungskuren durch, um sich neu zu orientieren und zu zentrieren. Hier einige Vorschläge:

- Legen Sie in Ihren App- und Smartphone-Einstellungen **Bildschirmzeitlimits** fest, die Sie daran erinnern, das Gerät wegzulegen.
- Laden Sie Ihr Handy in einem **anderen Zimmer** als dem, in dem Sie schlafen, damit Sie nicht zu nächtlichem Doomscrolling verleitet werden.
- Einigen Sie sich im Haushalt auf **handyfreie Stunden**, in denen alle ihre Endgeräte weglegen, um bewusst miteinander zusammen zu sein, beispielsweise um ein Spiel zu spielen, ein Buch zu lesen, sich zu unterhalten, spazieren zu gehen oder etwas zu unternehmen.
- Nehmen Sie sich **Social-Media-Auszeiten**, indem Sie einen Wochentag (oder einen längeren Zeitraum, wenn Sie es schaffen) wählen, an dem Sie die Plattform, die Ihnen die meiste Zeit raubt – sei es Instagram, TikTok, oder Facebook – nicht nutzen. Sie werden staunen, wie viel Zeit Sie dadurch zurückgewinnen!

Tagebuch führen

Das Verschriftlichen von Gedanken und Gefühlen hat eine unglaubliche Wirkung auf das Gehirn und den Körper. Ein Tagebuch bietet die Möglichkeit, Veränderungen im Befinden, auftauchende Symptome und nützliche oder schädliche Denkweisen zu erkennen und nachzuverfolgen. Das Schreiben eines Tagebuchs, in dem Sie Ihre Ziele und Visionen dokumentieren und Dinge festhalten, für die Sie dankbar sind, kann Ihre Weltsicht erheblich verbessern.

Dancing Queen sein

Jede Art von Tanz, egal ob solo, mit Partner oder in der Gruppe, ist eine kleine somatische Therapie, die Stress abbaut und herrliche Wohlfühl-Endorphine freisetzt. Ich schätze das Tanzen vor allem als Mittel, um festsitzende Energie zu lösen und meine Lebendigkeit wiederzufinden!

Atemarbeit praktizieren

Langsames, tiefes Atmen stimuliert den Vagusnerv und hilft Ihnen, zum emotionalen Grundzustand zurückzufinden. Außerdem sorgt es für besseren Schlaf und aktiviert das parasympathische Nervensystem. Das Tolle an Atemübungen ist, dass Sie sie jederzeit und überall machen können! Jede Art von Atemübung verbessert die Stressreaktion und emotionale Belastbarkeit. Probieren Sie mal die Wechselatmung (zwischen linkem und rechtem Nasenloch wechseln), die Bauchatmung oder die 4-7-8-Atmung (4 Sekunden einatmen, 7 Sekunden halten, 8 Sekunden ausatmen).

Sich Zeit für sich selbst nehmen

Meine Rettung während der Perimenopause war: Zeit für mich selbst. Oft kombiniere ich bei einem halbstündigen Spaziergang mehrere Rituale zu einem Stapel aus Selbstfürsorge (Bewegung im Freien, selbst gebrauter Cappuccino, Sprachnachrichten an die besten Freundinnen schicken, ein Romantasy-Hörbuch hören). Erstaunlich, was 30 Minuten für die Laune und das emotionale Wohlbefinden bewirken können.

Dass man sich Zeit für Entspannung und Kreativität nimmt, ist für die Erholung von chronischem Stress unerlässlich. Dazu kann man lesen, kochen, Tee trinken, spazieren gehen, malen oder basteln – was auch immer zur Regeneration beiträgt. Nehmen Sie sich jeden Tag etwas Zeit, um Ihre Batterien wieder aufzuladen. Die häufigste Ausrede, die ich bei diesem Rat von Frauen höre, lautet: »Ich habe keine Zeit.« Meine Erwiderung: Zeit für sich selbst muss man einplanen wie jeden anderen Termin. Es müssen nicht jeden Tag große Zeiträume sein, aber eine Viertelstunde am Morgen, bevor die Kinder aufwachen, oder zwei Stunden am Samstag können mentalen und körperlichen Freiraum schaffen, sodass heilende Energie fließen kann.

Liste der Freuden

An Tagen, an denen man sich niedergeschlagen fühlt und Aufheiterung braucht, ist es gut, ein paar hilfreiche Ideen parat zu haben. Nehmen Sie Stift und Papier, falten Sie das Blatt längs in der Mitte und nummerieren Sie die linke und rechte Spalte von 1 bis 10. Links schreiben Sie Dinge auf, die Freude bereiten und Geld kosten, und in der rechten Spalte alles, was Freude macht und kostenlos ist.

Bei mir steht auf der linken Seite: Blumen, Yoga, Bücher, sich im Café mit Freundinnen treffen; und auf der rechten Seite: Strandspaziergang, Wandern, Tanzparty in der Küche. Jetzt können Sie mit dem Textmarker jene Dinge markieren, die Sie wirklich glücklich machen. Nehmen Sie Ihr Smartphone zur Hand und tragen Sie einen, zwei oder drei Freudenbringer für die kommende Woche in den Kalender ein. Sie haben es verdient, zu machen, was Ihnen gefällt. Es wird Ihnen mehr Energie in Ihrem Alltag verschaffen. Und das Schöne ist, dass es gar nicht perfekt sein muss. Es geht darum, nach und nach die Lebenslust zu entdecken, für die Sie geschaffen sind!

Heilkräuter für mehr Stressresilienz

Seit Jahrhunderten verwenden Menschen Wirkkräuter dazu, sich besser an Stress anzupassen und ihre Energie zu steigern. Mehrere Studien belegen, dass sich Heilkräuter positiv auf das Immun-, Nerven- und Hormonsystem auswirken. Adaptogene sind Wirkstoffe, die in Pflanzen und Pilzen enthalten sind und sich hervorragend dazu eignen, die unvermeidlichen Stressphasen des Lebens erträglicher zu machen. Meine Lieblingskräuter sind Ashwagandha und *Rhodiola rosea*. Nützliche Adaptogene sind Ginseng, *Schisandra*, Goji-Beere, *Cordyceps*, Süßholz, Kurkuma und Tulsi (Indisches Basilikum).

Bodyscan-Meditation

Bei vielen Frauen in den Wechseljahren äußert sich Stress nicht nur auf der psychischen und emotionalen Ebene, sondern auch in körperlichen Beschwerden wie Kopfweh, Darmproblemen oder Nackenschmerzen. Manchmal sind wir so sehr in unsere Sorgen vertieft, dass uns der Zusammenhang zwischen körperlichen Beschwerden und seelischem Zustand gar nicht auffällt. Mir hilft es sehr, jeden Morgen durch eine schnelle Bodyscan-Meditation in Kontakt mit meinem Körper zu treten. Wenn Sie das ausprobieren möchten, gehen Sie wie folgt vor: Nehmen Sie sich ein paar Minuten Zeit und legen Sie sich auf den Rücken, die Beine ausgestreckt, die

Arme mit den Handflächen nach oben neben dem Körper liegend. Richten Sie Ihre Aufmerksamkeit langsam und gezielt auf einzelne Teile des Körpers und nehmen Sie alle damit verbundenen Sinnesempfindungen, Gefühle oder Gedanken wahr. Beginnen Sie mit dem Kopf: Haben Sie das Gefühl, klarer denken zu können? Sind Brain Fog oder Kopfschmerzen verschwunden? Wie fühlen Sie sich? Lebendiger, fröhlicher, dankbarer? Bewegen Sie Ihre Aufmerksamkeit Stück für Stück am Körper hinab und nehmen Sie alles wahr, was sich dabei bemerkbar macht.

Regelmäßig ausgeführt kann diese einfache Meditation Stress abbauen helfen und den Sinn für körperliche Empfindungen und deren Zusammenhang mit den Emotionen schärfen und vertiefen.[155] Erwiesenermaßen haben Menschen, die im Rahmen ihrer Selbstfürsorge eine kurze Bodyscan-Meditation praktizieren, eine bessere Selbstwahrnehmung, was das emotionale und körperliche Wohlbefinden steigern und sogar bei Entscheidungsfindungen helfen kann.[156]

Ich habe festgestellt, dass ich emotional ausgeglichener bin, wenn ich morgens diese einfache Übung durchführe. Während meiner turbulenten und anstrengenden Wechseljahre war das ein Segen.

WAS SIE FÜHLEN, IST WAHR

Die Perimenopause ist nicht nur im Hinblick auf die körperliche Gesundheit eine Achterbahnfahrt, sondern auch in Bezug auf die psychische und emotionale Gesundheit. Es gibt gegenüber dieser verwirrenden Lebensphase keine falschen Empfindungen. Seien Sie daher freundlich zu sich selbst und nehmen Sie sich ausreichend Zeit, um alles zu verarbeiten, was an Gedanken und Gefühlen hochkommt.

Sie sind gewiss nicht allein, wenn Sie morgens aufwachen und sich selbst nicht wiedererkennen. Sie sind nicht allein, wenn Sie sich fragen, ob Sie den Verstand verlieren, ob Sie überreagieren oder ob Sie das alles jemals hinter sich haben werden. Der einzige Weg hinaus führt jedoch mitten hindurch. Nutzen Sie diese Übergangszeit, um Ihrem emotionalen Wohlbefinden Vorrang zu geben und Ihre Resilienz und Ihr Selbstvertrauen zu stärken. Die Mühe wird sich in den kommenden Jahren auszahlen.

Apropos nicht allein sein: Im nächsten Kapitel untersuchen wir einen weiteren wesentlichen Bestandteil einer erfüllten Lebensmitte: den Aufbau und die Pflege eines unterstützenden Netzwerks.

Kapitel 9

6. SÄULE: DAS STEHEN WIR GEMEINSAM DURCH

Als ich bei einer meiner geliebten Solo-Spazierrunden mit meiner lieben Freundin Gabrielle Lyon (Autorin von *Forever Strong*) telefonierte, sprachen und lachten wir über unregelmäßige Perioden und die unzähligen Umbrüche, die wir trotz aller Achtsamkeit und Selbstfürsorge in unseren Vierzigern mitmachten. Da sagte sie zu mir: »Das stehen wir gemeinsam durch! Und darüber bin ich sehr glücklich.«

Als ich diese lieben Worte aufnahm, spürte ich unsere tiefe Verbundenheit und ihre unerschütterliche Unterstützung. Ich wusste, ich war nicht allein, und dafür war ich unendlich dankbar. Ich habe immer gespürt, dass etwas Besonderes geschieht, wenn sich Frauen in unserem Alter miteinander verbünden und intime und ehrliche Gespräche zulassen – und jetzt darf ich Teil dieses Zaubers sein. In schwesterlichen Netzwerken und Bündnissen können Frauen Erfahrungen austauschen, Mitgefühl füreinander zeigen und sich in schweren und fordernden Zeiten gegenseitig unterstützen. Die eigene Geschichte anderen zu offenbaren, hat eine heilende Wirkung: Es lindert das Gefühl der Isolation, bestätigt uns in all unseren Zweifeln und öffnet uns für ein selbstbestimmteres Erleben der zweiten Lebenshälfte.

DIE LEBENSVERLÄNGERNDE KRAFT DER VERBUNDENHEIT

Wenn es um unser Wohlbefinden während und nach der Perimenopause geht, ist viel die Rede von Hormonersatztherapie, gesunder Ernährung, Bewegung, Nahrungsergänzung und Schlaf. Das sind natürlich alles wichtige Themen. Aber entscheidende Faktoren für unser Befinden – und für das gesunde Älterwerden – sind unser soziales Netz, unsere Beziehungen und unser Zugehörigkeitsgefühl. Leider berichten viele Frauen in der Lebensmitte, dass es ihnen genau daran mangelt.

Ich kann diese Frauen gut verstehen. Ich verspüre in dieser Lebensphase, in der die Wechseljahresbeschwerden zunehmen und ich viele Aufgaben unter einen Hut bringen muss, einen tiefen Wunsch nach Verbundenheit. An Tagen, an denen starke Migräne mein Gehirn durcheinanderrührt, merke ich, dass ich mich zurückziehe und sich der Gedanke aufdrängt, dass ich allein bin und niemand in meinem Umfeld versteht, was ich durchmache. Ich weiß, wie leicht man wegen lästiger Beschwerden in die Isolation rutschen kann. Aber ich weiß auch, dass ich mich in solchen Momenten auf ein Netzwerk verlassen kann, das jenseits des Nebels für mich da ist. Ich weiß, dass eine Gruppe von Frauen hinter mir steht (so wie ich hinter ihnen stehe), und das ist ein oft übersehener, aber existenziell wichtiger Teil des guten Lebens in der Perimenopause. In diesem Kapitel werden wir uns daher näher mit der Bedeutung von Gemeinschaft in diesem Lebensabschnitt befassen.

Was verhindert Freundschaften?

Ich glaube, dass Seelenschwesternschaften, also enge Beziehungen zu Geschlechtsgenossinnen, in denen wir uns sicher und voll unterstützt fühlen, für uns lebenswichtig sind, weil wir von Natur aus ein tiefes Bedürfnis nach Nähe und Verbindung zu anderen Frauen haben. Aber zwischen dem Wunsch nach engen Beziehungen und dem tatsächlichen Vorhandensein solcher Beziehungen im echten Leben klafft ein großer Unterschied. Was steht den Seelenschwesternschaften, die wir uns in den Wechseljahren wünschen, im Weg?

Bei manchen fällt die Perimenopause mit anderen großen Lebensumbrüchen zusammen, beispielsweise dem Auszug der Kinder aus dem Elternhaus. Das kann dazu führen, dass man sich verloren und orientierungslos fühlt, weil die Aufgaben und Verpflichtungen wegfallen, die früher die Tage ausgefüllt haben. Wenn sich die Rolle oder das Identitätsgefühl ändert, fühlt man sich mitunter abgehängt. Es ist auch nicht ungewöhnlich, dass man sich einsam fühlt, wenn einem Hormonschwankungen körperlich und geistig zusetzen und man sich von allem und jedem zurückziehen möchte. Auch Angst, Depressionen und Reizbarkeit können dazu führen, dass man sich verschließt. Viele fühlen sich in den Wechseljahren erschöpft und haben weniger Energie für Geselligkeit und anspruchsvolle Gespräche. Erschwerend kommt hinzu, dass sich mit zunehmender Einsamkeit nachweislich auch die Wechseljahresbeschwerden verschlimmern.[157]

Angesichts der Tatsache, dass allein in den USA 24 Millionen Frauen in der Perimenopause sind, sollte man meinen, dass wir offen darüber sprechen könnten. Aber dieser fundamentale Umschwung im Leben von Frauen ist auch im Jahr 2024, als ich dieses Kapitel schreibe, immer noch mit einem Stigma belegt – wenn auch weniger als früher. Einigen Frauen fällt es leichter, untereinander über die Perimenopause zu sprechen, als dies in früheren Generationen der Fall war. Aber im Freundes- oder Kollegenkreis haben viele Frauen immer noch das Gefühl, dass sie nicht offen darüber reden können. Viele finden auch, dass ihre Familien nicht verstehen, was sie durchmachen. Möglicherweise erhalten sie auch keine angemessene medizinische Unterstützung, wenn sie Behandlungsmöglichkeiten prüfen möchten.

Leider hat das Stigma, das die Perimenopause umgibt, einen Mangel an Aufklärung zur Folge, der sich erheblich auf die Lebensqualität von Frauen auswirken kann. Frauen können ihre Symptome nur schwer verstehen, geschweige denn bewältigen, weil es ihnen unangenehm ist, mit Freundinnen, Familienmitgliedern und vor allem ihren Ärzten darüber zu sprechen. Wenn man über das, was man durchmacht, nicht spricht, bleibt man isoliert. Man erfährt nicht, dass es Mittel und Wege gibt, die helfen können. Man verpasst die Chance, sich anderen gegenüber zu öffnen, Unterstützung zu erhalten und gestärkt zu werden.

Mit diesem Buch möchte ich unter anderem erreichen, dass meine Leserinnen die Perimenopause nicht mehr als Siechtum empfinden, sondern als Chance sehen. Als eine Reise in den nächsten Lebensabschnitt, den sie selbst gestalten können. Wie jede Reise kann sie aufregend sein und Gelegenheit für persönliches Wachstum, Verbundenheit und Vergnügen bieten. Mit Freundinnen, Seelenschwestern und Kolleginnen in Kontakt zu treten oder sich Online-Communitys, Lesekreisen oder Selbsthilfegruppen anzuschließen, ist eine Form der Selbstermächtigung. Unsere besten Tage liegen nicht hinter uns. Nein, es beginnt ein neues Kapitel, durch das sich als roter Faden das Thema Verbundenheit und Zugehörigkeit zieht.

Zusammenhalten ist gesund

Soziale Isolation kann erhebliche Auswirkungen auf unser körperliches, geistiges und seelisches Wohlbefinden haben. Einsamkeit fühlt sich oft wie Schwere, Leere, Verlust oder Abgeschiedenheit an. Sie ist fast wie ein greifbares Gewicht oder eine Aushöhlung, die man im Körper spürt.

Wir können nicht richtig funktionieren und gedeihen, wenn uns soziale Verbindungen und Zugehörigkeit fehlen; wir sind von Natur aus für diese geschaffen. Doch mitten in den Wechseljahren kann es sich manchmal so anfühlen, als gehörte man nirgendwo dazu.

Ein Bericht des US-Gesundheitsministers ist zu dem Ergebnis gekommen, dass Einsamkeit das Risiko eines vorzeitigen Todes um 26 Prozent erhöht und Isolation um 29 Prozent.[158] Auf die Lebenserwartung kann ein Leben in Einsamkeit den gleichen Effekt haben wie 15 Zigaretten am Tag. Laut der American Heart Association erhöht Einsamkeit auch das Risiko von Herzerkrankungen um 29 Prozent und das Risiko eines Schlaganfalls um 32 Prozent.[159] Darüber hinaus wird soziale Isolation mit kognitiven Funktionsstörungen in Verbindung gebracht und erhöht laut der Gesundheitsbehörde CDC das Demenzrisiko um 50 Prozent.[160]

Folgen der Einsamkeit zeigen sich auch in Form von mehr Stresshormonen, geringerer Belastbarkeit, chronischen Schmerzen und Schlafstörungen (wahrscheinlich aufgrund einer funktionsgestörten HPA-Achse). Einsamkeit geht mit Angstzuständen, Depressionen und Suizidgedanken einher, und all das verschlimmert sich bei Frauen in der späten Perimenopause, wenn der Hormonentzug heftig wird. Menschliche Nähe ist für unser körperliches und geistiges Wohlbefinden unerlässlich. Indem wir unserem Bedürfnis nach Verbindung und Zugehörigkeit nachgehen, verbessern wir nicht nur unsere eigene Gesundheit, sondern schaffen auch Netzwerke, in denen sich perimenopausale Frauen gesehen, gehört und geschätzt fühlen.

Wie Sie sehen, hat das Sich-Verbünden während der Perimenopause enorme Vorteile, und zwar nicht nur für die Krankheitsvorbeugung. Untersuchungen zufolge fühlen wir uns wohler, wenn wir das Gefühl haben, dazuzugehören und mit anderen verbunden zu sein.[161] Die

Forschung zu den sogenannten Blue Zones – Weltgegenden mit sehr hoher Lebenserwartung – hat belegt, wie wichtig soziale Bindungen und ein starkes Zugehörigkeitsgefühl für die Langlebigkeit und das allgemeine Wohlbefinden sind. Menschen in Gemeinschaften mit starken sozialen Bindungen leben tendenziell länger und gesünder.[162] Sei es ein offenherziges Gespräch mit einer Freundin, eine lieb gemeinte Umarmung oder das gemeinsame Lachen in geselliger Runde – solche zwischenmenschlichen Kontakte fördern die Gesundheit, schaffen Zugehörigkeit und stiften Lebenssinn.

Von *moai* habe ich zum ersten Mal in dem Buch *Ikigai* von Héctor García und Francesc Miralles gelesen.[163] Der Begriff stammt aus Okinawa – einer jener Blauen Zonen, in der die Menschen länger, glücklicher und gesünder leben. Eine Moai-Gruppe ist eine sozialer Kreis, der in der Kindheit aus etwa fünf kleinen Kindern gebildet wird und über das gesamte Leben bestehen kann.

Eine Moai-Gruppe kann die Gesundheit verbessern und das Leben verlängern, denn Untersuchungen der Harvard Medical School haben ergeben, dass soziale Kontakte mit einer höheren Lebenserwartung korrelieren.[164] In Japan ist einer von 1.450 Menschen über 100 Jahre alt – und Frauen machen mehr als 88 Prozent der Über-Hundertjährigen aus.[165] Moai-Gruppen begünstigen offenbar ein langes, gesundes Leben, insbesondere bei Frauen.

Untersuchungen zufolge sehen peri- und postmenopausale Frauen, die über ein soziales Netzwerk verfügen, ihr Leben tendenziell positiver und leiden seltener unter Depressionen.[166] Frauen, die sich in organisierten sozialen Gruppen engagieren, sind außerdem eher körperlich aktiv und haben weniger schwere Wechseljahresbeschwerden und psychische Symptome. Wenn ich von solchen Forschungsergebnissen höre, denke ich sofort an meine Mutter und mich, zwei Frauen in der Post- beziehungsweise Perimenopause, die Freundeskreise aufgebaut haben und mit ihnen gemeinsam körperlich aktiv sind. Seit Jahren läuft meine Mutter mehrmals pro Woche mit ihrer Laufgruppe. Und ich liebe die wöchentlichen Spaziergänge und Wanderungen mit meinen Freundinnen, die immer mit einem Matcha Latte in unserem Lieblingscafé beginnen. Bewegung und Austausch mit anderen sind für meine Mutter und mich wichtige Pfeiler der Verbundenheit in der zweiten Hälfte unseres Lebens.

Unter dem Strich brauchen wir alle einander, und reichhaltige soziale Bindungen, in denen wir uns sicher fühlen, sind für unser Glück und unsere Selbstverwirklichung unerlässlich.

Neue Freundschaften in der Lebensmitte

Tief in uns wollen wir alle gesehen und verstanden werden. Weil wir die Gewissheit brauchen, dass wir das Leben gemeinsam durchstehen, sind Freundschaften und Seelenschwesternschaften so wichtig. Zwischenmenschliche Beziehungen sind wichtig für unsere Gesundheit und Lebensqualität. Allerdings kann der Gedanke daran, in den Wechseljahren neue Freundschaften aufzubauen, auch überfordern. Ängste, Depressionen und Selbstzweifel stehen dabei oft im Weg und begünstigen die Abkapselung.

Die Wechseljahre sind auch eine Zeit, in der viele von uns über ihre Freundschaften Bilanz ziehen: Habe ich Freundinnen durch Erkrankung, Wegzug oder Scheidung verloren? Haben enge Freundschaften gehalten? Wünsche ich mir von meinen Freundinnen etwas anderes? Mit zunehmendem Alter haben viele weniger Toleranz oder Energie für halbgare Freundschaften. Wir möchten lieber tiefe, nahe und echte Beziehungen. Aber in den Wechseljahren neue Freundinnen zu finden, ist nicht immer einfach. Das war damals in der Schule oder in den ersten Berufsjahren einfacher, als wir jeden Tag dieselben Leute sahen. Wir waren von potenziellen Freundinnen umgeben und hatten weniger Verpflichtungen und Stressfaktoren, die unsere Zeit und unseren Körper in Anspruch nahmen.

Im Gespräch mit Frauen in der Perimenopause habe ich gelernt, dass die Vernetzung mit anderen Frauen für jede anders aussehen kann. Aber im Allgemeinen ist es gut, vielfältige soziale Kontakte und damit verschiedene Möglichkeiten zu haben, Unterstützung zu leisten und zu erhalten. Und dass wir welche brauchen, wissen wir nur zu gut.

Verschiedene Arten sozialer Kontakte

- **Freundschaft:** Diese Beziehungen können eng und intim sein. Hier finden sich Seelenschwestern und Menschen aus Ihrem engsten Kreis.
- **Partnerschaft:** Eine Beziehung, in der zwei Menschen zusammen auf gemeinsame Ziele hinarbeiten, und sich gegenseitig bei ihren individuellen Zielen unterstützen. Sie ist geprägt von gegenseitigem Respekt, fehlendem Machtgefälle und Gleichberechtigung.
- **Familie (auch selbst gewählte):** Diese Beziehungen gehören oft zu den wichtigsten und langlebigsten im Leben eines Menschen. Dazu können Eltern, Geschwister, Großeltern und Wahlverwandte gehören.
- **Gemeinschaft:** Gemeinschaftliche Beziehungen können entstehen, wenn wir uns mit anderen verbünden, die ähnliche Erfahrungen machen, und von ihnen Unterstützung und Inspiration erhalten.

Fragen Sie sich selbst: Haben Sie in drei oder vier dieser Bereiche reichhaltige Beziehungen? Wie viele davon bieten Unterstützung, Sicherheit, Zuverlässigkeit und Loyalität? Wie viele davon verbinden Sie mit Menschen, auf die Sie sich absolut verlassen können?

Falls es Sie überfordert, alle Bereiche auf einmal anzugehen, können Sie sich auf einen oder zwei Bereiche konzentrieren, in denen Sie engere Beziehungen pflegen möchten.

Neigen Sie dazu, an alten Freundschaften zu hängen? Haben Sie das Gefühl, dass Sie keine neuen Leute kennenlernen? Oder meiden Sie Menschen aus Ihrer Vergangenheit und umgeben sich lieber mit Leuten, die nicht so viel über Sie wissen? Seien Sie in Bezug auf Ihr Sozialleben ehrlich zu sich selbst. Denken Sie über die Beziehungen nach, die Sie bereits haben, und über jene Beziehungen, die Sie gerne pflegen würden. Vielleicht ist es an der Zeit, bestehende Beziehungen zu vertiefen oder sich neuen Bekanntschaften zu öffnen, um die Lasten dieser Phase gemeinsam schultern zu können. Sie verdienen echte Freundinnen, die nachvollziehen können, was Sie durchmachen, und Ihnen zur Seite stehen.

Nachdem viele meiner engsten Freundinnen aufgrund von Lebensveränderungen nach der COVID-19-Pandemie weggezogen sind, habe ich in den letzten zwei Jahren aktiv nach neuen Freundinnen gesucht. Anfangs war es traurig und schwierig für mich, dass alle die Gegend verließen, aber ich blieb mit meinen Freundinnen in engem Kontakt und nahm mir vor, neue tolle Frauen in meiner Umgebung kennenzulernen.

Am Anfang war es nicht leicht. Ich nahm mir bewusst die Zeit und den Raum dafür, den Wandel meines alten Beziehungsnetzes zu betrauern, aber ich wusste auch, dass ich die Lücken in meinem sozialen Umfeld füllen musste. Ich blieb beharrlich und machte es mir zur Aufgabe, neue Freundschaften zu knüpfen, vor allem mit anderen Müttern und Frauen in meinem Alter.

In diesem Jahr haben sich viele dieser wachsenden Freundschaften zu Seelenschwesternschaften entwickelt. Ich schreibe sie mehrmals pro Woche an, chatte mit ihnen und treffe mich mehrmals im Monat mit ihnen. Ich lege Wert darauf, jede Woche mindestens eine enge Freundin persönlich zu treffen. Wir treffen uns oft beieinander zu Hause oder gehen zusammen Kaffee trinken und am Strand spazieren. Die Zeit mit meinen Seelenschwestern ist so wohltuend wie eine Massage: Sie füllt mich mit Energie und ich fühle mich wie neu geboren und voller Tatendrang.

Nur weniges schätze ich mehr, als Zeit mit meinen Seelenschwestern zu verbringen und den großen und kleinen Lebensereignissen in offenen Gesprächen Raum zu geben.

Freundschaften sind für mich wie ein Zuhause, und ich nehme sie nicht als gegeben hin. Falls Sie sich in den Wechseljahren unwohl fühlen und keine solchen tiefen Freundschaften haben, kann der Aufbau engerer Beziehungen Ihnen wohl am meisten dabei helfen, wieder zu neuer Kraft zu finden – davon bin ich fest überzeugt.

Warum enge Freundschaften wichtig sind, haben wir nun geklärt, die nächste Frage wäre nun die nach dem »Wie«. Sie sind beschäftigt. Sie fühlen sich nicht wie Sie selbst. Sie sind müde und ausgebrannt, und das Vorhaben, in dieser Lebensphase neue Freundinnen zu finden, klingt nach … Arbeit. Glauben Sie mir: Die Mühe lohnt sich!

Im weiteren Verlauf dieses Kapitels möchte ich Ihnen zeigen, was ich aus eigener Erfahrung, im Gespräch mit perimenopausalen Frauen und aus der aktuelle Forschung für die Praxis gelernt habe. Meine Tipps zum Knüpfen neuer Freundschaften sind besonders nützlich in Zeiten großer Umschwünge, lassen sich aber auch zu jedem anderen Zeitpunkt im Leben anwenden. Sie können diese Strategien sofort umsetzen und Ihre Zeit sowie Ihre Ressourcen optimal nutzen, ganz gleich, ob Ihre Beziehungen bereits gefestigt sind oder sich noch in einem frühen Stadium befinden.

Freundschaft muss Priorität haben

Das Wichtigste zuerst: Beschließen Sie, dass Freundschaft Zeit kosten darf. Wir wissen ja, wie positiv sich Freundschaften auf unsere Gesundheit und unser Glück auswirken, also sollten wir Freundschaften zu einer Priorität machen. Mit Freundinnen wird Ihr Leben reicher und erfüllter sein.

Jedes erfolgreiche Unterfangen beginnt mit dem Entschluss, es anzugehen. Machen Sie sich bewusst, warum Freundschaft für Sie persönlich wichtig ist. Entschließen Sie sich zur Freundschaftspflege, halten Sie sich an diesen Entschluss und öffnen Sie Ihr Herz für neue Freundschaften, indem Sie täglich, wöchentlich oder monatlich Zeit einplanen, in der Sie bewusst die Beziehungen zu den Menschen in Ihrem Leben vertiefen.

Scham ist unnötig

Es gibt keinen Grund, sich dafür zu schämen, dass Sie einsam sind, neue Freundinnen suchen oder alte Freundinnen kontaktieren, die Sie aus den Augen verloren haben. Das kommt viel häufiger vor, als Sie vielleicht denken. Wenn Sie die Initiative ergreifen, ist die Wahrscheinlichkeit groß, dass die Frau (oder die Frauen), auf die Sie zugehen, das gleiche empfindet und ebenfalls Verbindung zu Ihnen aufnehmen möchte. Eine muss eben den ersten Schritt machen!

Freundschaften entstehen mit Absicht und Mühe

Dass Freundschaften nicht aus dem Nichts entstehen, ist kein Geheimnis. Wenn Sie beschlossen haben, Freundschaften Priorität einzuräumen, müssen Sie Ihren Absichten auch Taten folgen lassen, gerade wenn es darum geht, gehaltvolle Beziehungen aufzubauen. Das sieht so aus:

- Bemühen Sie sich bewusst darum, mit Menschen in Kontakt zu treten.
- Zeigen Sie Interesse an potenziellen Freundinnen.
- Ergreifen Sie die Initiative, indem Sie Verabredungen vereinbaren oder umgehend antworten, wenn andere Sie kontaktieren. Ich selbst habe neue Freundinnen schon regelrecht umworben, mit ausgesuchten Geschenken und schönen Erlebnissen.

Ich lasse potenzielle Freundinnen wissen, dass ich ihre Zeit und ihre Beiträge wertschätze. Ein wenig Bemühung trägt wesentlich dazu bei, gehaltvolle, vertrauensvolle, freudvolle Beziehungen aufzubauen.

Keine Scheu vor dem ersten Schritt

Übernehmen Sie es, ein erstes Treffen mit Ihrer potenziellen Freundin vorzuschlagen: Mittagessen, Kaffee, Spaziergang? Es gibt keine Garantie dafür, dass sie sich mit Ihnen anfreunden möchte oder eine so tiefe Bindung zulassen wird, wie Sie es sich wünschen. Aber das finden Sie nur heraus, wenn Sie es versuchen. Was haben Sie zu verlieren? Falls sie kein Interesse an einer Freundschaft hat, oder falls Sie merken, dass Sie immer diejenige sind, die ein Treffen initiiert, dürfen Sie das nicht persönlich nehmen. Wer weiß, welche Lebensprobleme Ihre potenzielle neue Freundin gerade mit sich herumträgt. Suchen Sie sich erstmal jemand anderes, vielleicht findet sich ja später eine gemeinsame Basis.

Freundinnenzeit in den Kalender

Wenn das Leben hektisch ist, ist Zeitmangel immer eine gute Ausrede. Bei der Pflege von Freundschaften ist das eine der größten Hürden für Frauen in der Lebensmitte. Und ich verstehe das vollkommen. In manchen Wochen ist mein Kalender voll bis zum Rand, und was nicht in meinem Kalender steht, findet auch nicht statt. Weil mir Freundschaften genauso wichtig sind wie alles andere, was ich regelmäßig für meine Gesundheit tue, trage ich Verabredungen mit Freundinnen in den Kalender ein, egal ob es sich um ein Telefonat oder um ein gemeinsames Mittagessen mit Verdauungsrunde handelt. Gesellige Zusammenkünfte sollten den gleichen Rang haben wie wichtige Termine oder Besprechungen. Solche Begegnungen können Ihnen in dieser Lebensphase viel mehr nutzen als alles andere.

Kolleginnen, Bekannte oder Nachbarinnen können Freundinnen werden

»Wo finde ich denn diese neuen Freundinnen?«, höre ich häufig von Frauen, wenn ich dieses Thema anspreche. Weil unsere Gesellschaft von Hektik und Vereinzelung geprägt ist, wissen viele nicht, wo sie Seelenschwestern finden könnten. Aber überlegen Sie mal: Begegnen Sie nicht gelegentlich Frauen, mit denen Sie sich irgendwie verstehen, etwa bei Betriebsfeiern, im Café oder auf dem Wochenmarkt? Wenn Sie sich unterhalten, denken Sie vielleicht: »Ich wünschte, wir wären Freundinnen.« Fragen Sie diese Person das nächste Mal einfach, ob sie Lust auf einen Kaffee oder eine gemeinsame Mittagspause hat. Lassen Sie sich ihre Nummer geben und melden Sie sich wieder. Man kann nie wissen – es könnte der Beginn von etwas Besonderem sein.

Alte Freundschaften

Ich weiß, es kann ein bisschen peinlich sein, sich bei einer alter Freundin oder Kollegin zu melden, zu der man den Kontakt verloren hat, besonders wenn es schon ein paar Jahre her ist. Man überlegt lange hin und her, wie man das anstellt und was man am besten sagt. Dabei ist es gar nicht schwer, wie meine liebe Freundin Dr. Neeta Bhushan in meinem Podcast erklärt hat. Es ist ganz einfach: Handy zur Hand nehmen und eine Whatsapp- oder Insta-Nachricht losschicken: »Ich habe gerade an dich gedacht. Es ist schon lange her, ich weiß, aber ich habe dich nicht vergessen und würde gerne wissen, was bei dir so passiert ist. Wie geht es dir? Ich würde mich sehr freuen, von dir zu hören.«

Neeta sagt, dass solche offenherzigen Lebenszeichen die Tür zur Wiederaufnahme und Wiederbelebung einer Freundschaft öffnen können, die aufgrund von Lebensumständen versandeten, für die niemand etwas kann. Selbst wenn es nicht zu einer Wiederbelebung kommt, kann eine solche Nachricht der Empfängerin wohltun, wo auch immer sie sich gerade befindet. Höchstwahrscheinlich erhält man Antwort von der alten Freundin, die ebenfalls Interesse am

Aufwärmen der Freundschaft hat. Es ist erstaunlich, wie strapazierfähig die Beziehungen zwischen Frauen sind; viele trotzen dem Zahn der Zeit. Einer Person, mit der man Vergangenheit und Interessen gemeinsam hat, nach langer Zeit wieder näher zu rücken, kann etwas ganz Besonderes sein.

Ein großer Vorteil der sozialen Medien (und meiner Meinung nach einer der besten Gründe, sie zu nutzen) ist, dass man mit ihnen alte Bekannte wiederfinden (und viele neue gewinnen) kann. Man wohnt vielleicht nicht mehr Tür an Tür, vielleicht nicht mal mehr im selben Land, aber durch Sprachnachrichten, Telefonate, Insta-DMs und gelegentliche Zoom-Meetings hält man den Kontakt, wenn man sich nicht persönlich treffen kann!

Gruppendynamik im echten Leben

Schon einmal vom Effekt des bloßen Kontakts gehört? Dank diesem psychologischen Phänomen mögen Menschen einander umso mehr, je öfter sie sich begegnen. Das bedeutet, dass Ihre Versuche, Freundschaften zu knüpfen, eher Erfolg haben, wenn die potenzielle Freundin Sie bereits kennt. Das habe ich selbst bei mir und den anderen Kindergartenmüttern feststellen können. Nach und nach haben wir uns beim Bringen und Abholen der Kinder kennengelernt und angefreundet. Viele von uns sind jetzt enge Freundinnen, die sich zum Essen, zu Partys und zu Verabredungen treffen.

Die Stadtbibliothek, die Buchhandlung, das Gemeindezentrum, das Fitnessstudio oder andere Institutionen bieten organisierte Treffen an, bei denen Sie Gleichgesinnte kennenlernen können. Vielleicht finden Sie nicht gleich beim ersten Mal Freundinnen, aber wenn Sie in einer Gruppe dauerhaft Engagement und Interesse zeigen, können Sie in diesen Kreisen Beziehungen knüpfen.

Interessen und Hobbys machen Freundinnen

Haben Sie eine Leidenschaft fürs Tanzen? Fürs Malen? Für Paddeln? Fürs Töpfern? Nehmen Sie an einem Kurs teil, treten Sie einem Verein bei oder schließen Sie sich einem auf Spontacts annoncierten Ausflug an – alles wunderbare Unternehmungen, die Spaß machen, das Gehirn auf Touren bringen und bei denen Sie Gleichgesinnte treffen können.

Neue Freundschaften können hierbei leicht entstehen, weil man ja bereits ein gemeinsames Interesse und eine Aktivität hat, bei der das Eis schnell bricht. Wenn Sie im Kochkurs eine Teilnehmerin kennenlernen, können Sie beide auch gleich das neue Restaurant im Ort ausprobieren. Wenn Sie eine Frau kennen, die auch gerne liest, können Sie gemeinsam einen Lesekreis gründen, der Frauen mit ähnlichen Interesse zusammenführt. Die Möglichkeiten sind endlos!

Kontaktfreudigkeit ist eine Angewohnheit

Bis zur Lebensmitte haben wir ziemlich prägende Gewohnheiten entwickelt – einige davon sind gut, andere weniger gut. Wenn Sie nie besonders gesellig waren und es gewohnt sind, zu Hause die Kinder zu hüten, wird es anfangs komisch sein, sich unter Menschen zu begeben. Trotzdem sollten Sie täglich versuchen, kontaktfreudig zu sein, und wenn es nur darin besteht, dass Sie beim Spazieren im Park oder durchs Viertel freundlich grüßen und ein Lächeln erwidern, oder dass Sie in der Mittagspause eine Bekannte anrufen, um zu plaudern.

Ein Ehrenamt hilft

Ein Perspektivwechsel kann für die Gemütsverfassung Wunder bewirken, und nichts ändert die Perspektive schneller als Menschen in Not zu helfen. Wenn ich anderen helfe, bewirke ich etwas Gutes in der Welt und kann mich von meinen eigenen Problemen ablenken. Durch ehrenamtliche Arbeit habe ich gelernt, dass man im Leben immer die Möglichkeit hat, etwas zum Guten zu verändern – auch wenn es nur ein kleiner Beitrag ist. Nebenbei lernt man im Ehrenamt unglaubliche Menschen kennen!

Gemeinschaft im Netz

Am besten ist es immer, sich mit echten Menschen im echten Leben zu treffen, aber die Unterstützung, die Online-Communitys bieten, sollten Sie nicht unterschätzen. Zum einen merken Sie im Internet sofort, dass Sie nicht allein sind, weil Sie dort buchstäblich Hunderte, Tausende oder sogar Zehntausende von Frauen finden, die alle vor denselben Herausforderungen stehen wie Sie. Solche Communitys bieten Unterstützung und Aufklärung sowie die Möglichkeit, Fragen zu stellen oder Probleme zu beichten, die Sie in anderen Kreisen vielleicht nicht so leicht ansprechen würden. Außerdem ist es gar nicht so unwahrscheinlich, dass zu der Online-Community Mitglieder gehören, die in Ihrer Nähe wohnen und die Sie im echten Leben treffen können.

Nicht vergessen: Sie sind nicht allein

Dass sich so viele Frauen in den Wechseljahren alleingelassen und abgekapselt fühlen, finde ich furchtbar. Denn ich bin fest davon überzeugt, dass tiefe Freundschaften und gehaltvolle Beziehungen in dieser Lebensphase nicht nur möglich, sondern auch unverzichtbar sind. Weil die Perimenopause eine so schwierige Zeit ist, brauchen Sie Gleichgesinnte, die Ihre Probleme verstehen, Sie an schweren Tagen unterstützen und Ihnen das Gefühl geben, geliebt und geborgen zu sein.

Ich habe es schon einmal gesagt und ich sage es erneut: Sie sind nicht allein. Millionen von Frauen begleiten Sie auf diesem Weg. Frauen, die aufstehen. Frauen, die neue Wege durch die Lebensmitte finden.

Kapitel 10

7. SÄULE: HORMONELLE OPTIMIERUNG FÜR LANGFRISTIGE GESUNDHEIT

Seit es Hormonersatztherapien gibt, hat es aus den Medien, aus der Wissenschaft und von Aufsichtsbehörden viele widersprüchliche Informationen darüber gegeben. Da ist es nicht verwunderlich, dass viele Frauen vor einer HET eher zurückscheuen. Man entschließt sich leichter dazu, nach dem Essen spazieren zu gehen und die Schlafhygiene zu verbessern, als etwas einzunehmen, das man wegen der widersprüchlichen und manchmal alarmierenden Geschichten nicht ganz versteht.

In diesem Kapitel möchte ich dazu beitragen, die Hormonersatztherapie zu entmystifizieren, damit Sie in Absprache mit Ihrem Arzt eine faktenbasierte Entscheidung darüber treffen können, ob es für Sie die richtige Maßnahme ist. Die Ängste rund um die Hormonersatztherapie beruhen zu einem großen Teil auf Unwissenheit und Verwirrung. Viele Frauen wissen nicht, welchen Angaben sie vertrauen sollen. Es gibt unterschiedliche Meinungen zum Thema, und die Nuancen der Forschungsergebnisse gehen in den Schlagzeilen oft unter. Nachdem ich mich intensiv mit den aktuellen Forschungsstudien befasst habe, kann ich mit Sicherheit sagen, dass die systemische Hormonersatztherapie eine wichtige Vorbeugungsmaßnahme ist, die der Gesundheit des gesamten Körpers nützt und sich nachweislich positiv auf das Herz, die Sexualfunktion, die Knochen, das Urogenitalsystem und den Stoffwechsel von Frauen auswirkt.

ALLES, WAS SIE ÜBER DIE HORMONERSATZTHERAPIE WISSEN MÜSSEN

Nichts von dem, was ich in diesem Buch empfehle, hat wohl so viel Wirbel ausgelöst wie die Hormonersatztherapie (HET). Bei einer Hormonersatztherapie werden Hormone zugeführt, von denen der Körper nicht mehr genug produziert. Meistens wird sie zur Behandlung von Wechseljahresbeschwerden wie Hitzewallungen, vaginaler Trockenheit und Stimmungsschwankungen eingesetzt, aber ihre Wirkungen machen sich im gesamten Körper bemerkbar. Wie in 2. Kapitel beschrieben, beeinflusst der Rückgang des Hormonspiegels in der Perimenopause alle

Organsysteme. Dementsprechend kann die Hormonersatztherapie auch das Risiko chronischer Erkrankungen wie Herzerkrankungen, Osteoporose, Diabetes, Depression oder Demenz senken. Allerdings ist HET nicht gleich HET, und der Teufel steckt in den Detailfragen: Wann ist der optimale Zeitpunkt für eine Behandlung? Für wen eignet sie sich? Welche Form sollte man wählen? Was sind die potenziellen Vorteile und Risiken der unterschiedlichen Formen?

Angesichts der hormonellen Probleme, die ich persönlich gehabt und bei unzähligen anderen Frauen in den Wechseljahren beobachtet habe, möchte ich Sie über alle zur Verfügung stehenden Hilfsmittel aufklären. Ich möchte Ihnen alle von mir gesammelten Informationen zur Verfügung stellen und Ihnen von all jenen Maßnahmen berichten, die mir geholfen haben, damit Sie sich nicht so isoliert, verwirrt und überfordert fühlen wie ich und unzählige andere Frauen, als wir die ersten Symptome der Perimenopause erlebten. Und seien wir ehrlich: Die meisten von uns könnten viel mehr Klarheit darüber gebrauchen, was es mit der Hormonersatztherapie auf sich hat.

Als ich im Alter von 44 Jahren mit der HET begann, hatte ich trotz der Umstellung auf eine gesündere Ernährung und Lebensweise mehrere Monate lang unter perimenopausalen Symptomen gelitten. Ich wusste, dass viele meiner Symptome auf einen Rückgang des Progesteronspiegels und Unregelmäßigkeiten des Estradiolspiegels zurückzuführen waren. Die Behandlung mit bioidentischen Hormonen (bHET) hat mein Leben verändert und viele der besonders lästigen neurologischen Symptome, darunter Brain Fog, Stimmungsschwankungen, Schlafstörungen, Reizbarkeit und geringe Stresstoleranz, deutlich reduziert. Ich bin sehr froh, dass ich die HET als mögliche Lösung im Hinterkopf hatte.

Egal, ob Sie sich für oder gegen eine HET entscheiden, und wenn ja, in welcher Form und Dosierung oder für welche Dauer – dieses Kapitel habe ich geschrieben, damit Sie eine solide Grundlage für das Gespräch mit dem Arzt Ihres Vertrauens haben, der Ihre individuellen Bedürfnisse und Ihre Krankengeschichte versteht. Ein Beratungsgespräch lohnt sich auf jeden Fall, aber wegen der umstrittenen Vergangenheit der HET sind leider selbst viele Ärzte nicht informiert genug für ein solches Gespräch. Umso wichtiger ist es, dass Sie mit Basiswissen über den derzeitigen Forschungsstand zu Ihrem Termin kommen, um die richtigen Fragen stellen zu können und eine Praxis zu finden, die Sie bei der Suche nach der für Sie besten Lösung unterstützt.

Die HET ist keine Behandlung, die man einmal verschrieben kriegt und dann ewig fortführt. Man muss beobachten, wie der Körper darauf reagiert, und zwischendurch gegebenenfalls Anpassungen vornehmen. Daher müssen Sie unbedingt einen vertrauenswürdigen, aufgeschlossenen Arzt an Ihrer Seite haben. (Außerdem sollten alle Frauen, egal ob mit oder ohne HET, einmal im Jahr ihren Hormonstatus bestimmen und ihre Symptome beurteilen lassen.)

Aber werfen wir zunächst einmal einen Blick auf die kontroverse Geschichte der Hormonersatztherapie, die zur derzeitigen Verwirrung geführt hat.

Die Geschichte der Hormonersatztherapie

Nachdem Ende des 19. und Anfang des 20. Jahrhunderts die Rolle der Eierstöcke und Hormone bei der Einleitung der Menopause erforscht worden war, dauerte es nicht lange, bis erstmals eine Hormonersatztherapie verfügbar war. Im Jahr 1942 genehmigte die US-Arzneimittelbehörde unter dem Markennamen Premarin eine Östrogenpille, deren Wirkstoff (konjugierte equine Östrogene) aus dem Urin trächtiger Stuten gewonnen wurde. Sie wurde schnell zu einem Verkaufsschlager. Auch andere Unternehmen stiegen in den Markt für Hormonersatztherapien ein und boten verschiedene synthetische Östrogene in Form von Pflastern, Tabletten und Injektionen an, deren Absatz in den folgenden Jahrzehnten stieg.

Im Jahr 1966 veröffentlichte der in New York lebende britische Gynäkologe Robert Wilson einen mittlerweile berüchtigten Bestseller mit dem Titel *Feminine Forever*, der Frauen dazu riet, nach Erreichen der Menopause Östrogen einzunehmen, um ihre Weiblichkeit zu bewahren. In dem Buch stellte Wilson die Menopause und ihre gesundheitlichen Folgen als ernsthafte Erkrankung dar und sprach sich nachdrücklich für die Anwendung einer östrogenbasierten Hormontherapie zur Linderung der Symptome aus. Auch die Medien und die medizinische Fachwelt empfahlen synthetische Hormone zur Behandlung von »menopausalen Störungen«, sodass Östrogen im Jahr 1975 das fünftmeistverschriebene Medikament in den USA wurde.[167]

Dann kamen zwei wichtige Studien heraus: Die eine Studie wies darauf hin, dass die Hormontherapie mit Östrogen mit einem erhöhten Risiko für Gebärmutterkrebs einherging; eine andere Studie belegte, dass eine Verringerung der Östrogendosis in Verbindung mit der Einnahme von Progestin, einer synthetischen Form von Progesteron, die Gebärmutter davor schützte.[168] Die alleinige Einnahme von Östrogen kann die Gebärmutterschleimhaut verdicken und das Krebsrisiko erhöhen, aber die Zugabe von Progesteron hält die Schleimhaut dünn und senkt das Risiko wieder. Infolgedessen schoss der Absatz von Prempro empor, einer Pille, die synthetisches Östrogen und Progestin kombinierte, und bis 1992 war es eines der am häufigsten verschriebenen Medikamente in den USA.[169]

Die Vorteile der HET wurden weithin gepriesen. Frauen berichteten von weniger Hitzewallungen, und Studien wiesen nach, dass HET das Risiko für Osteoporose und Herzerkrankungen senkte. Darum empfahlen nun auch Gesundheitsorganisationen und Ärzteverbände die HET. Mitte der 1990er-Jahre bekamen 38 Prozent aller Amerikanerinnen zwischen 50 und 75 Jahren eine HET, aber dann schwenkte das Pendel in die entgegengesetzte Richtung um.[170]

Als bislang größte und aussagekräftigste Studie über die Auswirkungen der synthetischen Hormonersatztherapie bei postmenopausalen Frauen wurde 1991 die Women's Health Initiative (WHI) gestartet, um Zusammenhänge mit den häufigsten Todesursachen und Erkrankungen aufzudecken, darunter Herz-Kreislauf-Erkrankungen, Krebs und Osteoporose. Geplant war eine randomisierte, kontrollierte Studie mit einer Laufzeit von acht Jahren, in der Frauen mit intakter Gebärmutter entweder Prempro (konjugiertes equines Östrogen mit einem Progestin namens Medroxyprogesteronacetat oder MPA) oder ein Placebo erhielten, während Frauen, die nach einer Hysterektomie keine Gebärmutter mehr hatten, entweder Premarin (konjugiertes equines Östrogen) oder ein Placebo erhielten. Diese Unterscheidung wurde getroffen, weil man aus früheren Studien wusste, dass Östrogen ohne Progesteron das Gebärmutterkrebsrisiko erhöht.

Die Studie an den Frauen mit Gebärmutter wurde 2002 abrupt beendet, weil die vorläufigen Ergebnisse bei den Frauen, die Prempro einnahmen, ein erhöhtes Risiko für Brustkrebs und koronare Herzkrankheit offenbart hatten, allerdings auch ein verringertes Risiko für osteoporotische Frakturen und Darmkrebs. Die Studie an Frauen ohne Gebärmutter wurde 2004 abgebrochen, weil sich bei den mit Östrogen behandelten Frauen ein geringfügig erhöhtes Risiko ischämischer Schlaganfälle gezeigt hatte. Daneben zeigte sich allerdings eine geringere Inzidenz von osteoporotischen Frakturen und Darmkrebs und keine erhöhte Häufung von Brustkrebs und Herz-Kreislauf-Erkrankungen.[171]

Der plötzliche Stopp der WHI-Studie war 2002 eine Top-Nachricht und löste vielerorts Panik aus.[172] In der Folge brachen in den USA mehr als 80 Prozent der HET-Patientinnen die Behandlung ab. Die WHI-Studie, die die Nebenwirkungen oraler synthetischer Hormone dokumentierte, sorgte dafür, dass über 20 Jahre lang Millionen von Frauen keine Hormonersatztherapie erhielten.

In den Jahren danach haben Forscher die Ergebnisse der WHI-Studie neu bewertet und deren Schlussfolgerungen teils hinterfragt, teils differenziert (worauf wir im nächsten Abschnitt eingehen werden). Dennoch hält die Furcht vor der Hormonersatztherapie an. In der Öffentlichkeit verbreitete sich die Meinung, dass das Risiko chronischer Erkrankungen, das die Hormonersatztherapie eigentlich senken sollte, durch sie erhöht wird – kurz: dass HET Krebs, Herzerkrankungen und Schlaganfälle verursacht. In Folge der WHI-Studie rieten die staatlichen Richtlinien von der Hormonersatztherapie ab, es sei denn, Frauen litten unter mittelschweren bis schweren Hitzewallungen oder einem erheblichen Risiko osteoporotischer Frakturen. Selbst unter diesen Umständen wurde nur die niedrigstmögliche Dosis und die kürzestmögliche Behandlungsdauer empfohlen.

Bis heute wird im Medizinstudium nichts über die Auswirkungen des Hormonmangels auf den weiblichen Körper oder über den Unterschied zwischen bioidentischen und den in der Studie verwendeten synthetischen Hormonen gelehrt. Viele Ärzte haben daher immer noch zu wenig Wissen, um eine HET zu verschreiben.

Was wir seit der WHI-Studie gelernt haben

Je genauer die Daten der WHI-Studie erforscht werden, desto deutlicher wird, wie sehr HET die Gesundheit von Frauen verbessern kann – wenn sie richtig angewendet wird. Was müssen wir also über die Studie wissen, um unsere Befürchtungen rund um HET zu zerstreuen?

Zunächst einmal ist das erhöhte Brustkrebs- und Schlaganfallrisiko bei synthetischer HET deutlich geringer, als es die damalige Berichterstattung glauben ließ. Laut der WHI-Studie lag die Wahrscheinlichkeit an Brustkrebs zu erkranken in der Placebogruppe bei 4 von 1.000, während sie bei den Frauen, die Prempro erhielten, 5 von 1.000 beträgt. Diesen Unterschied beschrieben die Medien als einen Anstieg des relativen Risikos um 25 Prozent, was in der Tat ziemlich erheblich und alarmierend klingt. Eine bessere Einschätzung der gestiegenen Gefahr ergibt sich jedoch aus dem absoluten Risiko, das in diesem Fall nur um 0,08 Prozent erhöht ist.

Zwar haben viele Forscher auf die verzerrte Darstellung des Risikos in der WHI-Studie hingewiesen, aber keine dieser Analysen bekam annähernd so viel Aufmerksamkeit wie die ursprünglichen Schlagzeilen. Deswegen sind die meisten Menschen und sogar Fachleute über das tatsächliche Brustkrebsrisiko während der Hormonersatztherapie nicht im Bilde. Schlimmer noch, die WHI-Forscher ignorieren weiterhin ihre eigenen Daten. Eine Nachanalyse der WHI-Daten ergab, dass bei den Frauen ohne Gebärmutter, die nur Östrogen einnahmen, die Brustkrebsinzidenz um 44 Prozent geringer war als bei den Frauen der Placebogruppe (die kein Östrogen einnahmen). Das Knochenbruchrisiko war bei den Hormonanwenderinnen in allen Altersgruppen um 33 Prozent geringer als in der Placebogruppe.

Ich stimme voll und ganz der Washington Post zu, die 2024 in Bezug auf die Studie die Schlagzeile »Angst vor Hormonpräparaten unbegründet« brachte. Nach einer im Fachjournal JAMA veröffentlichten Langzeit-Nachuntersuchung der WHI-Studie kam man zu dem Schluss, dass Frauen, die relativ jung in die Perimenopause kommen und Symptome haben, mehrere Jahre lang eine Hormontherapie erhalten können, ohne Nebenwirkungen fürchten zu müssen.[173] Das ist für Millionen von Frauen ein kleiner Schritt in die richtige Richtung.

Ein weiterer wichtiger Aspekt der WHI-Studie ist das Alter der Teilnehmerinnen. Das Durchschnittsalter der Teilnehmerinnen lag bei 63 Jahren und damit weit über 51, dem Durchschnittsalter für den Eintritt in die Menopause. Ältere Frauen entwickeln, egal ob mit oder ohne HET, häufiger chronische Erkrankungen wie Brustkrebs oder Herzerkrankungen, und das verzerrt wiederum die Ergebnisse der Studie. Nachfolgende Untersuchungen legen ebenfalls nahe, dass der ideale Zeitpunkt für den Beginn einer HET innerhalb von zehn Jahren nach Erreichen der Menopause liegt, aber die überwiegende Mehrheit der WHI-Teilnehmerinnen waren Frauen in ihren 60ern und 70ern. Die Wissenschaft spricht heute von der Timing-Hypothese, auch bekannt als Healthy-Cell-Hypothese, derzufolge Östrogen Zellen gesund hält, während Östrogenmangel Zellen ungesünder macht. Demnach hilft Östrogen besser vorbeugend als heilend gegen chronische Krankheiten, und darum sollte der Zeitpunkt der Hormonersatztherapie berücksichtigt werden.[174]

Zurück zu den Ergebnissen der WHI-Studie: Die Untergruppe der Teilnehmerinnen im Alter von 50 bis 59 Jahren, die Östrogen einnahmen, hatte tatsächlich ein um 40 Prozent geringeres Herzinfarktrisiko als diejenigen, die ein Placebo erhielten, und kein erhöhtes Schlaganfallrisiko. Frauen, die zehn oder mehr Jahre nach der Menopause mit der HET begannen, hatten jedoch ein geringfügig, aber statistisch nicht signifikant erhöhtes Risiko, Herz-Kreislauf-Erkrankungen zu erleiden. Bei Frauen, die mehr als 20 Jahre nach der Menopause mit der HET begannen, war das erhöhte Risiko einer Herz-Kreislauf-Erkrankung statistisch signifikant. Diese Ergebnisse deuten darauf hin, dass eine Östrogentherapie koronaren Herzerkrankungen vorbeugen kann, aber möglicherweise bei einigen Frauen bereits bestehende koronare Herzerkrankungen verschlimmert.

Andere Studien bestätigen die Annahme, dass die HET am besten wirkt, wenn der Körper noch empfänglich für Östrogen ist, also ab Einsetzen der Perimenopause und so lange, wie sie die allgemeine Gesundheit der Frau verbessert und schützt. Während dieser kritischen Phase kann Östrogen einen starken Einfluss darauf haben, wie der Körper auf zellulärer Ebene altert.[175] Unter den Frauen in der WHI-Studie, die zwischen 50 und 59 Jahren alt waren (etwa 10 Prozent der Teilnehmerinnen), war ein Rückgang der Gesamtsterblichkeit um 30 Prozent zu verzeichnen, obwohl ihnen eine Kombination aus künstlichen und tierischen Hormonen oral verabreicht wurde.

Ein weiterer wichtiger Faktor, der in der Deutung der WHI-Daten zu berücksichtigen ist, ist die Art der verwendeten Hormonersatztherapie. Die Teilnehmerinnen erhielten konjugiertes equines Östrogen, welches aus dem Urin trächtiger Stuten hergestellt wurde und in der Regel mehr als zehn verschiedene Östrogene enthielt – hauptsächlich Estron, nicht Estradiol. Die menopausal bedingten physiologischen Veränderungen sind jedoch auf den Rückgang von Estradiol und Progesteron zurückzuführen. Heute gibt es HET mit mikronisiertem Estradiol, das in der Regel aus Yamswurzeln gewonnen wird, deren Moleküle so verändert wurden, dass sie denen des in den Eierstöcken produzierten Estradiols entsprechen – ein bioidentisches Östrogen also. Ebenso ist heute mikronisiertes Progesteron erhältlich, molekular identisch mit körpereigenem Progesteron. Das in der WHI-Studie verwendete Progestin (Medroxyprogesteronacetat oder MPA) war hingegen eine synthetische Form des Hormons.

Zwar kommen bioidentische wie synthetische Hormone aus dem Labor, aber Patientinnen bevorzugen die bioidentischen Hormone, weil synthetische nicht die gleiche Molekülstruktur wie die körpereigenen Sexualhormone haben. Zwischen der Verabreichung künstlicher, aber hormonell wirksamer Substanzen und der Verabreichung von Stoffen, die mit den im Körper produzierten Hormonen identisch sind, besteht ein wesentlicher Unterschied. Beim Arztgespräch über eine Hormonersatztherapie sollten Sie unbedingt erfragen, ob bioidentisches Östrogen und Progesteron verschrieben wird.

Eine weitere Komplikation der WHI-Studie war die Art und Weise, wie die Hormone verabreicht wurden. Die Teilnehmerinnen erhielten hochdosiertes Östrogen in Pillenform, das über die Leber metabolisiert und dann über den Darm resorbiert werden musste. Die Leberpassage kann zur Produktion von Gerinnungsfaktoren beitragen (»First-Pass-Effekt«), die die Schlaganfallinzidenz erhöhen. Daten aus nachfolgenden Beobachtungsstudien deuten darauf hin, dass die transdermale Verabreichung (über die Haut), bei der die Leber umgangen wird und das Östrogen direkt in den Blutkreislauf gelangt, weniger risikoreich sein könnte als die Einnahme in Pillenform. Transdermales Östrogen ist in Form von Hautpflastern, Gel, Creme und Spray erhältlich.

Darüber hinaus erhielten die Frauen, die an der WHI-Studie teilnahmen, jeden Tag die gleiche Dosis, eine sogenannte statische Dosierung. Aber während des Menstruationszyklus durchläuft der weibliche Körper eine Abfolge unterschiedlicher Hormonspiegel, die wichtige physiologische Vorgänge im Körper regulieren. Auch das ist ein wichtiger Aspekt bei der HET in der Peri- und Postmenopause.

Häufig gestellte Fragen zur HET

Nachdem Sie nun über den Hintergrund und die Geschichte der HET unterrichtet sind und über ihre Sicherheit und Wirksamkeit Bescheid wissen, wollen wir uns einigen Fragen widmen, die häufig zum Thema HET gestellt werden.

Frage: Wann fängt man am besten mit HET an?

Antwort: Die vorbeugende Wirkung von Östrogen und Progesteron wird optimal genutzt, wenn in der Perimenopause mit der HET begonnen wird. Man sollte lieber früher als später damit anfangen, also warten Sie nicht, bis Ihre Symptome unerträglich werden. Ich empfehle, Symptome zu beobachten und den Hormonstatus ärztlich untersuchen zu lassen, damit ein auf Ihre Bedürfnisse zugeschnittener Behandlungsplan erstellt werden kann. Das bedeutet auch, dass Sie nicht warten müssen, bis Ihre Periode ausbleibt, bevor Sie mit der HET beginnen. Frauen, die innerhalb von zehn Jahren nach der Menopause mit der Hormonersatztherapie beginnen, haben am meisten von den gesundheitlichen Vorteilen.

Frage: Können Frauen über 60 eine HET machen?

Antwort: Die Fachwelt ist sich heute einig, dass Frauen über 60, die seit mehr als zehn Jahren in der Menopause sind, die HET allein aufgrund ihres Alters nicht abbrechen müssen, besonders wenn die Symptome anhalten und die HET gesundheitlichen Nutzen bringt. Angesichts der Wirksamkeit der HET bei der Behandlung von hormonell bedingten Gesundheitsproblemen (Osteoporose, urogenitale Beschwerden, Schlaf-, Kognitions-, Hautprobleme usw.) empfehlen sowohl die Menopause Society als auch das American College of Obstetricians and Gynecologists eine längere Anwendung der HET, solange die Frau und ihr Arzt übereinkommen, dass die Vorteile mögliche Risiken überwiegen.[176]

Wenn Sie nach dem 60. Lebensjahr mit einer Hormonersatztherapie beginnen möchten und Ihre Menopause bereits mehr als zehn Jahre zurückliegt, sollten Sie vor Behandlungsbeginn Ihre kardiovaskuläre und neurologische Gesundheit durchchecken lassen. Ich empfehle eine Untersuchung der Herzkranzgefäße sowie einen umfassenden Herz-Kreislauf-Bluttest, der Stoffwechsel-Biomarker, Homocystein, Fibrinogen, Nüchterninsulin, hochsensitives C-reaktives Protein, Lipoprotein a und Apolipoprotein B umfasst. Wenn Ihr Stoffwechsel und Ihr Herz-Kreislauf-System gesund sind, sollte es keinen Grund für eine Kontraindikation allein aufgrund Ihres Alters geben.

Noch gibt es keinen Nachweis dafür, dass eine nicht-orale bHRT bei Frauen, deren Menopause zehn oder mehr Jahre zurückliegt, unsicher ist. Wahr ist aber leider, dass Frauen, die über einen längeren Zeitraum mit einem Hormonmangel leben, einem höheren Risiko für Demenz, Herzerkrankungen, Knochenschwund und weitere Erkrankungen ausgesetzt sind. Wir Frauen verdienen Zugang zu allen verfügbaren Mitteln, die uns im Alter gesund erhalten, einschließlich HET.

Frage: Was sind die allgemeinen Vorteile einer HET?

Antwort: Die HET optimiert die langfristige Gesundheit und beugt chronischen Krankheiten vor, indem sie das Risiko für Osteoporose senkt, Knochenschwund verhindert und Knochenbrüche seltener macht. Untersuchungen zufolge senkt eine zur richtigen Zeit und in der richtigen Form angewendete HET auch das Risiko für Herz-Kreislauf-Erkrankungen, Typ-2-Diabetes, Darmkrebs, Neurodegeneration und Depression, sofern diese Erkrankungen durch Hormonmangel bedingt sind.

Darüber hinaus sorgt die HET für eine Linderung häufiger Wechseljahresbeschwerden wie Schlafstörungen, Stimmungsschwankungen, Brain Fog, Hitzewallungen und Nachtschweiß. Klinische Studien haben ergeben, dass HET die Häufigkeit von Hitzewallungen um 75 Prozent reduziert und auch deren Intensität verringert.[177] Die Verringerung nächtlicher Schweißausbrüche hilft Frauen, den nötigten Schlaf zu bekommen.

Bei Frauen, die unter dem urogenitalen Menopausensyndrom leiden, zu dessen Symptomen Trockenheit, Brennen, Reizungen und Schmerzen der Scheide beim Geschlechtsverkehr sowie Harninkontinenz, überaktive Blase und wiederkehrende Harnwegsinfekte gehören, reduziert niedrig dosiertes Östrogen Trockenheit, Scheuern und Gewebeverdünnung. Dabei wird das Östrogen vaginal in Form von Cremes, Tabletten oder Zäpfchen angewendet.

Verbessern sich die Symptome, kehren viele Frauen innerhalb von drei bis sechs Monaten nach Beginn der HET zu ihrem alten Selbst zurück.

Frage: Eignet sich HET auch zur Behandlung von Depressionen?

Antwort: Ich möchte meiner Antwort vorausschicken, dass nichts Falsches daran ist, Antidepressiva oder Psychopharmaka zur Verbesserung der seelischen Gesundheit einzunehmen. Was für Ihren Körper gut ist, wissen Sie und Ihr Arzt am besten. Für einige Frauen in gewissen Grenzfällen können jedoch ganzheitliche Alternativen sinnvoll sein, die ihnen die potenziellen Nebenwirkungen herkömmlicher Medikamente ersparen. Damit möchte ich nicht den Rat eines Arztes ersetzen. Aber ich will Ihnen alle Optionen aufzeigen, damit Sie die Hilfsmittel in Anspruch nehmen können, mit denen Sie Ihre Gesundheitsziele am besten erreichen und so vital und lebendig werden, wie Sie es sich wünschen.

Im westlichen Medizinmodell sind bei der Behandlung von Depressionen in den Wechseljahren Antidepressiva die erste Wahl. Für viele Frauen kann aber auch eine Hormonersatztherapie eine sinnvolle Alternative sein. Wie wir wissen, hat die historische Veröffentlichung der WHI-Studie im Jahr 2002 Millionen von Frauen dazu gebracht, ihre Hormonersatztherapie abzubrechen. Folgeforschungen und Neuauswertungen der Datenbasis deuten darauf hin, dass die Hormontherapie ungefährlicher ist, als die Studie damals glauben ließ. Wahrscheinlich haben viele Frauen in den letzten zwei Jahrzehnten darunter gelitten, dass ihnen eine Hormontherapie verwehrt blieb. Interessant ist, dass bei perimenopausalen Frauen nach 2002 die Verschreibungen von Antidepressiva und Schlafmitteln rapide zugenommen haben. Inzwischen entdeckt die Fachwelt, allen voran die integrative und funktionelle Medizin, die Hormonersatztherapie als primären

Ansatz zur Behandlung von Depressionen und Angststörungen in den Wechseljahren wieder. Untersuchungen zufolge wirkt HET besser gegen peri- und postmenopausale Depressionen als ein Placebo.[178] Darüber hinaus schützt sie das Gehirn vor kognitivem Verfall, fördert eine gesunde Stimmung, lindert Wechseljahresbeschwerden und hat langfristige Vorteile für den gesamten Körper, weil die ergänzten Hormone eine schützende Wirkung auf alle Körpersysteme haben (siehe 2. Kapitel).

Da der Körper diese Hormone braucht, um optimal zu funktionieren, ist es einleuchtend, dass es spürbare mentale und emotionale Vorteile hat, sie so lange wie möglich auf prämenopausale Spiegel zurückzubringen. Sie kennen Ihre körperliche Verfassung am besten und wenn Sie nach einer vorbeugenden und ganzheitlichen Methode zur Stabilisierung Ihrer Stimmung und Ihres emotionalen Wohlbefindens suchen, könnte eine HET Ihnen helfen – so wie sie mir geholfen hat.

Frage: Was sind die Risiken?

Antwort: Vorweg sei gesagt, dass für die Mehrheit der Frauen unter 60 Jahren die Vorteile einer HET die Risiken überwiegen.

Die häufigste Befürchtung von Frauen, die eine HET in Betracht ziehen, ist, dass dadurch das Brustkrebsrisiko steigt. Wie bereits erwähnt, wurde dieses Risiko dank der mangelhaften Konzeption und Interpretation der WHI-Studie in der öffentlichen Wahrnehmung stark aufgebläht. Auf Basis gründlicherer Forschungen und Analysen sind sich die meisten medizinischen Fachgesellschaften inzwischen einig, dass das mit einer HET verbundene Brustkrebsrisiko zwar vorhanden, aber insgesamt gering ist – aktuelle Leitlinien bezeichnen es als »seltenes Vorkommnis«.[179] Um Ihnen eine zusätzliche Perspektive zu geben: Das Brustkrebsrisiko ist bei Frauen, die übergewichtig sind oder mäßig Alkohol trinken, größer als bei denen, die eine HET erhalten.[180] Zusätzlich zu dem geringen Brustkrebsrisiko besteht ein geringes Risiko für Blutgerinnsel. Bei oraler Östrogeneinnahme ist das Risiko von Blutgerinnseln höher, aber Estradiol, das in Form eines Pflasters, Gels oder Sprays über die Haut aufgenommen wird, birgt dieses Risiko nicht.

Frage: Wer sollte keine HET bekommen?

Antwort: Bestimmte Kontraindikationen machen eine HET für manche Frauen nicht ratsam. Beispielsweise sind Frauen, die Brustkrebs oder andere hormonsensitive Krebsarten hatten, keine guten Kandidatinnen für eine systemische Hormontherapie (obwohl Forschungsergebnisse darauf hindeuten, dass vaginal angewendetes Östrogen auch in diesen Fällen ungefährlich ist).

Eine HET ist auch nicht empfehlenswert für Frauen, die an koronarer Herzkrankheit, einem Schlaganfall, einem Herzinfarkt, einer arteriellen oder venösen Thromboembolie (Blutgerinnsel in den Arterien oder Venen, den Beinen oder der Lunge), einer vorliegenden Lebererkrankung, unkontrolliertem Bluthochdruck oder abnormalen Scheidenblutungen leiden. Nehmen Sie keine HET-Präparate ein, wenn Sie schwanger sind.

Eine Kontraindikation liegt vor, wenn Sie persönlich an einer dieser Erkrankungen leiden – Erkrankungen in Ihrer Familie zählen nicht. Trotzdem ist es sinnvoll, im Arztgespräch die familiäre Vorbelastung zu erwähnen. Entscheidend sollte für Sie und Ihren Arzt Ihre individuelle Ausgangslage sein, denn auch Frauen, die hormonsensitive Krebserkrankungen, Blutgerinnsel oder einen Schlaganfall hatten, können sich für eine HET auf transdermalem Weg oder eine vaginale Anwendung entscheiden, was beides nicht die gleichen Risiken birgt wie eine Pille.

Ich möchte auch einige verbreitete Missverständnisse darüber ausräumen, wer nicht für eine HET in Frage kommt. Entgegen der landläufigen Meinung sollten Frauen, die Endometriose, Adenomyose oder Migräne mit Aura gehabt haben, nicht automatisch von einer HET ausgeschlossen werden. Auch hier sollten Sie mit Ihrem Arzt über die neuesten Forschungsergebnisse und klinischen Leitlinien sprechen, damit Sie die beste Versorgung erhalten, die mit Blick auf Ihre individuelle Vorgeschichte und Ihre Symptome angeraten ist.

Frage: Was sind mögliche Nebenwirkungen?

Antwort: Eine häufige Nebenwirkung der HET sind Gebärmutterblutungen in Form von braunem Ausfluss oder leichte Schmierblutung. Manchmal können sie auch wie eine starke Periode erscheinen, die kommt und geht und einige Wochen andauern kann, besonders zu Beginn der HET oder bei Anpassung der Dosis. Dabei handelt es sich um eine Reaktion der Gebärmutterschleimhaut auf die Hormonveränderung – es dauert eine Weile, bis sich alles stabilisiert hat. Bei zyklischer Progesteroneinnahme ist mit einer monatlichen Entzugsblutung zu rechnen, die einer leichten Periode ähnelt und als Reaktion auf den Progesteronabfall auftritt. Falls Blutungen länger als drei Monate anhalten oder plötzlich stärker oder unregelmäßiger werden, sollten Sie ärztlichen Rat einholen, da möglicherweise ein Beckenultraschall und eine Gebärmutterschleimhautbiopsie erforderlich sind.

Eine weitere Nebenwirkung kann ein Spannen in der Brust sein. Schmerzen können auftreten, und der Brustwarzenbereich wird womöglich empfindlicher. Das kann mehrere Wochen andauern, lässt aber meist mit der Zeit nach. Helfen kann hier ein gut sitzender und stützender BH. Wenn das Problem weiterhin besteht, sollten Sie vielleicht auf ein anderes Östrogen umsteigen, die Gesamtdosis senken, die Progesteron-Dosis erhöhen und etwas für die Leber und das Darmmikrobiom tun, um unausgeglichenes Östrogen im Körper und im Brustgewebe zu reduzieren (wie im 5. Kapitel beschrieben).

Vielleicht fühlen Sie sich auch aufgedunsen und unwohl, als hätten Sie Blähungen. Das kann auf das Progesteron zurückzuführen sein und klingt in der Regel mit der Zeit ab. Falls es jedoch anhält, sollten Sie entweder ein nicht-orales Estradiolpräparat ausprobieren, die Progesterondosis senken, ohne den Gebärmutterschutz sein zu lassen, oder Progesteron zyklisch einnehmen. Optimieren Sie Ihr Darmmikrobiom und verzichten Sie auf verarbeitete Lebensmittel, Alkohol und Koffein.

Bei der Einnahme von Progesteronpräparaten wie Prometrium oder hormonellen Verhütungsmitteln mit Progestinen können in den ersten Wochen Stimmungsschwankungen auftreten. Eventuell fühlen Sie sich depressiv oder emotional. Bei anhaltenden Beschwerden sollten Sie sich auf bereits bestehende Depressionen oder Angststörungen untersuchen lassen, auf mikronisiertes Progesteron wechseln oder die Dosis leicht senken. Lassen Sie sich auch auf Schilddrüsenprobleme und Entzündungen untersuchen. (Ernährungstipps zur Entzündungshemmung im Darm und zur Optimierung der Entgiftungswege der Leber finden Sie im 5. Kapitel.)

Weniger häufige Nebenwirkungen sind Übelkeit, Wassereinlagerung in den Extremitäten, Hornhautverkrümmung, Kopfschmerzen und Migräne, Schwindel, Angioödeme (Schwellungen an Augen, Lippen und Schamlippen), Gallensteine und Pankreatitis. Die Symptome klingen in der Regel innerhalb von drei Monaten nach Beginn der HET ab. Sollten Ihnen die Symptome zu irgendeinem Zeitpunkt Sorgen machen, sprechen Sie mit Ihrem Arzt.

Frage: In welcher Form wird Östrogen verabreicht?

Antwort: Das Östrogen, das optimal im Alterungsprozess hilft, heißt 17-β-Estradiol. Östrogen kann dem Körper entweder systemisch oder lokal zugeführt werden.

Eine systemische HET wirkt auf das gesamte Körpergewebe, egal ob sie über eine Pille, eine Creme, ein Gel, ein Pflaster, ein Spray oder eine Injektion in den Blutkreislauf gelangt. Da eine systemische HET den gesamten Körper betrifft, kann sie mehr Linderung bringen, birgt aber auch das Risiko von Nebenwirkungen.

Die orale Einnahme in Pillenform ist zwar bequem, bringt aber ein leicht erhöhtes Risiko für Gerinnsel, Bluthochdruck und abnormale Blutfettwerte mit sich, weil das Östrogen im Darm und in der Leber verarbeitet wird. Bei transdermaler Östrogengabe (über die Haut) werden die Leber und damit auch das erhöhte Risiko umgangen. Transdermales Östrogen ist bei Frauen angeraten, die unter Migräne leiden oder bereits Blutgerinnsel gehabt haben.

Ein weiterer Vorteil der transdermalen Verabreichung ist, dass man die Dosierung zyklisch gestalten und an die Symptome anpassen kann. Wenn Sie innerhalb von zwei bis drei Monaten nach Beginn der Hormonersatztherapie nicht die erhoffte Linderung verspüren, sollten Sie Ihren Arzt nach einer Dosisanpassung fragen. Sie kann Ihnen ein bis drei Pumpstöße Östrogengel oder mehr Sprühstöße Östrogenspray verordnen, sodass Sie die genaue Dosis selbst bestimmen können.

Erörtern Sie im Arztgespräch auch die Möglichkeit einer rhythmischen Dosierung von Estradiol und Progesteron anstelle einer statischen. Die statische HET, bei der jeden Tag die gleiche Hormondosis gegeben wird, ist die gängigste Art der Dosierung. Das ist vor allem praktisch für Frauen, die eine leicht planbare Behandlung zur Linderung ihrer Symptome wünschen. Bei der rhythmischen HET wird die Hormondosis regelmäßig angepasst und dem natürlichen weiblichen Hormonzyklus angeglichen. Ziel der rhythmischen Verabreichung ist es, gesunde und naturnähere Hormonspiegel wiederherzustellen. Die rhythmische HET kann Vorteile haben, aber wie jede medizinische Behandlung ist sie möglicherweise nicht für jede Frau die beste Wahl. Um zu entscheiden, ob dieser Ansatz für Sie geeignet ist, sollten Sie eng mit einem erfahrenen Experten für Hormonbehandlung zusammenarbeiten.

Anders als die systemische HET, die im gesamten Körper wirkt, wird die lokale HET direkt in der Scheide angewendet und zielt auf urogenitale Beschwerden wie Scheidentrockenheit, Inkontinenz, Schmerzen beim Sex und wiederkehrende Harnwegsinfekte. Vaginal verabreichtes Östrogen ist niedrig dosiert, hat in der Regel geringe bis keine Risiken und ist das Mittel der Wahl gegen Scheidenatrophie. Lokale HET kann neben einer systemischen HET angewendet werden. Zu den Darreichungsformen gehören Cremes, Tabletten oder Zäpfchen, die mindestens einmal pro Woche in der Vagina angewendet werden sowie ein Ring, der alle drei Monate in die Vagina eingeführt wird.

Sogenannte Designer-Östrogene sind selektive Östrogenrezeptormodulatoren (SERMs), welche die Wirkung von Östrogen auf bestimmte Körperteile blockieren können, während sie andernorts die Östrogeneinwirkung zulassen. So können SERMs etwa die Wirkung von Östrogen auf das Brustgewebe hemmen, wie dies bei manchen Brustkrebsbehandlungen der Fall ist, ohne anderen Geweben, beispielsweise den Knochen, das nützliche Östrogen vorzuenthalten.

Frage: In welcher Form wird Progesteron verabreicht?

Antwort: Progesteron ist ein stark wirksames Hormon, das häufige Wechseljahresbeschwerden wie Hitzewallungen, Nachtschweiß, Migräne und Scheidentrockenheit lindert und zusätzlich gegen längerfristige Gesundheitsproblemen wie Osteoporose, Stoffwechselstörungen, kognitiven Verfall, Angstzustände und Schlaflosigkeit hilft.

Östrogen kann eine Verdickung der Gebärmutterschleimhaut begünstigen, was dort möglicherweise zu Tumoren führen kann. Hier hilft Progesteron, indem es in der Gebärmutterschleimhaut dem Östrogen entgegenwirkt und das Krebsrisiko verringert. Progesteron kann auch das Risiko für Gebärmutter-, Gebärmutterhals- und Vaginalkrebs senken.

In Tablettenform sind sowohl mikronisiertes (bioidentisches) Progesteron als auch synthetische Progestine erhältlich.

Nicht-oral gibt es Progesteron als Creme, als Pflaster (meist ein synthetisches Progestin in Kombination mit Östrogen, also nachfragen, wenn Sie es lieber bioidentisch möchten), als Injektion (Progesteron in Öl), als Vaginalgel (in der Regel zur Förderung der Fruchtbarkeit) und als Spirale mit synthetischem Progestin (Levonorgestrel). Ich empfehle transdermales Progesteron in der Regel nicht als alleiniges Mittel, weil es in Kombination mit einer Östrogen-HET keinen ausreichenden Schutz vor Gebärmutterschleimhautkrebs bietet. Da Progesteronmoleküle recht groß sind, werden sie nur schlecht über die Haut aufgenommen, sodass nicht genug davon in den Körper gelangen.

Frage: Was ist besser – statische oder rhythmische Dosierung?

Antwort: Die meisten Frauen nehmen Östrogen und Progesteron, weil beide Hormone synergistisch zusammenwirken. Während Östrogen täglich eingenommen wird, gibt es verschiedene Ansätze zur Dosierung von Progesteron. Es kann täglich zusammen mit Östrogen eingenommen werden, aber auch zyklisch in den letzten zwei Wochen des weiblichen Zyklus (der Lutealphase), um den Progesteronspiegel vor der Menopause nachzubilden, der nur während der Lutealphase hoch ist. Noch präziser arbeitet die rhythmische Dosierung, bei der die Hormondosis an jeden Tag des Menstruationszyklus angepasst wird, um sich noch mehr dem natürlichen prämenopausalen Rhythmus der Hormonproduktion anzunähern. Bei statischer Dosierung wird hingegen immer die gleiche Menge Progesteron eingenommen, entweder jeden Tag (kontinuierlich) oder über zwei Wochen im Monat (zyklisch).

Als ich mit der Einnahme von mikronisiertem Progesteron begann, nahm ich an zwölf Tagen im Zyklus eine statische Dosis von 100 Milligramm Prometrium ein, stellte jedoch mit der Zeit fest, dass einige meiner unangenehmsten Symptome davon nicht besser wurden. Also erhöhte ich die Dosis auf 200 Milligramm. Nach einigen Monaten fühlte ich mich bei statischer Gabe von 200 Milligramm während eines Teils der Lutealphase großartig, aber nachdem ich das Progesteron zu Beginn der Periode absetzte, kam ich mir vor, als hätte man mich von einer Klippe geschubst. Ich brauchte Tage, um mich von dem abrupten Stopp der hohen Progesterondosis zu erholen.

Nach einiger Recherche entschied ich mich, eine rhythmische Dosierung auszuprobieren. Der Unterschied in der Besserung meiner Symptome und meines Wohlbefinden war gewaltig. Da dies nur mein eigener Selbstversuch mit n=1 war, empfehle ich, sich in den Wechseljahren von einer Hormonspezialistin begleiten zu lassen und gemeinsam mit ihr die für Ihre Gesundheit optimale Dosierung und Verabreichungsform zu finden. Wie bereits gesagt, ist eine Hormontherapie nichts, was man einmal einstellen und dann so belassen kann, schon gar nicht in den Wechseljahren. Da sich der Körper vor und nach der Menopause verändert, ändern sich auch seine Bedürfnisse – und eben auch seine Fähigkeit, Hormone aufzunehmen und zu verstoffwechseln.

Mein Rat wäre, dass Sie während der Perimenopause Progesteron zyklisch einnehmen, solange Sie noch Ihre Periode haben. Die typische Dosierung liegt zwischen 100 und 400 Milligramm mikronisiertem Progesteron, das täglich während der Lutealphase (in den 12 bis 14 Tagen zwischen Eisprung und Periode) oral einzunehmen ist. Führen Sie diese Behandlung am besten bis in die Postmenopause fort, um den natürlichen Hormonhaushalt nachzubilden. Ob es besser ist, Progesteron in der Postmenopause zyklisch oder kontinuierlich einzunehmen, ist allerdings umstritten.

Die zyklische Einnahme von Progesteron ruft eine monatliche Entzugsblutung hervor, aber die meisten Frauen möchten nach der Menopause keinen monatlichen Zyklus mehr haben. Manche Ärzt*innen halten Blutungen nach der Menopause für gefährlich und möchten den Hormonhaushalt nicht in diesem Umfang behandeln. Andere argumentieren, dass die Fortsetzung der natürlichen zyklischen Hormonschwankungen den besten Schutz für die Gesundheit einer Frau bietet. Was für Sie am besten ist, müssen Sie und Ihr Arzt mit Blick auf Ihre Symptome, Ihre Krankengeschichte und Ihre Ziele entscheiden.

Frage: Hilft Progesteron gegen Schlafstörungen?

Antwort: Da ein niedriger Progesteronspiegel wesentlich zu Schlafstörungen beiträgt, sorgt eine Erhöhung dieses Spiegels dafür, dass Sie wieder Erholung im Schlaf finden. Progesteron wird oft als das Valium der Natur bezeichnet und wirkt beruhigend und entspannend auf den Körper. Es lindert außerdem Angstzustände und stärkt das Gedächtnis. Progesteron steigert die Produktion des Neurotransmitters Gamma-Aminobuttersäure (GABA), der das Gehirn beruhigt, Stress abbaut und Schläfrigkeit aufkommen lässt.

In mehreren Studien wurde der Einfluss von Progesteron auf die Schlafqualität untersucht, insbesondere bei postmenopausalen Frauen. Eine Auswertung klinischer Studien hat ergeben, dass eine Hormonersatztherapie mit natürlichem Progesteron die Schlafqualität während der Wechseljahre erheblich verbessern kann, da sie Nachtschweiß und Hitzewallungen reduziert.[181] Diese Ergebnisse unterstreichen, dass Progesteron die allgemeine Schlafqualität wirksam verbessern kann.

Progesteron ist auch hinsichtlich seiner Auswirkungen auf Schlafapnoe untersucht worden, einer Erkrankung, bei der Atemstörungen während des Schlafs auftreten.[182] Einer klinischen Studie zufolge kann Progesteron Schlafapnoe lindern, indem es den Atemtrieb steigert und Atemmuster stabilisiert. Dieser Effekt ist besonders vorteilhaft für Frauen in den Wechseljahren, die wegen der hormonellen Veränderungen ein höheres Risiko haben, an Schlafapnoe zu erkranken.

Orales mikronisiertes Progesteron wird aufgrund seiner signifikanten Wirkung auf den Schlaf oft bevorzugt. Bei oraler Einnahme durchläuft Progesteron die Leber und wird durch den First-Pass-Effekt verstärkt in Stoffwechselprodukte umgewandelt, die an GABA-Rezeptoren binden. Das fördert die Entspannung, reduziert Angstzustände und verbessert die Schlafqualität und -dauer. Kapseln sind die häufigste Darreichungsform von oralem Progesteron.

Wenn Sie sich über Progesteron als Schlaf- und Entspannungshilfe erkundigen, ist es wichtig, den Unterschied zwischen bioidentischem Progesteron und dem häufig verschriebenen synthetischen Hormon Progestin zu verstehen. Als bioidentisches Hormon wird Progesteron aus Substanzen gewonnen, die in der Natur vorkommen und mit dem körpereigenen Progesteron identisch sind.

Progestine sind synthetische Formen von Progesteron und beispielsweise in Antibabypillen und Spiralen enthalten. Progestine ergeben im Stoffwechsel nicht die gleichen Verbindungen und haben keine beruhigenden oder sedierenden Eigenschaften. Das am häufigsten verschriebene Progestin – Medroxyprogesteronacetat oder MPA – hat sogar nachweislich negative Auswirkungen auf die Stimmung und das Nervensystem. Einige

Ärzt*innen behandeln neurologische Wechseljahresbeschwerden, einschließlich Schlafstörungen, mit oralem mikronisiertem Progesteron, kombiniert mit einer Progestin-Spirale. Kommen Sie gut vorbereitet zum Termin, um zu wissen, wonach Sie fragen müssen!

Frage: Wozu sind individuelle Rezepturen gut?

Antwort: Bioidentische Hormone sind mit weniger Risiken verbunden und gelten als wirksamer als synthetische Hormone. Sie können auf zwei Arten hergestellt werden: Behördlich zugelassene bioidentische Hormone werden von Pharmaunternehmen in festgelegten Dosierungen und Darreichungsformen hergestellt, die keine individuelle Anpassung zulassen. Jeder Inhaltsstoff ist auf Reinheit, Wirksamkeit und mögliche Nebenwirkungen geprüft. Zugelassene Hormontherapien sind auf Rezept erhältlich und werden in der Regel von der Krankenversicherung bezahlt.

Bei der Eigenherstellung von Arzneien in Apotheken werden ebenfalls geprüfte Ausgangsstoffe verwendet, aber die Rezeptur des Endprodukts ist individuell und kann auf ungeprüfte Weise verabreicht werden. Weil solche Rezepturen nicht als Arzneimittel zugelassen sind, sind sie in der Regel nicht von der Krankenversicherung gedeckt. Ein Vorteil der Eigenherstellung ist, dass Inhaltsstoffe und Dosierung auf die individuellen Bedürfnisse zugeschnitten werden können – beispielsweise wenn man auf bestimmte Inhaltsstoffe allergisch reagiert.

Meine HET begann ich mit 100 Milligramm Prometrium, einem zugelassenen mikronisierten Progesteronpräparat. Nach einigen Monaten wechselte ich zu einem eigens hergestellten Präparat, weil bei Prometrium das Progesteron in Erdnussöl, Gelatine, Glycerin, Lecithin, Titandioxid und drei weiteren künstlichen Farbstoffen suspendiert war. Einige dieser Chemikalien sind schädlich für das Gehirn, also für das Organ, das ich durch die Einnahme von Progesteron schützen wollte.

Frage: Umfasst die HET auch Testosteron?

Antwort: Bislang bin ich in diesem Kapitel nur auf die Behandlung mit Östrogen und Progesteron eingegangen, aber auch Testosteron kann für die HET bei Frauen wichtig sein. Bei sachgemäßer Anwendung sind die Vorteile zahlreich und die Risiken minimal. Testosteron verbessert bei Frauen die Knochendichte, die Muskelmasse, das Denkvermögen, die Stimmung, die Sexualfunktion und das Energielevel.

Mit zunehmendem Alter sinkt der Testosteronspiegel, sackt aber nicht so stark ab wie der Estradiolspiegel in den Wechseljahren. Leider gibt es derzeit kein zugelassenes Testosteronpräparat für Frauen, das die Krankenkassen zahlen würden. Testosteron kann daher bei Patientinnen in den Wechseljahren nur als Off-Label-Anwendung verschrieben werden.

Die beste verfügbare Darreichungsform ist eine Creme, die in Individualrezeptur herzustellen ist und in der Regel auf die Oberschenkel aufgetragen wird. Für Frauen ist sie meines Erachtens die beste Wahl.

Implantate aus Eigenherstellung kann ich nicht empfehlen, da diese zu einem viel höheren Testosteronspiegel führen können, als er natürlicherweise im weiblichen Körper vorkommt. Ein hoher Testosteronspiegel kann bei Frauen zu vermehrtem Körperhaar, einer tieferen Stimme, einer vergrößerten Klitoris, Akne, fettiger Haut, Stimmungsschwankungen, Reizbarkeit, Aggressivität, erhöhten Blutfettwerten, Leberschäden, unregelmäßigen Perioden, Blutgerinnseln und mehr viszeralem Fett führen.

Abschließendes zur Hormonersatztherapie

Bei der Hormonersatztherapie ist die richtige Dosierung entscheidend – zu wenig ist unwirksam, zu viel schafft unerwünschte Nebenwirkungen. Ihr Arzt wird anhand Ihrer Symptome und Laborwerte feststellen, wie nah Ihr Hormonhaushalt den Normalpegeln kommt, und auf dieser Basis die richtige Dosierung festlegen. (Beachten Sie, dass frei verkäufliche Hormonpräparate zu schwach dosiert sind, um wirksam Symptome zu lindern und Krankheiten vorzubeugen.) Versuchen Sie nicht, Ihren Behandlungsbedarf auf eigene Faust zu bestimmen. Nehmen Sie lieber fachärztliche Hilfe in Anspruch, damit die Dosierung Ihrem fortschreitenden Alter und Ihrem aktuellen Gesundheitszustand angepasst wird, denn beides verändert die Aufnahme, Verarbeitung und Wirkung der Hormone im Körper. Aus diesem Grund ist es wichtig, dass Sie mindestens einmal im Jahr sämtliche Hormonwerte und Symptome ärztlich checken lassen.

Als bewährtes Verfahren empfehle ich, bioidentische Estradiol- und Progesteronpräparate einzeln einzunehmen, nicht als Mischpräparat. Halten Sie sich an die verschriebene Dosierung und meiden Sie orale Östrogene und implantierte Pellets.

Betonen möchte ich auch, dass eine Hormonersatztherapie kein Ersatz ist für die anderen Empfehlungen in diesem Buch, die Ernährung, Bewegung und Lebensstil betreffen. Einen gesunden Körper zu haben ist wichtig, damit die HET optimal wirken kann. Die besten Kandidatinnen für eine HET nehmen aktuell keine hormonellen Verhütungsmittel ein, haben eine gute Herz-Kreislauf-, Stoffwechsel- und Darmgesundheit, eine stabile und gesunde Gebärmutter (falls vorhanden), betreiben Selbstfürsorge und haben eine geringe Schadstoffbelastung.

Unterm Strich? Die Hormonersatztherapie ist ein wirksames Mittel, um Wechseljahresbeschwerden zu lindern und chronischen Krankheiten vorzubeugen – sie kann Ihnen wieder ein gutes Leben schenken! Allerdings ist sie auch kein Wundermittel, das alle Probleme der Perimenopause löst. HET ist nur eines von vielen wichtigen Puzzleteilen für die Optimierung Ihrer gegenwärtigen und zukünftigen Gesundheit.

Nachdem wir nun alle sieben Säulen der Gesundheit in der Perimenopause behandelt haben, ist es an der Zeit, diese Prinzipien mit dem fünfwöchigen Midlife-Reset-Programm in die Praxis umzusetzen. Mit dem richtigen Werkzeug brauchen Sie nur ein paar Wochen, um sich Ihren Körper, Ihr Selbstvertrauen und Ihre Lebensfreude zurückzuholen und sich wieder wie Sie selbst zu fühlen … nur noch gesünder und stärker.

Teil III

DAS FÜNFWÖCHIGE MIDLIFE-RESET-PROGRAMM

Sie wissen jetzt, welche tiefgreifenden Veränderungen in den Wechseljahren auf körperlicher, mentaler und emotionaler Ebene stattfinden, und dank der sieben Säulen der Gesundheit sind Sie bestens für diese Übergangszeit gerüstet. Jetzt können Sie endlich mit meinem fünfwöchigen Midlife-Reset-Programm Ihren Weg in ein gesünderes Leben antreten. Das ist das Ziel der Perimenopause-Revolution, die jetzt beginnt.

Teil III beginnt mit dem Setzen von Zielen und der Vorbereitung auf das Programm, denn in der ersten Woche des Midlife-Resets geht es darum, sich an neue Ernährungs- und Bewegungsweisen zu gewöhnen. In den folgenden vier Wochen legen Sie dann so richtig mit dem Ernährungsplan und dem Trainingsprogramm los, die im 13. und 14. Kapitel beschrieben werden. Beide bieten genug Spielraum und Flexibilität, damit Sie sie an Ihre individuellen Symptome und Bedürfnisse anpassen können. Sobald Sie Ihre Lebensgewohnheiten ändern und erste Resultate bemerken, werden Sie gar nicht mehr anders leben wollen!

Kapitel 11

VERÄNDERUNG BEGINNT IM KOPF

Die Perimenopause bringt einiges an Trauer mit sich, zum Beispiel darüber, dass der Körper nicht mehr derselbe ist wie mit 25 – und diese Trauer will verarbeitet werden. Bevor Sie Ihr Midlife-Reset-Programm starten, möchte ich Sie dazu ermutigen, diese Zeit des Wandels positiv anzugehen, neue Ziele anzupeilen und Ihre größten Kräfte – nämlich Ihre Einstellung und Ihre Energie – während dieser Reise gezielt einzusetzen. Sie haben die Wahl, ob Sie wegen der Veränderungen in Ihrem Körper in Selbstmitleid versinken oder ob Sie sich auf den Weg zu mehr Lebenskraft und Lebensfreude machen und all das mitnehmen, was Ihnen wichtig ist, während Sie alles Bremsende zurücklassen.

Die Wechseljahre bieten uns die Gelegenheit, über unser bisheriges Leben Bilanz zu ziehen. Sie sind eine Zeit der Selbstfindung, in der wir uns Fragen stellen können, die wir uns vielleicht noch nie gestellt haben: »Was sind mir meine Gesundheit und mein Körper wert?«, »Was macht mir Freude?«, »Lebe ich im Einklang mit mir selbst?«

Jetzt ist die Zeit, um alles zurückzuholen, was wichtig ist. Wir schreiben unsere Geschichte selbst. Anstatt uns an Vertrautes zu klammern, sollten wir das Unbekannte als Chance begreifen und neue Möglichkeiten erkunden. Die Lebensmitte ist eine gute Gelegenheit, um unter die Schichten aus Erfahrungen, Identitäten und Überzeugungen zu blicken, die uns im Laufe der Jahre umhüllt haben, und wiederzuentdecken, wer wir wirklich sind – jenseits der Erwartungen und Verpflichtungen, die andere an uns stellen.

Die erfüllendsten und lohnendsten Momente im Leben geschehen, wenn wir mutig ins Unbekannte vorstoßen. Vergessen Sie also nicht, wenn Sie dieses aufregende neue Kapitel anbrechen: Die Ungewissheit ist auf dem Weg zu einem erfüllteren Leben nicht Ihre Feindin, sondern Ihre größte Verbündete. Halten Sie kurz inne und würdigen Sie Ihre hart erarbeitete Weisheit, seien Sie froh über Ihren Erfahrungsschatz und freuen sich auf die Abenteuer, die vor Ihnen liegen. Nutzen Sie die neue Energie, die Ihnen das Midlife-Reset-Programm schenken wird, um Ihre Träume zu verwirklichen.

Die Kraft des positiven Denkens

Wussten Sie, dass eine positivere Einstellung in den Wechseljahren Ihre Symptome lindern kann? Ich erlebe das gerade an mir selbst. Ich habe es auch an meiner Mutter beobachtet, nachdem sie beschlossen hatte, daran zu glauben, dass sie vitaler werden könnte. Es ist auch wissenschaftlich erwiesen: Viele Studien haben belegt, dass Frauen die Wechseljahre besser überstehen und verschiedene Symptome lindern können, indem sie eine positivere Einstellung annehmen. Eine Studie mit postmenopausalen Frauen in einem Alter von 55 bis 65 Jahren aus unterschiedlichen Ländern – Großbritannien, USA, Kanada, Schweden, Dänemark, Finnland, Norwegen, Frankreich und Italien – fand heraus, dass diejenigen, für die die Menopause mit den meisten Symptomen und »schlimmer als erwartet« verlief, in den USA, Großbritannien und Kanada lebten. Die Leiterin der Studie, Dr. Mary Jane Minkin, erklärt das so: »In Gesellschaften, in denen das Alter mehr verehrt wird … sind die menopausalen Symptome deutlich weniger unangenehm. Dort, wo Ältersein nichts Gutes ist, setzen viele Frauen die Menopause mit Alterung gleich. Die Beschwerden können dann viel heftiger sein.«[183]

Ich empfehle, die negativen Vorstellungen von der Lebensmitte zu hinterfragen und sich die Widerstandskraft, Stärke und Weisheit bewusst zu machen, die Sie im Laufe der Jahre gewonnen haben. Sie sind eine Superfrau! Was Sie bereits im Leben erreicht haben, wird Ihnen als Sprungbrett für die fantastischen Chancen dienen, die vor Ihnen liegen – Sie müssen nur offen dafür sein. Sie haben das Zeug dazu, auch in der nächsten Phase Ihres Lebens sexy, kraftvoll und lebenslustig zu sein.

Was heißt das für die Praxis? Ja, Ihre Mentalität hat einen großen Einfluss darauf, wie es Ihnen in diesem Lebensabschnitt ergeht, aber durch Denken allein verschaffen Sie sich nicht mehr Kraft und Energie. Deshalb dreht sich in den letzten Kapiteln alles darum, wie Sie durch Ernährung, Bewegung, Hormonersatztherapie und Selbstfürsorge auf den richtigen Weg kommen können. Dazu habe ich Ihnen ein ganzheitliches Programm erstellt, das verschiedene Aspekte der mentalen, emotionalen und körperlichen Gesundheit anspricht – denn auf alle drei kommt es an.

Ja, wir bringen den Blutzucker ins Lot. Ja, wir bewegen uns mehr und optimieren unseren Schlaf. Aber das Wichtigste ist eine auf Wachstum, Zukunft, Erfolg und Hoffnung orientierte Mentalität, aus der sich alles andere ergibt.

Das Wichtigste: Ihr Wozu

Um Ihre Ziele mit der notwendigen Entschlossenheit zu erreichen, müssen Sie im ersten und wichtigsten Schritt des Midlife-Reset-Programms herausfinden, was Ihr »Wozu« ist. Vielleicht schätzen Sie einen aktiven Lebensstil, vielleicht möchten Sie möglichst viel Energie fürs Familienleben haben, vielleicht haben Sie ein neues Projekt oder Karriereziel – all das wäre ein klares »Wozu«, das Sie antreibt, auch wenn es schwierig wird. Wenn Sie nicht glasklar benennen können, wie Ihr zukünftiges gesundes Ich aussehen soll und warum Ihnen das wichtig ist, wird es Ihnen schwerfallen, dieses Programm durchzuziehen und nachhaltig gesunde Gewohnheiten zu entwickeln.

Als ich mich hinsetzte und mir mein zukünftiges, vitales Ich vorstellte, stellte ich fest, dass mein Wozu mit Kingston zusammenhängt. Ich will so lange wie möglich mit ihm draußen herumlaufen und spielen können. Ich will mit ihm wandern und reisen können und genug Energie haben, um mit ihm Schritt zu halten.

Jetzt sind Sie dran: Finden Sie Ihren Leitstern, Ihr zukünftiges gesundes Ich. Wozu möchten Sie einen gesünderen Stoffwechsel haben, ein gesundes Gewicht halten und sich energiegeladen fühlen? Es ist wichtig, dass Sie Ihr Wozu aufschreiben, was auch immer es sein mag. Alles Praktische hängt von der Vision ab, die Sie vor Augen haben. Die Frauen, die dieses Programm am erfolgreichsten durchziehen, haben eine klare Vorstellung davon, wer sie in Zukunft sein wollen. Nehmen Sie sich also ein paar Minuten Zeit, um sich vorzustellen, wie Sie sich am Ende des Programms fühlen möchten. Ich empfehle, Ihre Antworten auf die folgenden Fragen ausführlich aufzuschreiben:

- Wie möchte ich mich in den nächsten 30 Tagen fühlen?
- Was möchte ich in Sachen Gesundheit erleben?
- Was kann ich jetzt, hier und heute unternehmen, um ein vitales, lustvolles Leben zu führen?
- Welche einfache Gewohnheit kann ich sofort annehmen, um mich in Zukunft besser zu fühlen?

Versuchen Sie, mindestens zehn Minuten lang zu schreiben, und lesen Sie anschließend durch, was Sie geschrieben haben. Vielleicht lesen Sie es sogar laut vor oder wiederholen es ein paarmal, damit es wirklich einwirkt. Indem Sie sich ausmalen, wie Sie sich am Ende des Midlife-Reset-Programms fühlen möchten, schaffen Sie einen Anker, der Sie dann, wenn es schwierig wird oder wenn Sie aufgeben möchten, bei der Stange hält.

Ihr zukünftiges gesundes Ich

Die wahrscheinlich wichtigste Erkenntnis in Bezug auf meine Gesundheit kam mir nach zwei aufeinanderfolgenden Gehirnerschütterungen im Juni 2023. Mitte Juli wurde bei mir das postkommotionelle Syndrom diagnostiziert, das mir mit allerlei Symptomen das Leben schwer machte. Das war ziemlich beängstigend, und an manchen Tagen war ich mir nicht sicher, ob ich mich jemals wieder ganz erholen würde. Aber dann ich tat etwas, das meine Gehirngesundheit und mein gesamtes Leben radikal veränderte.

Sobald ich wieder ohne Schwindel und Erschöpfung lesen konnte, setzte ich mich im dunklen Schlafzimmer aufs Bett und stellte mir die Frage: »Wer muss ich werden, um an Körper und Gehirn maximal gesund zu sein?« Dann begann ich mir vorzustellen, wie ich bei perfekter Gesundheit aussehen würde, wie sich ein Körper voller Energie, Vitalität und Resilienz anfühlen würde. Ich malte mir eine gesundete Version meiner selbst aus und spürte, wie es sich anfühlen würde, so zu sein. Ich schrieb auf, wie ich mir mein Leben in bester Gesundheit vorstellte.

Dieses zukünftige Ich sagte wieder Ja zu Interviewanfragen, hatte keinerlei Wortfindungsstörungen, recherchierte und schrieb Podcast-Folgen, feierte Feste und sorgte für wunderbare Familienerlebnisse. Es entwarf das nächste Buchprojekt und stellte Material für einen neuen Perimenopausenkurs zusammen. Diese künftige Mariza lag fünf Monate in der Zukunft, aber ich sah sie klar und deutlich vor mir und konnte spüren, wie es war, sie zu sein. Ich wusste, welche Gewohnheiten sie haben würde, wozu sie Ja und wozu sie Nein sagen würde. Ich sah sie dermaßen aufblühen, dass es meine gegenwärtige Verzweiflung und Gebrochenheit überstrahlte.

Dieses Bild meines zukünftigen gesunden Ichs änderte meine Mentalität. Ich glaubte jetzt, dass ich vollständig genesen würde, und das gab mir die Kraft und die Geduld für die nötige Selbstfürsorge. Innerhalb weniger Monate gesundete mein Gehirn. Zwei Monate holte ich mir jeden Tag die Vision meines zukünftigen Ichs vor Augen und ließ mich von ihr leiten. Das Bild meiner gesunden Zukunft motivierte mich an den schwersten Tagen und ließ mich aus den stetigen Verbesserungen, die ich Woche für Woche erzielte, Dankbarkeit und Hoffnung ziehen.

Mitte August hatte ich meine erste Solo-Podcast-Folge recherchiert und verfasst und begann wieder mit dem Führen von Interviews. Im Oktober begann ich mit Krafttraining und meine Wortfindung war besser denn je. Ende Oktober war ich wieder in anderen Podcasts zu Gast und hatte wundervolle Erlebnisse mit der Familie. Und am Ende des Jahres war ich verblüfft, wie gut mein Gehirn funktionierte, und empfand große Dankbarkeit für meine Genesung und Weiterentwicklung. Als wir den dritten Geburtstag meines Sohnes feierten, fühlte ich mich in vielerlei Hinsicht wieder normal. Ich war in der Lage, die Party zu planen und durchzuführen, was mir drei Monate zuvor noch nicht gelungen wäre.

Im Rückblick auf die kritischen acht Wochen im Juli und August glaube ich nicht, dass ich so viel für die Gesundung meines Gehirns getan hätte, wenn ich mir meine volle Funktionsfähigkeit nicht ausgemalt hätte. Meine Vision war so klar, dass sie mir als der einzige Weg erschien. In gewisser Weise war ich nicht einmal überrascht von meinem bemerkenswerten Erfolg. Dank meiner kristallklaren Vision wusste ich genau, was zu tun war und wo ich Hilfe suchen musste. Ich nutzte meine Ressourcen und mein Netzwerk und stellte zu meiner Unterstützung ein außergewöhnliches Team zusammen. Jede einzelne Entscheidung traf ich mit Blick auf die große Vision, die ich um jeden Preis verwirklichen wollte.

Dass ich mir diese Vision so klar ausmalte, hat mein Leben verändert. Ich habe gelernt, dass zwei Dinge nötig sind, wenn Sie Ihr Leben verändern und Ihre Gesundheit verbessern wollen:

1. Machen Sie sich klar, wie Sie sich fühlen möchten.
2. Beginnen Sie, Ihr gesundes Zukunfts-Ich in der Gegenwart zu verkörpern.

Fragen zur Selbstreflexion

Hier einige Fragen, mit denen Sie herausfinden können, wer Sie in den Wechseljahren und danach werden möchten:

- Wer werde ich in meiner gesündestmöglichen Zukunft sein?
- Woran hat diese Version von mir geglaubt, um so zu werden?
- Wozu hat sie Ja gesagt?
- Worum hat sie sich nicht länger gedrückt?
- Was hat sie losgelassen, um dorthin zu gelangen?
- Welche Gewohnheiten haben ihr dabei geholfen?
- Was hat sie in sich selbst und ihre Gesundheit investiert?
- Mit welchen Fachkräften hat sie zusammengearbeitet?
- Welche Entscheidungen hat sie getroffen, die anfangs vielleicht schwer oder unangenehm waren?

Schreiben Sie Ihre Antworten auf und nehmen Sie sich etwas Zeit, um über das Geschriebene nachzudenken.

Die Perimenopause kann die perfekte Gelegenheit sein, um Träume zu verwirklichen, die Sie bisher zurückgestellt haben. Überlegen Sie, ob Sie eine neue Sportart oder ein neues Hobby anfangen, Kurse belegen oder eine interessante Weiterbildung machen möchten. Eine meiner besten Freundinnen, Roxy Saffaie, schreibt gerade ihr erstes Buch. Eine andere Freundin lässt sich bei meiner Seelenschwester Samantha Skelly, der Gründerin von *Pause Breathwork,* in Körperarbeit ausbilden. Neue Kenntnisse können Ihr Selbstvertrauen stärken und Ihnen spannende neue Möglichkeiten eröffnen. Man weiß nie, wohin die Lernbegierde einen führen wird.

Welche Träume haben Sie aufgeschoben, weil sich Ihr Körper nicht gesund genug anfühlte? Denken Sie an einen großen, kühnen Traum, für dessen Verwirklichung Sie nie genug Energie oder Motivation hatten. Versetzen Sie sich in Ihr zukünftiges gesundes Ich, das diesen Traum auslebt! Schneller, als Sie denken, werden Sie so sein, werden Sie diese Energie und Vitalität und Freude erleben.

Jetzt, da Sie die richtige Mentalität haben und sich klar darüber geworden sind, wer Sie werden möchten, sind Sie bereit, für Ihren Körper zu sorgen und mutig in das vitale, energiegeladene Leben zu schreiten, für das Sie geboren wurden – mit dem Midlife-Reset-Programm als Wegweiser durch die Perimenopause.

Kapitel 12

VOM DENKEN ZUM TUN

Nachdem Sie sich die richtige Mentalität erarbeitet haben, sind Sie nun bereit, Ihre Vision in die Tat umzusetzen!

DAS MIDLIFE-RESET-PROGRAMM

Wenn wir die Übergangszeit der Lebensmitte mit Selbstliebe und Selbstermächtigung angehen, können wir begreifen, dass uns unsere Gesundheit nicht entgleitet, sondern dass sie uns zur Veränderung auffordert. Was wir jetzt brauchen, ist eine Strategie, die mit der Biologie des Körpers arbeitet und nicht gegen sie.

Mir ist klar geworden, dass Frauen, die während der Wechseljahre und danach gesund und resilient bleiben wollen, einen für Frauen tauglichen Plan brauchen, der ihre hormonellen Veränderungen berücksichtigt, den Blutzucker rund um die Uhr stabil hält, den Stoffwechsel ankurbelt, Muskelmasse aufbaut und den Hormonhaushalt optimiert. All das sind die Grundpfeiler des Midlife-Reset-Programms – und Ihrer neuen Vitalität.

Weil wir wissen, dass sich in den Wechseljahren die Körperzusammensetzung ändert, die Muskelmasse abnimmt, die Insulinresistenz ansteigt und der Stoffwechsel nachlässt, können wir Maßnahmen ergreifen, die all dem entgegenwirken und ein gutes Leben möglich machen.[184]

Das Beste an den Wechseljahren ist, dass sie uns die Chance bieten, uns neu zu erfinden und zu unserem gesunden Zukunfts-Ich zu werden, das jede Menge Energie für ein schönes Leben hat.

Mein Midlife-Reset-Programm enthält wahrscheinlich einiges, von dem Sie längst wissen, dass Sie es tun sollten (es aber bisher nicht getan haben). Sie werden vielleicht überrascht sein, wie wenig Aufwand vieles erfordert, und wie sehr es dennoch Ihrer gegenwärtigen und zukünftigen Gesundheit nützt. Das Midlife-Reset-Programm soll jede Frau dazu befähigen, ihren Körper und ihre Hormone als Verbündete zu gewinnen. Es funktioniert, weil es den tiefgreifenden Wandel berücksichtigt, der sich während der Perimenopause vollzieht.

Jetzt sind wir vorbereitet!

Wie bei jeder Ernährungsumstellung kann es ungünstig sein, ohne gründliche Vorbereitung loszulegen. In den letzten zehn Jahren habe ich mehr als 10.000 perimenopausale Frauen bei Entgiftungs- und Stoffwechsel-Reset-Programmen unterstützt. Dabei hat sich herausgestellt, dass sieben Tage Übergangszeit ausreichen, um sich an die Umstellung zu gewöhnen. Darum habe ich die erste Woche des Programm als Vorbereitungsphase konzipiert, die dem sanften Einstieg ins Midlife-Reset-Programm gewidmet ist. Die restlichen vier Wochen bilden das eigentliche Programm mit Ernährungs- und Trainingsplan.

Damit die Vorbereitungswoche erfolgreich verläuft, müssen Sie sich rigoros von allen Lebensmitteln trennen, die Ihrer Zellenergie nicht guttun. Die großen Übeltäter der westlichen Ernährungsweise sind Zucker, durchgemahlene Getreideprodukte und hochverarbeitete Lebensmittel. Wenn Sie allerdings von heute auf morgen alle dies weglassen, werden Sie sich elend fühlen und unter Entzugserscheinungen und Heißhunger leiden, denn diese Nahrungsmittel wirken suchterzeugend. Der Trick besteht darin, sich im Laufe der Woche schrittweise von Fertignahrung, Alkohol und Zucker zu verabschieden, und zwar ab heute.

Um sich beispielsweise vom Zucker im Kaffee zu entwöhnen, geben Sie heute nur ein bisschen Zucker oder Milch in den Kaffee. Nach ein paar Tagen ersetzen Sie dann den Zucker durch Zimt. So verläuft Ihr Reset viel reibungsloser. Sie trinken jeden Abend ein Glas Rotwein? Lassen Sie es nur ein halbes Glas sein und verzichten Sie am Ende der Woche ganz darauf. Die langsame Entwöhnung von den »Nein-Lebensmitteln« ist einer der Gründe, warum die Vorbereitungswoche für den Erfolg so wichtig ist, besonders bei Speisen, die Sie normalerweise täglich essen.

Ich weiß, die Nein-Liste mag auf den ersten Blick einschüchternd wirken, aber lassen Sie sich bitte nicht abschrecken. Ich habe diese Auswahl sehr sorgfältig getroffen, um die häufigsten Ursachen für Hormonprobleme und Wechseljahresbeschwerden zu mindern. Aus folgenden Gründen sind bestimmte Nahrungsmittelgruppen während des Midlife-Resets nicht erlaubt:

- **Zucker und Zuckerersatzstoffe** verursachen Insulinspitzen, die eine übermäßige Fetteinlagerung (besonders im Bauchbereich) begünstigen und den Cortisolspiegel beeinflussen, was wiederum das empfindliche Östrogen-Progesteron-Gleichgewicht stört.
  Beachten Sie, dass Zucker unter allerlei Namen in Zutatenlisten auftaucht, darunter:
  - Agavendicksaft
  - Brauner Zucker
  - Dextrose
  - Fruchtnektar
  - Fruchtsaftkonzentrat
  - Fruktose
  - Gerstenmalz
  - Glukosesirup
  - Honig
  - Invertzucker
  - Laktose
  - Maissirup
  - Maltose
  - Malzsirup
  - Melasse
  - Rohrzucker
  - Rohrzuckersirup
  - Rohzucker
  - Saccharose
  - Sirup
  - Trehalose
  - Turbinado

- **Gluten** kann Entzündungsreaktionen im Darm, Gehirn und in der Schilddrüse hervorrufen.
- **Durchgemahlenes und geschältes Getreide** kann Darmentzündungen verschlimmern, Verdauungsprobleme, Leaky-Gut-Syndrom und Reizdarm herbeiführen und die Anzahl essenzieller Substanzen (wie Serotonin) verringern, die im Darm produziert werden. Lebensmittel mit folgenden Zutaten sind zu meiden:
  - Dinkel
  - Gerste
  - Roggen
  - Weizenmehl und sonstige Mehle
  - Getreide ohne Gluten, aber trotzdem nicht ratsam:
  - Hafer
  - Hirse
  - Mais (außer Gemüsemais)
  - Reis
  - Sorghum
- **Hochverarbeitete Lebensmittel und Fleischprodukte** haben hormonell wirksame Inhaltsstoffe, die Sie auf keinen Fall zu sich nehmen sollten. Diese Substanzen können im Körper eine Östrogendominanz hervorrufen, die Folgen haben kann: geschwollene und empfindliche Brüste, Stimmungsschwankungen, starke und schmerzhafte Regelblutungen, Blähungen und Kopfschmerzen. Hochverarbeitete Lebensmittel können auch das Risiko für Fettleibigkeit, Bluthochdruck, Brust- und Darmkrebs erhöhen und die Lebenserwartung senken. In diese Kategorie fallen Kekse, Limonade, Fertigsaucen, Speck, Aufschnitt, Wurst, Hähnchenstreifen, Fruchtsaft, Müsli, abgepacktes Brot, Proteinriegel, Cracker, TK-Gerichte und zuckerhaltiger Joghurt. Grundsätzlich gilt: Wenn es keine Rohware ist und mehr als fünf Zutaten enthält, sollten Sie es sich während des Resets lieber ersparen.
- **Alkohol** verstärkt systemische Entzündungen. Eine für Gehirn und Körper ungefährliche Menge gibt es nicht. Alkohol verschlimmert auch die Wechseljahresbeschwerden.
- **Saatöl** ist Pflanzenöl, das aus den Saaten von Pflanzen gewonnen wird. Saatöle sind häufig in hochverarbeiteten Lebensmitteln enthalten, die sehr ungesund sind. Mit ihrem hohen Omega-6-Gehalt stören Sie das Verhältnis zwischen Omega-6- und Omega-3-Fettsäuren im Körper und können Entzündungen verstärken. Übermäßiger Konsum von hochverarbeiteten Lebensmitteln mit Saatöl wird mit Krebs, Herzerkrankungen, Gelenkschmerzen und anderen chronischen Leiden in Verbindung gebracht. Grundsätzlich, aber besonders während des Resets, sollten Avocadoöl, Olivenöl, Ghee, Butter oder Kokosöl verwendet werden. Meiden Sie alle gehärteten Fette sowie die folgenden Saatöle:
  - Baumwollsamenöl
  - Erdnussöl
  - Maisöl
  - Rapsöl
  - Sojaöl
  - Sonnenblumenöl
  - Traubenkernöl

Eine umfassendere Liste mit Nein-Lebensmitteln und den empfohlenen Ja-Lebensmitteln finden Sie auf den Seiten 210 bis 215.

Machen Sie es sich einfach

Ich möchte es Ihnen so leicht wie möglich machen, die Vorbereitungsphase, das Midlife-Reset-Programm selbst und Ihr Leben danach erfolgreich zu meistern und das neu Erlernte in den Alltag zu integrieren. Um maximalen Nutzen aus dem Programm zu ziehen, müssen Sie wissen, wo Sie stehen, wo Sie hinwollen und was Ihnen dabei hilft. Meine Tipps für die Vorbereitungsphase habe ich auf sieben Tage verteilt, Sie können sie in jeder beliebigen Reihenfolge umsetzen, wann immer es Ihnen passt.

Tag 1: Ausgangswerte feststellen

Ihre Ausgangswerte zu beziffern, hilft, den Zustand Ihrer Stoffwechselgesundheit richtig einzuschätzen. Wichtig ist, zu messen und nicht zu schätzen. Auch wenn es bei meinem Programm nicht um Körpermaße geht, ist es nützlich, wenn Sie eine Vorstellung davon haben, wo Sie stehen, damit Sie am Ende messbare Erfolge sehen können. Besprechen Sie vor Beginn des Programms eventuelle Bedenken mit einem Arzt Ihres Vertrauens. Sinnvoll ist auch eine Blutuntersuchung, die Ihnen Ausgangswerte Ihrer Stoffwechselgesundheit verschafft. (Im 3. Kapitel finden Sie fünf wichtige Stoffwechsel-Biomarker zur Bestimmung Ihres Stoffwechselstatus.)

Tag 2: Küche bereit machen

Ihre Küche muss für die Zubereitung nahrhafter Mahlzeiten bereit sein und zu einem geschützten Ort werden, der die Durchführung des Midlife-Reset-Programms leicht macht. Dazu müssen Sie Versuchungen beseitigen und Ihre Küche mit nahrhaften, stoffwechselgesunden Zutaten ausstatten. Also her mit den Superfoods, Proteinquellen, Ballaststoffen und gesunden Fetten! Allen, die mit Ihnen zusammenleben, kann ich nur empfehlen, ebenfalls an dem Programm teilzunehmen oder Sie zumindest zu unterstützen, indem sie Ihnen Zuspruch spenden und Versuchungen fernhalten. Zur Vorbereitung sind zwei einfache Schritte nötig:

1. **Ausmisten**
   Entfernen Sie zunächst mithilfe der Nein-Liste auf den Seiten 214 bis 215 die Nein-Lebensmittel. Die Nein-Lebensmittel sabotieren Ihre Gesundheit, indem sie Entzündungen verstärken, den Blutzucker destabilisieren und Hormonchaos schaffen. Stellen Sie eine große Kiste und einen Müllsack bereit und beginnen Sie mit dem Aussortieren. Verstauen Sie alles Unangebrochene in der Kiste, um es der örtlichen Tafel zu spenden. Geöffnete Behälter schmeißen Sie weg. Innerhalb einer Stunde müsste das erledigt sein! Wenn Ihnen die Trennung schwerfällt, sollten Sie sich fragen: »Sind die Symptome es wert, diese Salami zu behalten?« Ich wette, die Salami landet im Müll! Und falls Sie immer noch zögern, dann denken Sie daran, dass Sie einige Lieblingsspeisen nach Abschluss des Programms wieder zulassen können, aber langsam und behutsam. Für manche Produkte heißt es nur: »Bis bald!« Stellen Sie sich beim Ausräumen vor, dass Ihnen Ihr vitales und energiegeladenes Zukunfts-Ich jetzt schon auf die Schulter klopft.

Ja, jetzt es ist schwer. Aber warten Sie nur, wie Sie sich fühlen werden, wenn Sie all das nicht mehr essen. Wenn Sie die Küche mit anderen teilen, die weiterhin Nein-Lebensmittel essen, sollten Sie im Kühl-, Gefrier- und Vorratsschrank klar abgegrenzte Zonen einrichten, damit Sie leichter in der Spur bleiben.

2. **Bevorraten**
Sobald Sie die Nein-Produkte entsorgt und Platz für stoffwechselgesunde Vorräte geschaffen haben, nehmen Sie die Ja-Liste auf den Seiten 210 bis 213 zur Hand, um eine Einkaufsliste zu erstellen. Freuen Sie sich, denn es gibt so viel Leckeres! Seien Sie neugierig! Probieren Sie während des Midlife-Reset-Programms jede Woche neue Zutaten aus und notieren Sie im Ernährungstagebuch (siehe Tag 4), wie Ihr Gaumen darauf reagiert.
Vergessen Sie nicht, auch Basics wie Meersalz, gesunde Öle und Fette, Nüsse und Saaten sowie Gewürze auf die Einkaufsliste zu setzen. Gehen Sie lieber nicht hungrig einkaufen und halten Sie sich an die Liste. Nehmen Sie sich genug Zeit, um alles zu besorgen, was Sie für das Programm benötigen, auch wenn Sie dafür in mehrere Geschäfte müssen.

Tag 3: Mahlzeiten und Bewegung planen

Im 13. Kapitel finden Sie Rezepte, die Ihnen den Einstieg in die Zubereitung stoffwechselgesunder Mahlzeiten erleichtern. Sie brauchen dafür keine außergewöhnlichen Zutaten oder Kochkünste – nur die Bereitschaft zum Selbermachen, denn für Ihre Stoffwechselgesundheit sorgen Sie am besten selbst.

Nutzen Sie die Rezepte auf den Seiten 223 bis 265 als Basis oder Inspiration und planen Sie vorab, was Sie jeden Tag essen werden, damit Sie darüber nicht mehr nachdenken müssen. Auf den Seiten 210 bis 213 finden Sie eine Liste mit gesunden Vorräten – Sie werden angenehm überrascht sein, wie einfach es ist, diese Nahrungsmittel in Ihren Speiseplan zu integrieren!

Wenn Ihnen eine Zutat nicht zusagt, ersetzen Sie sie einfach mithilfe der Ja-Liste. Hauptsache, Sie statten Ihre Küche reichlich mit frischem Obst und Gemüse, Probiotika, Proteinquellen, Omega-3-Fetten und Ballaststofflieferanten aus, um viele verschiedene Mahlzeiten zubereiten zu können.

Mit einfachen Kochtechniken wie Backen, Mixen und Sautieren bereite ich metabolisch gesunde Gerichte zu, und das können Sie auch. Im Laufe des Programms werden Sie schnell lernen, wie Sie Zutaten kombinieren können, um auch ohne Rezepte köstliche Mahlzeiten zu kreieren.

Wichtig ist, sich an die drei Tagesmahlzeiten zu halten. Durch strenge Essenszeiten gewöhnt man dem Körper einen festen Rhythmus an, sodass Heißhungerattacken seltener werden. Meine liebe Freundin Tricia Nelson, Expertin für emotionales Essen, spricht von der »Magie der drei Mahlzeiten«.[185] Gewöhnen Sie Ihren Körper an drei Mahlzeiten pro Tag (falls er noch nicht daran gewöhnt ist) und achten Sie darauf, dass Sie den letzten Bissen etwa drei Stunden vor dem Schlafengehen essen. Für die meisten Menschen ist 19 Uhr ein guter Richtwert, um vor dem Schlafengehen nichts mehr zu essen; alles, was Sie danach zu sich nehmen, gilt als nächtliches Essen. Ein dreistündiges Zeitfenster nach der letzten Mahlzeit dürfte vor dem Schlafengehen keinen Hunger mehr aufkommen lassen und verhindert Sodbrennen beim Einschlafen. Und wenn Sie früher zu Abend essen, können Sie danach noch den Blutzucker stabilisieren, indem Sie spazieren gehen oder sich anderweitig Bewegung verschaffen.

Ich habe jahrelang per CGM-Sensor meinen Blutzucker gemessen, um zu verstehen, wie er auf Mahlzeiten und Aktivitäten reagiert. Dabei habe ich gelernt, dass das frühere Abendessen meinen Nüchternblutzucker und meinen Stoffwechsel nachhaltig beeinflusst. Meine Familie isst zwischen 17:30 und 18:00 Uhr zu Abend, damit wir genug Zeit haben, um die Nahrung zu verdauen, und damit zu spätes Essen nicht den Schlaf und die Stoffwechselgesundheit beeinträchtigen kann. Die Vorverlegung der Essenszeiten erfordert vielleicht etwas Umgewöhnung, aber im Laufe der fünf Wochen werden Sie einige neue Essgewohnheiten kennenlernen, die für Ihren Blutzucker und Ihren Schlaf optimal sind.

Wie Ihr Blutzucker auf Mahlzeiten reagiert, gerade aufs Abendessen, können Sie am besten durch Echtzeit-Messung Ihres Blutzuckers feststellen. Wie im 4. Kapitel bereits ausgeführt, gewinnt man durch kontinuierliche Glukosemessung (CGM) unglaubliche Erkenntnisse über die eigene Gesundheit. Ich kann Ihnen sehr empfehlen, sich mindestens einen Monat lang einen CGM-Sensor zu leisten, um den Zusammenhang zwischen körperlicher Tätigkeit und Blutzuckerreaktion zu verstehen.

Tag 3 ist auch ein guter Zeitpunkt, um das Training für die nächsten 4 Wochen zu planen. Haben Sie schon endlose Stunden im Fitnessstudio verbracht, um ein paar Pfunde abzunehmen – ohne Erfolg? Genau diesen Frust wollen wir vermeiden. Es ist entmutigend, sich so abzurackern und so wenig Unterschied zu erkennen! Was viele nicht verstehen, ist, dass härteres Training nicht unbedingt besser ist – besonders im Hinblick auf die Stoffwechselhormone nach dem 40. Geburtstag. Anstelle von täglichen, langen, intensiven Cardio-Einheiten sollten Sie Ihren Körper lieber den ganzen Tag über in Bewegung halten und mehr Muskelkraft aufbauen. Da Muskeln den Stoffwechsel ankurbeln, empfehle ich, zwei- bis viermal pro Woche Gewichte zu heben. Schon 20 Minuten Krafttraining steigern den Stoffwechsel, und das bis zu zwei Stunden nach dem Training. Wenig Training kann also viel bewirken! Im 14. Kapitel stelle ich einen Trainingsplan für Anfängerinnen vor, mit dem Sie Muskelmasse aufbauen, Ihre Stimmung heben und Ihren Grundumsatz verbessern können. Schlagen Sie jetzt Ihren Kalender auf, um Ihre Trainingseinheiten einzuplanen. Ohne Plan kein Erfolg!

Tag 4: Ernährungs- und Symptomtagebuch führen

Wir haben in diesem Buch bereits besprochen, wie wichtig es ist, ein Ernährungstagebuch zu führen. Nachweislich unterstützt das die Gewichtsabnahme erheblich und kann Ihnen Aufschluss über Ihre Essgewohnheiten geben. Etwas zu ändern, was man gar nicht überblickt, ist schwierig.

Wir haben oft so viel im Kopf, dass wir leicht übersehen, was wir alles verspeisen. Gute Essgewohnheiten gehen oft als Erstes über Bord, wenn es schwierig wird und unsere Aufmerksamkeit anderweitig gebunden ist. Deshalb ist es so wichtig, in einem Ernährungstagebuch

Rechenschaft abzulegen. Es zwingt Sie, auf Ihren Körper zu achten und herauszufinden, welche Nahrungsmittel Sie vertragen, und welche Ihre Entzündungen verschlimmern. Achten Sie auf Verdauungsmuster, auf Ihre Stimmung und alle Körperwahrnehmungen im Nachklang jeder Mahlzeit. Notieren Sie auch, was bei Ihnen das Verlangen nach Essen triggert.

Ein Ernährungstagebuch ist ein großartiges Hilfsmittel, um beim Midlife-Reset-Programm auf Kurs zu bleiben.

Tag 5: Rechenschaftspflicht schaffen

Gewohnheiten sind die stillen Architekten unserer Gesundheit. Tatsächlich machen tägliche Gewohnheiten wie Sport treiben, Dankbarkeit praktizieren, meditieren, Wasser trinken, proteinreich frühstücken, ausreichend schlafen und Nahrungsergänzungsmittel einnehmen 80 Prozent unserer Gesundheit aus.

Wer Sie sind und was Sie erreichen können, hängt weitgehend von Ihren täglichen Routinen und Verhaltensweisen ab. Untersuchungen haben ergeben, dass es Ihre Erfolgschancen verbessern kann, Rechenschaft gegenüber anderen abzulegen. Einer US-Studie zufolge haben Sie eine 65-prozentige Chance, ein Ziel zu erreichen, wenn Sie jemandem davon erzählen. Und wenn Sie sich regelmäßig mit Ihrem Partner oder einer Freundin darüber austauschen, steigt Ihre Erfolgschance auf 95 Prozent.[186] Rechenschaftspflicht ist also eindeutig erfolgsversprechend!

Bitten Sie ein Familienmitglied oder eine Freundin, bei Ihren Trainingseinheiten dabei zu sein oder sich nach Ihren Fortschritten zu erkundigen, um Sie während des Programms zu motivieren. Mein Partner Alex hat das vierwöchige Ernährungsprogramm und die Trainingseinheiten mit mir gemeinsam absolviert, zusätzlich zu seinem eigenen Programm. Am Ende des Programms hatten wir großartige Resultate und gesündere Gewohnheiten. Wir haben unsere Fortschritte auch mit unseren Fitness-Trackern verfolgt. Hier einige unserer tollen gemeinsamen Ergebnisse:

- Wir haben durchschnittlich über 12.000 Schritte pro Tag zurückgelegt.
- Wir haben an fünf oder mehr Tagen pro Woche trainiert.
- Wir haben in den meisten Nächten über sieben Stunden geschlafen.
- Wir haben unsere allgemeine Herzfrequenzvariabilität, also die Schwankungsbreite im Tempo des Herzschlags, um 5 Punkte erhöht – eine hohe Herzfrequenzvariabilität ist in der Regel ein Indikator für eine bessere Herz-Kreislauf-Fitness und Stressresistenz.

Aufgrund der positiven Ergebnisse haben wir beschlossen, das Programm um weitere zwei Monate zu verlängern, um unsere neuen Lebensgewohnheiten zu festigen. Am Ende der zwei Monate lagen unsere Stoffwechsel-Biomarker im optimalen Bereich. Heute sind viele Verhaltensweisen aus dem Midlife-Reset-Programm ein fester Teil unseres Lebens, weil wir sie in den Alltag integriert haben.

Durch das Coaching von Tausenden von Frauen habe ich gelernt, dass Unterstützung aus der Familie viel bewirken kann, vor allem im engsten Kreis. Die Einbeziehung Ihrer Familie oder

Ihres Partners kann alles entscheiden! Eine aktuelle Studie hat das gesundheitsrelevante Verhalten von Paaren in Großbritannien untersucht und herausgefunden, dass die Gewohnheiten eines Partners großen Einfluss auf die des anderen haben.[187] Schließen Sie also einen Pakt mit Ihrem Partner oder rekrutieren Sie eine Freundin, die Sie zur Rechenschaft zieht. Veränderungen umzusetzen und gesünder zu leben ist sehr viel leichter, wenn man es nicht alleine tut.

Wenn Sie Ihre Fortschritte im Blick behalten möchten, aber keinen Accountability-Buddy haben, der Sie zur Rechenschaft zieht, empfehle ich, sich einen tragbaren Fitness-Tracker zu leisten oder eine Smartwatch zu tragen, wenn Ihnen das lieber ist. Sie benötigen ein Fitness-Armband, das Ihren Schlaf, Ihre Herzfrequenzvariabilität, Ihre Schrittzahl und Ihre Ruheherzfrequenz präzise messen und aufzeichnen kann. Ich würde ein Gerät bevorzugen, in dessen App man außerdem den Menstruationszyklus und bestimmte Verhaltensweisen protokollieren kann, damit diese Faktoren bei der Berechnung des Stress- und Energieniveaus berücksichtigt werden können. Je mehr Daten Sie über Ihr Verhalten im Alltag sammeln können, desto eher können Sie Zusammenhänge erkennen und herausfinden, was Sie tun müssen, um mehr Energie zu haben.

Ein Fitness-Tracker kann als Accountability-Buddy dienen und Ihnen dabei helfen, Ihre Ziele in Sachen Schlaf, Bewegung und Stressabbau zu erreichen. Ich selbst tracke seit über drei Jahren meine biometrischen Daten. Dadurch habe ich Zusammenhänge zwischen meinen Lebensgewohnheiten und den Bedürfnissen meines Körpers begriffen, was mir letztendlich zu mehr Energie und besserem Schlaf verholfen hat. Was wir nicht messen, können wir nur schwer verbessern, denn unsere Selbstwahrnehmung kann stark vom tatsächlichen Verhalten abweichen, gerade was Schlaf und Bewegung angeht.

Die Auswahl an guten Fitness-Armbändern für Frauen ist groß. Wählen Sie eins, das zu Ihrem Budget und Ihrem Lebensstil passt, dann wissen Sie bald mehr über Ihren Körper und Ihr Verbesserungspotenzial.

Tag 6: Schadstoffbelastung mindern

Viele Leute sind sich gar nicht bewusst, was die Chemikalien in ihrer Umwelt und in fast allen Haushaltsprodukten mit ihnen machen. Unser Alltag ist durchdrungen von Schadstoffen, die in rezeptfreien Medikamenten, Reinigungsmitteln und sogar Körperpflegeprodukten stecken. Ob Sie es merken oder nicht: Umweltgifte verursachen Entzündungen und oxidativen Stress auf zellulärer Ebene. Laut US-Umweltschutzbehörde ist die Luft in Wohnräumen in der Regel zwei- bis fünfmal stärker verschmutzt ist als im Freien![188] Wieso? Toxische Putzmittel bleiben in Teppichen, Arbeitsplatten und Fußböden zurück. Durchs Reinigen und Desinfizieren glauben wir uns und unsere Familien zu schützen, aber in Wirklichkeit bringen wir Gifte ins Haus. Der Zusammenhang zwischen gefährlichen Schadstoffen in Reinigungs- und Körperpflegeprodukten und Fortpflanzungsschäden, Autoimmunerkrankungen, Allergien und Krebs ist wissenschaftlich erwiesen. Kinder reagieren auf solche Chemikalien mit Haut- und Darmproblemen.

Eine durchschnittliche Frau trägt täglich mehr als 100 Chemikalien auf ihren Körper auf. Der Wechsel zu Naturkosmetik ist daher ein wichtiger Schritt in der Körperpflege, um wieder gesund zu werden. Auch Reinigungsmittel und Medikamente können zu Ihren bestehenden Symptomen beitragen. Je mehr Toxine in Ihrem Körper wirken, desto größer ist Ihre Schadstoffbelastung. Und dieser Belastung müssen Sie sich nicht aussetzen!

Tipps gegen Schadstoffbelastung

- **Glas oder Edelstahl verwenden:** Bewahren Sie Lebensmittel in Glas- oder Edelstahlbehältern auf statt in Plastik, und erhitzen Sie sie auch nur in solchen.
- **Bio einkaufen:** Essen Sie Bio-Obst, -Gemüse und -Fleisch. Falls Ihnen das nicht möglich ist, versuchen Sie Obst und Gemüse mit möglichst geringen Pestizidrückständen zu essen.
- **Hochverarbeitetes meiden:** Fertignahrung enthält oft künstliche Konservierungs-, Zusatz- und Farbstoffe.
- **Wasser filtern:** Installieren Sie einen Wasserfilter oder verwenden Sie eine Filterkaraffe, um die Schadstoffbelastung zu reduzieren.
- **Sanfter putzen:** Statten Sie Ihren Putzschrank mit Öko-Produkten aus. Sie müssen dabei nicht alles ersetzen: Viele aggressive Putzmittel sind unnötig.
- **Sanfter pflegen:** Ersetzen Sie Körperpflegeprodukte durch naturbasierte, hormonfreundliche Alternativen. Tipps finden Sie in meinem Buch *Aromatherapie für die Hormonbalance.*
- **Medizinschrank ausmisten:** Ersetzen Sie verdächtige Produkte durch sicherere, naturheilkundliche Alternativen.
- **Durchlüften:** Reißen Sie mindestens einmal am Tag täglich 15 bis 30 Minuten lang die Fenster auf. Noch besser ist es, in einen Luftfilter zu investieren.
- **Raumduft:** Verwenden Sie einen Diffusor mit reinigenden ätherischen Ölen wie Eukalyptus, Grapefruit, Zitrone oder Orange.
- **Synthetische Lufterfrischer meiden:** Lufterfrischer, Kerzen, Wachswärmer und andere Produkte mit Duftstoffen können Chemikalien an die Luft abgeben.
- **Schuhe aus:** Lassen Sie die Schuhe am besten vor der Tür, damit Verunreinigungen von draußen nicht auf die Böden gelangen.
- **Regelmäßig wischen und saugen:** Ein Staubsauger mit HEPA-Filter entfernt Staub und andere Verunreinigungen von Böden und Polstern.
- **Sauerstoff spendende Pflanzen in jedem Zimmer:** Als besonders luftreinigend gilt das pflegeleichte Einblatt (*Spathiphyllum*).
- **Detox-Kur:** Entgiften Sie den Körper durch reichliche Flüssigkeitszufuhr, leberfreundliche Nahrung, Bittersalzbäder und Nahrungsergänzungsmittel.

Untersuchungen zufolge haben Zellen umso weniger Zeit für ihre gesundheitsfördernden Funktionen, je mehr sie mit den Auswirkungen körperfremder Chemikalien und mit deren Entsorgung beschäftigt sind. Der erste Schritt zur Verringerung Ihrer Schadstoffbelastung ist, dass Sie sich weniger schädlichen Chemikalien aussetzen. Im Internet finden Sie Datenbanken (beispielsweise die App Scan4Chem des Umweltbundesamts, A.d.Ü.), die über die Inhaltsstoffe Ihrer gewohnten Produkte Aufschluss geben und die Schadstoffsuche im Putz- und Badezimmerschrank erleichtern.

Tag 7: Blutzucker im Blick behalten

Wir haben uns ja bereits ausgiebig mit den Auswirkungen des Blutzuckers befasst. Heute, am letzten Tag der Vorbereitungswoche, gebe ich Ihnen Tipps, wie Sie Ihren Blutzucker so stabil wie möglich halten. Auch wenn jeder Mensch anders ist, werden Ihnen diese Tipps helfen, Ihren Blutzucker und Ihren Stoffwechsel zu optimieren, besonders wenn Sie in fortgeschrittenem Alter von Natur aus insulinresistenter werden (mehr dazu im 4. Kapitel)

1. **Zum Frühstück und Mittagessen reichlich essen und am Abend nur wenig:**
   Aufgrund unseres Schlaf-Wach-Rhythmus verbrennt man tagsüber mehr Kalorien als abends. Nimmt man abends große, kohlenhydratreiche Mahlzeiten zu sich, wandelt die Leber den Zucker in Fettspeicher um.

2. **Den letzten Bissen drei bis vier Stunden vor dem Schlafengehen essen, idealerweise vor 19 Uhr:**
   Wenn Sie spätestens drei Stunden vor dem Schlafengehen zu Abend essen, hat Ihr Körper genug Zeit zum Verdauen und kann sich während des Schlafs erholen.

3. **Vor allem Proteine essen:**
   Achten Sie darauf, dass jede Mahlzeit eine Proteinquelle enthält, und essen Sie zuerst das Protein und die Fette, dann die Kohlenhydrate. Proteine kurbeln den Stoffwechsel an, weil der Körper im Rahmen der sogenannten Thermogenese etwa zehn Prozent der Kalorienaufnahme für die Verdauung verbraucht. Da die Verbrennung von Proteinen länger dauert als die von Kohlenhydraten oder Fetten, verbraucht der Körper mehr Energie, um die Nährstoffe einer proteinreichen Mahlzeit aufzunehmen. Sie sollten eine tägliche Proteinaufnahme von mindestens 2,2 Gramm pro Kilogramm Körpergewicht anstreben. Das erreichen Sie am besten dadurch, indem Sie den Tag mit 35 bis 40 Gramm Protein beginnen, um den Stoffwechsel anzukurbeln und die Muskelproteinsynthese zu fördern.
   Proteinzufuhr vor und während einer Mahlzeit dämpft auch den Anstieg des Blutzuckerspiegels. Obwohl Protein keine Glukose enthält, löst es eine so schnelle Insulinreaktion aus, dass danach ein starker Anstieg des Blutzuckerspiegels verhindert wird. Insgesamt sinkt dadurch die für die Verarbeitung der Speisen benötigte Insulinmenge.

4. **15 bis 30 Minuten Verdauungsspaziergang:**
Ein Spaziergang nach dem Essen ist ein entscheidender Faktor für einen gleichmäßigen Blutzuckerspiegel, besonders nach dem Abendessen. Abends ist man von Natur aus insulinresistenter, weil der Melatoninspiegel steigt und sich der Körper auf die Ruhephase vorbereitet. Untersuchungen zufolge ist der ideale Zeitpunkt für einen Spaziergang unmittelbar nach dem Essen, denn der Körper ist zu diesem Zeitpunkt noch damit beschäftigt, die aufgenommene Nahrung zu verdauen, sodass die Bewegung die Verdauung erleichtern und die Blutzuckerregulation verbessern kann. Optimal wäre ein Spaziergang nach jeder Mahlzeit, aber allein der nach dem Abendessen kann schon sehr viel bewirken.

5. **Genug trinken:**
Die Zufuhr von ausreichend Wasser mit Elektrolyten stabilisiert die Hormonspiegel, die sonst Hungersignale senden, und verhindert dadurch häufiges Naschen und übermäßiges Essen. Hunger zwischen den Mahlzeiten ist oft ein Anzeichen dafür, dass Sie dehydriert sind. Bevor Sie zu einem Snack greifen, sollten Sie erst ein großes Glas Wasser trinken. Wasser ist auch für die Entgiftungsprozesse des Körpers unerlässlich. Wenn Sie etwa mit Verstopfung oder Leberproblemen zu tun haben, ist es umso wichtiger, dass Sie ausreichend Wasser trinken. Besorgen Sie sich eine Wasserflasche aus Edelstahl oder Glas, die Sie den ganzen Tag über bei sich haben können. Am besten kaufen Sie gleich zwei Flaschen, damit Sie immer eine saubere Ersatzflasche zur Hand haben.

6. **Mit Apfelessig Blutzuckerspitzen dämpfen:**
Der Konsum von Apfelessig wird mit Gewichtsverlust, Cholesterinsenkung, antibakteriellen Wirkungen und Blutzuckerstabilisierung in Verbindung gebracht. Mehreren Studien zufolge kann Essig die Insulinreaktion anregen und Blutzuckerspitzen reduzieren. 1 Teelöffel Apfelessig mit 120 ml Wasser und etwas Zitronensaft gemischt ergibt einen Aperitif, der schon vor dem Essen den Stoffwechsel antreibt.

7. **Nahrungsergänzung optimieren:**
An Nahrungsergänzungsmitteln empfehle ich Frauen in den Wechseljahren gerne: Magnesium, Vitamin D, methylierte B-Vitamine, Berberin, Omega-3-Fettsäuren und Probiotika:
   - Eine höhere Aufnahme von **Magnesium** kann das Risiko senken, dass aus Prädiabetes Diabetes wird. Magnesium wirkt auf so viele Stoffwechselprozesse im Körper, dass ich tagelang über all die Vorteile sprechen könnte. Zusammengefasst: Wenn Sie besser schlafen, mehr Energie verspüren und einen stabileren Hormonhaushalt und Stoffwechsel haben möchten, sollten Sie Magnesium supplementieren. Nehmen Sie vor dem Schlafengehen 400 bis 600 Milligramm Magnesiumglycinat ein, um Stress abzubauen und den Schlaf sowie den Blutzuckerhaushalt zu verbessern.
   - **Vitamin D mit K_2** hilft gegen systemische Entzündungen und Insulinresistenz und fördert die Knochen- und Herz-Kreislauf-Gesundheit. Vitamin D_3 unterstützt die

Aufnahme von Kalzium, und K_2 hilft dem Körper, das Kalzium zu den Knochen und Zähnen zu liefern, anstatt es in den Arterien und anderen Weichteilen abzulagern. Aufenthalt im Sonnenlicht versorgt Sie mit einer guten Dosis Vitamin D, aber den meisten von uns tut eine Supplementierung gut. Ich empfehle pro Tag 2.000 bis 4.000 IE Vitamin D_3 mit K_2.

- **B-Vitamine** gehören zu den wichtigsten Bausteinen für den Körper, besonders wenn er in die Wechseljahre kommt. Die Realität sieht jedoch so aus, dass viele Frauen nicht genug davon bekommen, was sich negativ auf Hormonhaushalt, Energie, Produktivität und Gesundheit auswirkt. Jedes B-Vitamin spielt eine wichtige Rolle bei der Energieversorgung des Körpers und der Regulierung biologischer Prozesse. Riboflavin hilft bei der Zersetzung von Fetten und Medikamenten. Folsäure reduziert nachweislich Hitzewallungen, verbessert die Stimmung und stärkt die Herz-Kreislauf-Gesundheit.[189] Vitamin B_{12} ist gut für die Nervenzellen und kann das Risiko einer Anämie verringern. B_1 (Thiamin), B_6 und B_{12} können eine Rolle bei der Blutzuckerregulierung spielen, indem sie dazu beitragen, dass Glukose effektiver verwertet wird. Ich empfehle einen (methylierten) B-Vitamin-Komplex am Morgen.
- **Berberin** wird seit Jahrtausenden in der traditionellen chinesischen Medizin verwendet. Zu seinen Anwendungsgebieten gehören die Senkung des Cholesterinspiegels, die Gewichtsabnahme und die Blutzuckerstabilisierung. Studien zufolge kann es Blutzuckerspitzen um 25 Prozent reduzieren, indem es die von der Leber produzierte Zuckermenge senkt und die Insulinsensitivität erhöht. Berberin hat sich sogar als ebenso wirksam erwiesen wie einige Medikamente, die bei Typ-2-Diabetes eingesetzt werden. Um den Blutzuckerspiegel stabil zu halten, sollten Sie die tägliche Dosis Berberin (bis zu 1.500 Milligramm) über den Tag verteilen.
- **Omega-3-Fettsäuren** sind unerlässlich für die Gesundheit des Gehirns und des Herzens. Zudem verringern sie Entzündungen. Deshalb gehören Omega-3-Fettsäuren in diesem Buch zu den fünf Leitprinzipien der Ernährung. Die meisten Frauen nehmen jedoch nicht einmal die Mindestmenge von zwei Portionen fettem Fisch pro Woche zu sich. Falls es Ihnen schwerfällt, ausreichend Omega-3-Fettsäuren über die Ernährung aufzunehmen, empfehle ich Omega-3-Fischöl, das reich an Eicosapentaensäure (EPA) und Docosahexaensäure (DHA) ist. EPA-Fettsäuren tragen zur Senkung des Triglyceridspiegels im Blut bei und verhindern die Verklumpung von Blutplättchen und die Verstopfung von Blutgefäßen – Risikofaktoren für Herzerkrankungen und Schlaganfälle.[190] DHA-Fettsäuren unterstützen die kognitiven Funktionen und halten die Nervenmembranen gesund. Ich empfehle die Einnahme von insgesamt 250 bis 500 Milligramm DHA und EPA pro Tag.
- **Probiotika** sind wichtig für die Aufrechterhaltung einer gesunden Darmflora, die für das allgemeine Wohlbefinden unerlässlich ist. Sie können die Gesundheit der Darmschleimhaut verbessern, was Entzündungen reduzieren und vor Fettleibigkeit schützen kann. Probiotische Bakterien, besonders bestimmte Stämme von

Bifidobakterien und Laktobazillen, können Ballaststoffe im Dickdarm fermentieren und dabei kurzkettige Fettsäuren wie Acetat, Propionat und Butyrat produzieren.[191] Diese kurzkettigen Fettsäuren verbessern nachweislich die Insulinsensitivität, fördern den Glukosestoffwechsel und reduzieren Entzündungen. Einige Probiotika verbessern nachweislich die Integrität der Darmbarriere und verhindern so, dass Lipopolysaccharide (LPS) und andere schädliche Substanzen aus dem Darm in den Blutkreislauf eindringen.[192] Leichte Entzündungen können dadurch reduziert und die allgemeine Stoffwechselgesundheit verbessert werden.
Probiotische Bakterien können auch bioaktive Peptide und Neurotransmitter wie Glucagon-ähnliches Peptid-1 und Peptid YY produzieren, die die Kommunikation zwischen Darm und Gehirn sowie die Insulinsensitivität beeinflussen.[193] Sie haben auch mit der Ausschüttung von appetitregulierenden Hormonen wie Leptin und Ghrelin zu tun und können so möglicherweise zur Gewichtsregulierung beitragen.

Sie sind bereit!

Im Kern besteht der fünfwöchige Midlife Reset darin, verschiedene gesunde Verhaltensweisen im Alltag umzusetzen und Ihrer Gesundheit und Ihrem Wohlbefinden wieder mehr Priorität einzuräumen. Das Ziel ist, sich wieder mehr Energie und Lebensfreude zu verschaffen; die Mittel dazu sind auf Ihre individuelle Symptomatik zugeschnitten: stoffwechselfreundliche Ernährung, bioharmonisierende Hilfsmittel, tägliche Bewegung und Sport sowie Blutzucker-Hacks. Bei alledem ist wichtig, dass Sie auf sich selbst vertrauen und daran glauben, dass Sie Erfolg haben können. Ihre positive Mentalität wird Ihnen Halt geben – während der gesamten fünf Wochen und auch danach. Sie schaffen das!

Kapitel 13

DER SPEISEPLAN ZUM MIDLIFE RESET

Die Ernährung spielt eine zentrale Rolle beim Midlife-Reset-Programm, denn die Auswahl unserer Nahrung ist die wichtigste Entscheidung, die wir im Alltag treffen, und zwar mehrmals täglich. Schlichte, sättigende Mahlzeiten mit genügend Protein und den richtigen Nähr- und Ballaststoffen geben uns die Energie, die wir für das gute Leben brauchen. Die meisten der 40- bis 60-jährigen Frauen, mit denen ich arbeite, halten sich an eine kalorienreduzierte Diät, um Gewicht zu verlieren. Andere nehmen aus Zeitmangel und mangelnder Priorisierung nicht ausreichend Nahrung zu sich. Dieser Ansatz führt häufig zu unabsichtlicher Selbstsabotage: Man baut letztendlich kein Fett ab und nimmt wieder an Gewicht zu. Weil diese Spirale so frustrierend und demotivierend ist, habe ich mein Programm so konzipiert, dass Sie diese Erfahrung nicht machen müssen. Stattdessen wird Ihr Körper lernen, die Energie aus der Nahrung zu nutzen, um schlanke Muskelmasse aufzubauen und Fett zu verbrennen. Hungrig oder eingeschränkt sollten Sie sich dabei niemals fühlen. In der Lebensmitte besteht das Geheimnis der Gewichtsabnahme darin, dass man den Schwerpunkt auf den Umbau des Körpers (Aufbau von Muskeln und Abbau von Fett) legt, anstatt nur Gewicht zu verlieren. Dass wir die in Kapitel 5 besprochenen Stoffwechselprinzipien im Ernährungsplan berücksichtigen, macht die Sache recht einfach: Wir brauchen Nahrungsmittel, die reich an Mikronährstoffen, Antioxidantien und Ballaststoffen sind, die präbiotische oder probiotische Eigenschaften haben, gesunde Fette und Omega-3-Fettsäuren sowie ausreichend hochwertiges Protein enthalten. Das Programm ist so konzipiert, dass all dies in den täglichen Mahlzeiten integriert ist, damit Sie mit einer einfachen und (falls gewünscht) dauerhaft umsetzbaren Ernährungsweise langfristige Ergebnisse erzielen.

Nach all der Vorbereitung steigen wir nun tiefer in die Einzelheiten des Plans ein, damit Sie endlich mit köstlichen Mahlzeiten für Ihr körperliches und seelisches Wohlbefinden sorgen können.

DIE FÜNF STOFFWECHSELPRINZIPIEN

Wie bereits weiter vorne im Buch erwähnt, besteht das Ziel darin, alle fünf Stoffwechselprinzipien auf einfache und flexible Art in den täglichen Mahlzeiten zu berücksichtigen und die größten Übeltäter zu meiden. Nach einer Woche Vorbereitungszeit dürfte dies keine allzu große

Herausforderung mehr darstellen. Und machen Sie sich keine Sorgen, falls Sie sich am Anfang etwas überfordert fühlen – es wird leichter. Sie schaffen das!

Prinzip 1: Mikronährstoffe und Antioxidantien

Versorgen Sie Ihren Körper mit gesunden, mikronährstoffreichen Nahrungsmitteln, die reich an Vitaminen und Spurenelementen wie Eisen, Zink, Fluorid, Selen, Kupfer, Chrom, Jod und Mangan sind. Dazu nehmen Sie am besten viel pflanzliche Nahrung in Bio-Qualität in den Speiseplan auf: Gemüse, Obst, Nüsse, Samen, Hülsenfrüchte, Bohnen, Kräuter und Gewürze. Versuchen Sie, in der ersten Woche mindestens 15 verschiedene pflanzliche Nahrungsmittel (idealerweise aus biologischem Anbau) zu essen. Setzen Sie sich außerdem zum Ziel, jede Woche drei bis fünf neue pflanzliche Nahrungsmittel zu probieren. Je vielfältiger die Mikronährstoffe und Antioxidantien sind, desto besser für die Darmgesundheit.

Wie das geht:

Vielfältige pflanzliche Ernährung beginnt im Supermarkt oder auf dem Wochenmarkt. Wenn Sie eine Auswahl an pflanzlichen Nahrungsmitteln einkaufen und vorrätig haben, ist die Wahrscheinlichkeit viel größer, dass Sie diese auch essen! Im Supermarkt beginne ich immer in der Obst- und Gemüseabteilung und lege mir so viele verschiedene Obst- und Gemüsesorten wie möglich in den Einkaufswagen, je nachdem, was ich zum Frühstück, Mittag- und Abendessen in der Woche zubereiten möchte. Nachdem ich über ein Jahr lang so eingekauft habe, habe ich meistens schon eine Idee davon, wie ich diese Nahrungsmittel in meine Mahlzeiten integrieren kann. Mein Ziel ist es, 70 Prozent meines Einkaufswagens mit pflanzlichen Nahrungsmitteln zu füllen. Am Kassenband kann ich dann leicht überprüfen, ob ein Großteil meines Einkaufs aus unterschiedlichen nahrhaften pflanzlichen Produkten besteht.

Was ich zu mir nehme, ist Material für mein Gehirn, mein Darmmikrobiom und meine Mitochondrien, deshalb muss es nahrhaft sein. Wenn ich nicht weiß, wie ich etwas zubereiten soll, recherchiere ich online. Im Zweifelsfall hacke ich es klein und röste es mit etwas Olivenöl und einer Prise Salz oder schmeiße es zusammen mit einer Proteinquelle, frischen Kräutern und gesundem Fett in die Pfanne, die Salatschüssel oder den Suppentopf.

Hier noch einige Tipps, wie Sie mehr Mikronährstoffe, Antioxidantien und Polyphenole in die täglichen Mahlzeiten integrieren können:

- **Zu jeder Mahlzeit Gemüse essen:** Essen Sie Ihre Eier mit Spinat, probieren Sie ein Salatblatt als Wrap oder verfeinern Sie ein Wok-Gericht mit Kohl und Blumenkohlreis.
- **Nüsse und Saaten snacken:** Achten Sie beim Kauf von Nüssen und Saaten darauf, dass sie bio, unbehandelt, ungezuckert und frei von Füllstoffen wie Raps- oder Palmöl sind.
- **Beeren naschen:** Beeren sind reich an Antioxidantien und wirken entzündungshemmend. Nehmen Sie Bio-Beeren, um hohe Pestizidrückstände (insbesondere bei Erdbeeren) zu vermeiden.

- **Kohl- und Wurzelgemüse auf Vorrat zubereiten:** So sind Brokkoli, Rosenkohl, Karotten, Pak Choi oder Blumenkohl schnell als Beilage oder Salatzutat zur Hand.
- **Hülsenfrüchte im Vorratsschrank bereit halten:** Bohnen, Erbsen und Linsen werten Salate, Suppen und sogar Smoothies auf.

Prinzip 2: Ballaststoffe

Ich empfehle, täglich 30 Gramm Ballaststoffe zu sich zu nehmen. Dies kann anfangs schwierig sein, besonders wenn Sie wie die meisten Frauen in den USA an Durchschnittstagen nur die Hälfte davon essen, aber unmöglich ist es nicht. 30 Gramm Ballaststoffe – das ist die magische Zahl, die mit einem geringeren Risiko für Darmkrebs, Typ-2-Diabetes und Herzerkrankungen in Verbindung steht. Ziel ist es, die Ballaststoffzufuhr LANGSAM mit Nahrungsmitteln wie Beeren, Äpfeln, Avocados und Chiasamen zu erhöhen, bevor Sie zu Bohnen und Hülsenfrüchten übergehen. Mit dieser Strategie ersparen Sie sich Verdauungsprobleme wie Blähungen und Unwohlsein, während sich die Darmbakterien ans Fermentieren der ungewohnten Stoffe machen.

Geben Sie Ihrem Darm Zeit für die Anpassung, indem Sie jede Woche fünf Gramm Ballaststoffe mehr essen, bis Sie einen Durchschnitt von mindestens 30 Gramm am Tag erreichen. Ob Sie dieses Ziel erreichen, können Sie am einfachsten überprüfen, indem Sie Ihre Ernährung in einer App erfassen.

Wie das geht:

Bei mir zu Hause integrieren wir Ballaststoffe in die Mahlzeiten, indem wir Chiasamen und Leinsamen in Smoothies und getreidefreie Muffins geben, zum Abendessen Gemüse rösten, in die Putenfleischbällchen gemahlene Leinsamen mischen sowie Beeren und Saaten auf den Joghurt streuen.

Hier noch mehr Tipps, um die Ballaststoffziele zu erreichen:

- **Ballaststoffe snacken:** Kombiniere Rohkost mit Hummus oder Obst mit Nussmus und einer Prise Chiasamen.
- **Täglich mindestens fünf Portionen Obst und Gemüse:** Essen Sie die Schale bei Obst und Gemüse mit, wann immer es möglich ist. Sie enthält viele für den Darm wertvolle Ballaststoffe.
- **Hülsenfrüchte, Saaten und Nüsse als Zugabe:** Werten Sie Salate, Suppen oder Smoothies mit Bohnen, Erbsen, Linsen, Chiasamen, gemahlenen Leinsamen oder Saaten auf.
- **Mehr Gemüse und Blattgemüse genießen:** Zum Beispiel in Saucen und Suppen.
- **Nudeln aus Hülsenfrüchten:** Kichererbsen- oder Linsennudeln liefern mehr Protein und Ballaststoffe.

Prinzip 3: Präbiotische und probiotische Nahrungsmittel

Nehmen Sie sich vor, jeden Tag ein- bis dreimal etwas Präbiotisches oder Probiotisches zu essen. Nahrungsmittel, die lebende probiotische Bakterien enthalten, verbessern nicht nur die Verdauung und lindern Entzündungen, sondern können auch eine wichtige Rolle für die ordnungsgemäße Funktion des Immunsystems spielen. Wenn Sie probiotische Nahrungsmittel zu sich nehmen, stimulieren und stärken diese das Mikrobiom, das in und auf Ihrem Körper und insbesondere im Darm lebt.

Wie das geht:

- Fügen Sie **fermentierte Nahrungsmittel** als Beilage oder Garnierung zu den Mahlzeiten und Snacks hinzu oder verwenden Sie diese in Dressings, Saucen und Dips. Fermentierte Nahrungsmittel sind in den meisten Lebensmittelgeschäften und auf Wochenmärkten zu finden. Meine Familie deckt sich gerne mit Kimchi und Sauerkraut ein, sodass diese bei uns immer im Kühlschrank bereitstehen.
- **Kefir** ist ein fermentiertes Milchprodukt, das Joghurt ähnelt, jedoch mehr lebende und aktive Bakterienkulturen enthält. Kefir können Sie zu Smoothies verarbeiten, in cremigen Salatdressing-Rezepten verwenden oder als Snack zu getreidefreien Crackern und Käse genießen.
- **Probiotische Getränke** sind eine hervorragende Möglichkeit, sich mit der täglichen Dosis an lebenden Mikroorganismen zu versorgen. Beachten Sie jedoch, dass manche probiotische Getränke (beispielweise Kombucha) einen hohen Zuckergehalt aufweisen, der die darmgesundheitlichen Vorteile der lebenden Kulturen zunichte machen kann. Passen Sie also bei der Auswahl von Kombucha oder anderen probiotischen Drinks auf und wählen Sie Produkte, die maximal zwei bis drei Gramm Zucker pro Portion enthalten.
- **Miso** ist fermentierte Sojabohnenpaste, die durch Zugabe eines Aspergillus-Schimmelpilzes namens Koji hergestellt wird und zwölf Monate lang fermentiert. Miso macht sich gut in hausgemachten Salatdressings, Suppen, Eintöpfen und Saucen und eignet sich als Marinade für Fleisch und Gemüse.
- **Joghurt** ist ein fermentiertes Milchprodukt, das aktive Bakterienkulturen enthält, und ist das gängigste probiotische Lebensmittel. Ziegenmilchjoghurt ist eine gute Alternative für Menschen mit Laktoseintoleranz. Genießen Sie Joghurt pur oder verarbeiten Sie ihn zu Smoothies, verwenden Sie ihn in herzhaften Snack-Dips oder genießen Sie ihn mit Beeren, Saaten und Nüssen. Achten Sie bei der Auswahl eines darmfreundlichen Joghurts darauf, dass er vollfett und zuckerarm ist.

Präbiotika – das Futter für Probiotika

Präbiotika können Sie sich als Nahrungsquelle für Probiotika vorstellen. Präbiotika sind Kohlenhydrate in Form von Ballaststoffen, die das Verdauungssystem nicht aufspalten kann. Daher gelangen sie in den Dickdarm, wo sie dann von Probiotika zersetzt werden. Präbiotika enthalten sogenannte Oligosaccharide oder Mehrfachzucker, die nach der Verdauung durch die Darmbakterien kurzkettige Fettsäuren freisetzen. Man nimmt an, dass diese Fettsäuren bei chronischen Verdauungsbeschwerden und Erkrankungen wie Morbus Crohn, Colitis ulcerosa und Reizdarmsyndrom Linderung bringen.

Im Allgemeinen sind die ballaststoffreichen Lebensmittel, die man wegen des 2. Prinzips bevorzugt, reich an Präbiotika. Generell gibt es drei Arten von Präbiotika: resistente Stärke, Inulin und Pektin.

Resistente Stärke kann der Verdauung durch Amylase entgehen, einem Protein aus der Bauchspeicheldrüse, das im Dünndarm Kohlenhydrate abbaut. So können diese Nährstoffe den Dickdarm erreichen und ernähren die dort lebenden guten Bakterien.

Quellen für resistente Stärke sind unter anderem:

- Bohnen (vor allem weiße Bohnen)
- Erbsen
- gekochte und abgekühlte Hülsenfrüchte oder Nudeln
- gekochte und abgekühlte Kartoffeln (Kartoffelsalat)
- Linsen
- Quinoa
- unreife Bananen

Inulin (nicht zu verwechseln mit Insulin) trägt zum Erhalt der guten Bakterien im Darm bei. Es ist häufig in Form von Zichorienwurzeln in Nahrungsergänzungsmitteln enthalten, da diese besonders reich an Inulin sind. Weitere Inulinquellen sind:

- Lauchgewächse (Knoblauch, Lauch, Zwiebeln)
- Sojabohnen
- Spargel
- Topinambur
- unreife Bananen

Pektin ist eine Pflanzenfaser, die bei der Zersetzung ein Gel bildet und gern zur Herstellung von Marmelade und Gelee verwendet wird. Äpfel sind die bekannteste Pektinquelle, aber auch viele andere Lebensmittel enthalten dieses nützliche Präbiotikum. Zu den Pektinquellen gehören:

- Beeren (Brombeeren, Himbeeren)
- Erbsen
- Grapefruit
- Grüne Bohnen
- Karotten
- Kartoffeln
- Pfirsiche
- Steinobst (Aprikosen, Pfirsiche)
- Tomaten
- Zitronen

Zusätzlich zu diesen Lebensmitteln sind fast alle Gemüsesorten, Saaten, Nüsse, Tees, Algen und Honig gute Quellen für Präbiotika.

Prinzip 4: Gesunde Fette und Omega-3-Fettsäuren

Omega-3-Fettsäuren sind essenzielle Fette, die der Körper nicht selbst herstellen kann und die daher über die Ernährung aufgenommen werden müssen. Sie tragen dazu bei, die Arterien elastischer zu machen, was Herz-Kreislauf-Erkrankungen vorbeugt. Im gesamten Körper koppeln Omega-3-Fettsäuren an Zellkernrezeptoren an, um die Genexpression zu regulieren und die Kommunikation zwischen den Zellen zu erleichtern. Zum Glück sind Lebensmittel mit hohem Omega-3-Gehalt auch sehr schmackhaft. Ganz oben auf der Liste steht reichhaltiger, aromatischer Fettfisch wie Lachs, aber auch ballaststoffreiche Pflanzen enthalten Omega-3-Fettsäuren.

Wild gefangener Fisch kann tiefgefroren aufbewahrt und an einem stressigen Abend zu einem Hauptgericht verarbeitet werden. Sie können auch Lachs, Sardinen, Makrelen und Sardellen aus Dosen zu Pfannengerichten oder Salaten hinzufügen, zu Dips verarbeiten, in einem Salatwrap verwenden oder mit Rohkost als Snack oder Mahlzeit genießen.

Prinzip 5: Hochwertiges Protein

Unabhängig davon, ob Sie abnehmen möchten oder nicht, ist Protein ein wichtiger Baustein und sollte einen wesentlichen Teil der Ernährung ausmachen. Nehmen Sie 30 Gramm pro Mahlzeit als Mindestmaß. Während der Perimenopause ist die Proteinzufuhr entscheidend, denn Protein unterstützt den Muskelaufbau und -erhalt, versorgt den Körper mit Energie, hält den Stoffwechsel in Schwung, sorgt für ein robustes Immunsystem, hält die Knochen gesund und hilft bei der Gewichtskontrolle.

Wie das geht:

- **Das Protein zuerst essen:** Beginnen Sie Ihre Mahlzeit mit dem Protein, besonders wenn noch eine stärkehaltige Beilage folgt. Protein erhöht die Ausschüttung des Darmhormons Peptid YY (PYY), das für ein Sättigungsgefühl sorgt. Proteinreiches Essen senkt nachweislich den Spiegel des Hungerhormons Ghrelin.[194] Indem Sie zuerst die Proteinquelle verspeisen, verhindern Sie, dass der Blutzucker- und Insulinspiegel nach der Mahlzeit stark ansteigt.
- **Den Tag mit 30 bis 40 Gramm beginnen:** Möglicherweise greifen Sie beim Frühstück aus Gewohnheit zu Toast oder Haferflocken, aber eine Morgenmahlzeit mit Eiern, einem Proteinshake, griechischem Joghurt oder Hüttenkäse kann eine ordentliche Dosis Protein liefern, die den Stoffwechsel in Gang bringt und Energie für den Tag liefert.
- **Proteinreich snacken:** Wenn Sie zwischen den Mahlzeiten Hunger verspüren, entscheiden Sie sich für proteinreiche Snacks wie unbehandelte Nüsse, gekochte Eier oder Proteinshakes. Gönnen Sie sich ein Schälchen griechischen Joghurt mit Beeren, Mandelbutter oder Chiasamen für einen protein- und ballaststoffreichen Snack.

- **Gerichte mit Mandelstiften oder Saaten verfeinern:** Mandeln sind reich an Magnesium, Ballaststoffen und herzgesunden ungesättigten Fetten. Mandeln enthalten außerdem sechs Gramm Protein pro 30-Gramm-Portion und liefern damit mehr Protein als die meisten anderen Nüsse. Aufs Essen gesprenkelte Chiasamen, Hanfsamen oder Leinsamen können ebenfalls für einen schönen Proteinschub sorgen (und für Ballaststoffe und gesunde Fette noch dazu!).
- **Mit Hülsenfrüchten kochen:** Bereiten Sie eine Suppe oder einen Salat zu, können Sie den Proteingehalt erhöhen, indem Sie Hülsenfrüchte ins Rezept integrieren. Hülsenfrüchte sind eine hervorragende Quelle für Proteine, Ballaststoffe und Antioxidantien. Beispielsweise enthält eine Portion von 100 Gramm weißen Bohnen 24,5 Gramm Protein, 100 Gramm Linsen enthalten 23 Gramm Protein. Sie können Hülsenfrüchte in Chilis, Saucen und Bratlingen verarbeiten oder sie im Ofen rösten und in Salate mischen.
- **Griechischer Joghurt zum Frühstück oder Mittagessen:** Joghurt nach griechischer Art ist ein vielseitiges, proteinreiches Nahrungsmittel. Bei der Herstellung werden Molke und andere Flüssigkeiten abgeseiht, sodass ein reichhaltigerer, cremigerer Joghurt mit höherem Proteingehalt entsteht. 100 Gramm griechischer Joghurt liefern 10 Gramm Protein, doppelt so viel wie herkömmlicher Joghurt. Eine Studie aus dem Jahr 2015 legt nahe, dass Joghurt die Ausschüttung der Darmhormone Glucagon-like Peptide 1 (GLP1) und PYY erhöht, die das Hungergefühl reduzieren und für ein Sättigungsgefühl sorgen.[195]
- **Proteinreiche Kohlenhydratlieferanten:** Statt Reis oder Weizennudeln sollten Sie eine proteinreichere Beilage probieren, beispielsweise Kichererbsennudeln oder Hülsenfrüchte.
- **Edamame als Knabberei oder Zutat:** Edamame sind unreife, gedämpfte Sojabohnen. Sojabohnen enthalten mehr Protein als andere Hülsenfrüchte und sind bei Vegetariern sehr beliebt. 100 Gramm Edamame enthalten circa 8 Gramm Protein und 80 Kalorien.
- **Proteinpulver kreativ einsetzen:** Proteinpulver eignet sich nicht nur für Shakes oder Smoothies (wobei dies natürlich ein hervorragender Verwendungszweck ist). Sie können es auch in Joghurt einrühren oder in Gebäck verarbeiten, um Ihre Lieblingsrezepte mit Protein anzureichern. Wenn Sie Ihre Ernährung mit Proteinpulver aus Molke oder pflanzlichem Protein ergänzen möchten, sollten Sie ein Produkt ohne Zuckerzusatz, künstliche Aromen oder Stabilisatoren und mit möglichst wenigen Inhaltsstoffen wählen, die aus Bioanbau und/oder Weidehaltung stammen. Maximal fünf Inhaltsstoffe sollten reichen!

MIDLIFE RESET: RICHTLINIEN FÜR DIE SPEISEPLANUNG

Nachdem Sie sich mit den Grundprinzipien des Stoffwechsels vertraut gemacht haben, wollen wir uns mit dem Ernährungsplan befassen. Das Ziel darin besteht, Ihre Beziehung zum Essen umzubewerten. Hilf Ihnen das, was Sie Tag für Tag zu sich nehmen, Ihr volles Potenzial auszuschöpfen oder verschlimmert es Ihre Symptome?

Das Midlife-Reset-Programm soll Ihnen nicht das Gefühl geben, auf Genuss verzichten zu müssen, sondern Ihnen eine bewusste Nahrungsauswahl ermöglichen, die Ihre Symptome lindert und Sie körperlich wieder ins Gleichgewicht bringt. Die Ernährungsweise ist nur ein Teil des Puzzles, aber wenn Sie optimale Ergebnisse erzielen möchten, ist die Einhaltung der folgenden Richtlinien wichtig:

1. **Ja-/Nein-Lebensmittelliste einhalten:** Viele Frauen empfinden die Prinzipien dieses Ernährungsplans als befreiend, verglichen mit den restriktiven Diäten, die sie zuvor ausprobiert haben. Die Ja-Lebensmittelliste bietet viel Flexibilität. Da die Rezepte als Inspiration gedacht sind, können Sie diese gerne mit bevorzugten Zutaten aus der Ja-Liste abwandeln. Geben Sie gesunder Ernährung vier Wochen lang eine Chance, und machen Sie sich bereit für mehr Energie und mentale Belastbarkeit.

2. **Möglichst zu Hause kochen:** Es gibt nichts Lohnenderes, als für sich und die Familie zu kochen. Das ist ein entscheidender Faktor! Meine Familie bereitet fast alle Mahlzeiten und Snacks zu Hause aus geprüften Zutaten zu.
   Wenn Sie Ihre Mahlzeiten selbst zubereiten, haben Sie die Kontrolle darüber, was Sie zu sich nehmen. Sie können hochwertige, nährstoffreiche Zutaten auswählen, die lebensspendend sind, und verarbeitete Lebensmittel und damit die Aufnahme von Schadstoffen wie Mikroplastik, »Ewigkeitschemikalien« (PFAS), polychlorierte Biphenyle (PCBs), Bisphenol A (BPA) oder Methylquecksilber stark eindämmen oder ganz vermeiden. Sie können Ihre Ernährung an Ihre individuellen Bedürfnisse anpassen. Gleichzeitig sparen Sie Geld und stärken den Familiensinn. Nachdem Kingston geboren wurde, wurde es für mich unverhandelbar, dass grundsätzlich zu Hause gekocht wird, und wir sind dadurch alle gesünder geworden. Kingston und ich bereiten jedes Wochenende das Frühstück, Snacks und gesunde Backwaren vor und tanzen dabei zu Musik aus dem Plattenspieler. Das ist gemeinsam verbrachte Zeit, die mir heilig ist.

3. **Mahlzeiten im Voraus planen:** Ich glaube, die einfachste Herangehensweise an die Mahlzeitenplanung sind diese drei Schritte:
   - Speisen und Rezepte für die kommende Woche heraussuchen
   - Zutaten einkaufen
   - Zutaten vorbereiten (»preppen«)

   Ich bin ein großer Fan der Speiseplanung am Wochenende. Dazu wähle ich freitags Rezepte aus, kaufe samstags ein und nehme mir sonntags ein oder zwei Stunden Zeit für die Vor- und Zubereitung. Die Liste der Ja-Lebensmittel in diesem Kapitel ist ein nützlicher Ausgangspunkt, um in den nächsten vier Wochen eigene Einkaufslisten und Speisepläne zu erstellen, und die fertigen Speisepläne und Rezepte ersparen Ihnen sogar diese Arbeit.

4. **Das Wie und Wann ist entscheidend:** Es geht nicht nur um Portionskontrolle und die Einhaltung des Speiseplans, sondern auch um das Wie und Wann. Achtsames Essen kann

übermäßige Nahrungsaufnahme vermeiden helfen, und feste Zeitfenster für die Mahlzeiten tragen dazu bei, die Insulinresistenz zu verringern und die Stoffwechselflexibilität zu verbessern. Achten Sie darauf, dass die Mahlzeiten den fünf Stoffwechselprinzipien entsprechen, indem Sie sich an die Liste der Ja-Lebensmittel halten. Zögern Sie aber auch nicht, die Rezepte an Ihre persönlichen Vorlieben und Bedürfnisse anzupassen.

5. **Smoothies oder Shakes in den Tagesablauf integrieren:** Solche Getränke sind die effizienteste Möglichkeit, dem Körper das zu geben, was er zum Gedeihen benötigt, wenn darin hochwertiges Proteinpulver, ballaststoffreiches Gemüse, Obst, Saaten und andere Superfoods enthalten sind.

MIDLIFE RESET: LEBENSMITTELLISTEN

Ja-Lebensmittel	
Hülsenfrüchte	
Adzuki-Bohnen	Mungbohnen
Edamame	Pintobohnen
Kichererbsen	Schwarzbohnen
Kidneybohnen	Tempeh (bio, gentechnikfrei)
Weiße Bohnen	Tofu (bio, gentechnikfrei)
Limabohnen	
Tierprodukte	
Eier (aus Freilandhaltung)	Sardinen
Hähnchen, Hähnchenbrust oder -keulen (bio)	Thunfisch
Putenbrust oder -schenkel mit Knochen oder Putenhackfleisch (bio)	Weißfisch (alle Sorten)
Weiderind	Wildgarnelen und Jakobsmuscheln
Austern	Wildlachs
Makrele	Zackenbarsch
Sardellen	Milch
Butter	Frischkäse

Hüttenkäse	Molkenproteinpulver
Joghurt	Sahne
Käse (Cheddar, Feta, Ziegenkäse, Jack, Mozzarella, Schweizer Käse, Parmesan und sonstiger Hartkäse)	Saure Sahne
Kefir	
Obst	
Äpfel	Limetten
Avocados	Oliven
Beeren (Erdbeeren, Brombeeren, Himbeeren, Heidelbeeren)	Orangen
Kirschen	Granatäpfel
Grapefruit	Tomaten
Zitronen	
Stärkehaltiges Gemüse	
Butternusskürbis	Süßkartoffeln
Karotten	Sommerkürbis
Pastinaken	Winterkürbis
Kochbananen	Yamswurzeln
Kürbis	
Nicht-stärkehaltiges Gemüse	
Artischocken	Mangold
Auberginen	Pak Choi
Blattsalatmischung	Paprika
Blumenkohl	Radieschen
Brokkoli	Rosenkohl
Brokkolisprossen	Rote Bete
Brunnenkresse	Rucola
Chilischoten	Salat (alle Sorten)

Endivie	Schalotten
Erbsen	Sellerie
Fenchel	Spargel
Frühlingszwiebeln	Spinat
Grüne Bohnen	Sprossen
Grünkohl	Tomaten
Gurke	Weißkohl
Ingwerwurzel	Zucchini
Knoblauch	Zuckerschoten
Lauch	Zwiebeln
Löwenzahn	
Meeresgemüse	
Arame	Kombu
Dulse	Nori
Hijiki	
Nüsse und Saaten	
Cashewnüsse	Pinienkerne
Kürbiskerne	Pistazien
Mandeln	Sonnenblumenkerne
Paranüsse	Walnüsse
Tee	
Grüntee	Minze
Ingwer	Pfefferminze
Kamille	Rooibos
Löwenzahnwurzel	Tulsi (Indisches Basilikum)
Matcha	Zitronenmelisse

Kräuter und Gewürze	
Basilikum (getrocknet/frisch)	Kardamom (gemahlen)
Dill (getrocknet/frisch)	Koriander (gemahlen)
Koriander (getrocknet/frisch)	Kreuzkümmel (gemahlen) und Kreuzkümmelsamen
Oregano (getrocknet/frisch)	Muskatnuss (gemahlen)
Petersilie (getrocknet/frisch)	Paprika (gemahlen)
Rosmarin (getrocknet/frisch)	Zimt (gemahlen) und Zimtstangen
Salbei (getrocknet/frisch)	Ingwer (gemahlen/frisch)
Thymian (getrocknet/frisch)	Kurkuma (gemahlen/frisch)
Chilipulver (gemahlen)	Lorbeerblätter
Currypulver (gemahlen)	Ganze schwarze Pfefferkörner
Öl und Essig	
Apfelessig (naturtrüb)	Olivenöl (kaltgepresst, extra vergine)
Avocadoöl	Kokosessig (bio, naturtrüb)
Kokosöl (kaltgepresst)	Rotweinessig
Weitere Zutaten	
Dijon-Senf	Maca-Pulver
Brühe: Knochen, Huhn, Rind, Gemüse	Mandeldrink (ungesüßt)
Coco Aminos (glutenfreie, sojafreie und histaminarme Alternative zu Sojasauce)	Meersalz (hochwertig)
Hefeflocken	Miso
Kakaonibs	Sauerkraut/fermentiertes Gemüse/Kimchi
Kokosmilch	Tahin

Nein-Lebensmittel	
Durchgemahlene oder glutenreiche Getreideprodukte	
Brötchen	Maisbrot
Cracker	Weißbrot
Gebäck	Weißmehl
Kuchen	
Getreide und Cerealien	
Frühstückscerealien (viele Sorten, Zutaten überprüfen)	Reis (geschält)
Milchreis	Weizennudeln
Sonstiges	
Brezeln	Kartoffel- und Tortillachips
Couscous	Pizzateig
Instant-Haferflocken	Weizen-Tortillas
Verarbeitetes Fleisch	
Aufschnitt	Schinken
Chorizo	Schmalz
Corned Beef	Schweinefleisch
Hotdogs	Speck
Pancetta	Trockenfleisch
Pastrami	Wurst
Salami	
Soja	
Sojalecithin	Sojasauce und Tamari
Sojadrink	Tempeh (sofern nicht bio und fermentiert)
Sojaöl	Texturiertes Pflanzenprotein
Sojaproteinisolat	Tofu (sofern nicht bio und fermentiert)
Sojaproteinpulver	

Mais	
Maismehl	Maltodextrin
Maiskolben	Polenta
Mais-Tortillas	Sorbit
Maisstärke	Pflanzengummi
Dextrose	Pflanzliche Stärke
Maisgrütze	Xanthan
Maissirup mit hohem Fruktosegehalt	
Nüsse/Hülsenfrüchte	
Erdnüsse	
Zucker	
Agavendicksaft	Rohrzucker
Ahornsirup	Vollrohrzucker
Honig	Zuckerersatzstoffe
Kokosblütenzucker	
Sonstige Zutaten	
Alkohol	Margarine
Butterersatz	Raffinierte Saatöle

MIDLIFE RESET: 4 WOCHEN GUT ESSEN

Beginnen wir mit der Planung nahrhafter Mahlzeiten für die nächsten Wochen. Betrachten Sie dies nicht als saure Pflicht, sondern als schöne Gelegenheit, sich auf ganz neue Weise um Ihren Körper zu kümmern. Mein Speiseplan und meine Rezepte sollen als inspirierende Stützen dienen, motivieren und nicht überfordern. Nehmen Sie die Lebensmittellisten und Beispielrezepte als Anregung, um herauszufinden, was zu Ihrem Lebensstil und Ihrem Körper passt. Ihr zukünftiges vitales, gesundes Ich wird es Ihnen bei jedem Bissen danken.

Hier sind einige Richtlinien:

- Denken Sie daran, dass der Speiseplan flexibel ist. Solange Sie sich an die Liste der Ja-Lebensmittel halten, können Sie mit abweichenden Zutaten experimentieren! Sie können auch Ihre Lieblingsrezepte anpassen, indem Sie diese mit Zutaten aus der Liste der Ja-Lebensmittel versehen.
- Setzen Sie die Blutzucker-Hacks über den Tag verteilt ein, um den größtmöglichen Nutzen zu erzielen.
- Falls etwas übrig bleibt, dann heben Sie es für den nächsten Tag auf.
- Wenn Ihnen eine bestimmte Zutat fehlt, dann ersetzen Sie diese durch eine andere aus der Liste der Ja-Lebensmittel.
- Priorisieren Sie am Morgen die Proteinzufuhr, um den Stoffwechsel anzukurbeln. Proteine halten länger satt und unterstützen die Muskelproteinsynthese nach dem Training.

MIDLIFE RESET: SPEISEPLAN

	Tag 1	Tag 2	Tag 3	Tag 4	Tag 5
MORGENS	600 ml gefiltertes Wasser mit Elektrolyten und einer ½ ausgepressten Zitrone Kaffee oder Matcha Latte Griechisches Brokkoli-Omelett (S. 225) mit 2 Putenburgern (S. 247), Avocado und Sauerkraut	600 ml gefiltertes Wasser mit Elektrolyten und einer ½ ausgepressten Zitrone Kaffee oder Matcha Latte Gemüse-Frittata (S. 230) mit 2 Putenfrikadellen (S. 231)	600 ml gefiltertes Wasser mit Elektrolyten und einer ½ ausgepressten Zitrone Kaffee oder Matcha Latte Protein-Joghurt-Bowl (S. 234)	600 ml gefiltertes Wasser mit Elektrolyten und einer ½ ausgepressten Zitrone Kaffee oder Matcha Latte Schoko-Himbeer-Proteinshake (S. 223)	600 ml gefiltertes Wasser mit Elektrolyten und einer ½ ausgepressten Zitrone Kaffee oder Matcha Latte Schoko-Crunch-Smoothie (S. 224)
MITTAGS	Frischer bunter Salat (S. 237) mit Protein (Rezept auswählen oder selbst zusammenstellen) 1 Handvoll Heidelbeeren oder Erdbeeren 4 EL fermentiertes Gemüse oder 1 EL Sauerkraut	Frischer bunter Salat (S. 237) oder restliche Fisch-Tacos 1 EL Sauerkraut oder fermentiertes Gemüse ½ Apfel mit Zimt und Mandelbutter	Übrig gebliebenes Grillhähnchen mit Schwarzbohnen-Granatapfel-Avocado-Salsa Blattsalat (oder Salat nach Wahl) 1 EL Sauerkraut oder fermentiertes Gemüse	Protein-Joghurt-Bowl (S. 234)	Übrig gebliebene Bolognese mit Spaghettikürbis Gemischter grüner Salat mit Vinaigrette (S. 235) und Sauerkraut
ABENDS	Fisch-Tacos mit Krautsalat und Avocadocreme (S. 246)	Grillhähnchen mit Schwarzbohnen-Granatapfel-Avocado-Salsa (S. 244) Gemischter grüner Salat mit Vinaigrette (S. 235)	Leichte Bolognese mit Spaghettikürbis (S. 251) Gemischter grüner Salat mit Vinaigrette (S. 235) und Sauerkraut	Übrig gebliebene Bolognese mit Spaghettikürbis Gemischter grüner Salat mit Vinaigrette (S. 235) und Sauerkraut	Lachsfilets mit gegrilltem Brokkoli (S. 239) Lila Karotten-Hummus (S. 263) mit fermentiertem Gemüse

	Tag 6	Tag 7	Tag 8	Tag 9	Tag 10
MORGENS	600 ml gefiltertes Wasser mit Elektrolyten und einer ½ ausgepressten Zitrone Kaffee oder Matcha Latte Übrig gebliebene Lachsfilets mit gegrilltem Brokkoli und Eiern 1 EL Sauerkraut oder fermentiertes Gemüse	600 ml gefiltertes Wasser mit Elektrolyten und einer ½ ausgepressten Zitrone Kaffee oder Matcha Latte Ultimativer Bauchweg-Shake (S. 223)	600 ml gefiltertes Wasser mit Elektrolyten und einer ½ ausgepressten Zitrone Kaffee oder Matcha Latte Schoko-Himbeer-Proteinshake (S. 223)	600 ml gefiltertes Wasser mit Elektrolyten und einer ½ ausgepressten Zitrone Kaffee oder Matcha Latte Gemüse-Frittata (S. 230) mit hausgemachter Putenfrikadelle (S. 231)	600 ml gefiltertes Wasser mit Elektrolyten und einer ½ ausgepressten Zitrone Kaffee oder Matcha Latte Übrig gebliebene Gemüse-Frittata mit hausgemachter Putenfrikadelle Gemischter grüner Salat mit Vinaigrette (S. 235)
MITTAGS	Rucola-Fenchel-Salat mit Zitronen-Vinaigrette (S. 237) und Protein nach Wahl 1 EL Sauerkraut oder fermentiertes Gemüse 1 Handvoll gemischte Beeren	Übrig gebliebene Hühnersuppe ½ Apfel mit Zimt und Mandelbutter	Protein-Joghurt-Bowl (S. 234) und Himbeer-Chia-Pudding (S. 233)	Protein-Joghurt-Bowl (S. 234) und übriger Himbeer-Chia-Pudding	Übrig gebliebener Putenburger mit buntem Salat und Sauerkraut ½ Tasse gemischte Beeren
ABENDS	Mexikanische Hühnersuppe (S. 255) Gemischter grüner Salat mit Vinaigrette (S. 235) und Sauerkraut	Fajita mit Knoblauch-Kräuter-Blumenkohlreis (S. 242) Beilage: Guacamole und Sauerkraut	Übrig gebliebene Fajita mit Knoblauch-Kräuter-Blumenkohlreis Beilage: Guacamole und Sauerkraut	Putenburger mit Granatapfel-Guacamole (S. 247) Knofige Ofenpommes (S. 260) Gemischter grüner Salat mit Vinaigrette (S. 235) und Sauerkraut	Blumenkohlreispfanne mit Shrimps (S. 261) und Sauerkraut oder Kimchi

	Tag 11	Tag 12	Tag 13	Tag 14	Tag 15
MORGENS	600 ml gefiltertes Wasser mit Elektrolyten und einer ½ ausgepressten Zitrone Kaffee oder Matcha Latte Übrig gebliebene Blumenkohlreispfanne mit Shrimps und 2 Eier Übrig gebliebene Putenfrikadelle und Sauerkraut oder Kimchi	600 ml gefiltertes Wasser mit Elektrolyten und einer ½ ausgepressten Zitrone Kaffee oder Matcha Latte 2 Eier-Muffins (S. 227) und 1 Putenfrikadelle (S. 231)	600 ml gefiltertes Wasser mit Elektrolyten und einer ½ ausgepressten Zitrone Kaffee oder Matcha Latte 2 übrig gebliebene Eier-Muffins Ultimativer Bauchweg-Shake (S. 223)	600 ml gefiltertes Wasser mit Elektrolyten und einer ½ ausgepressten Zitrone Kaffee oder Matcha Latte 2 übrig gebliebene Eier-Muffins und 2 Putenfrikadellen (S. 231) 1 Handvoll Beeren	600 ml gefiltertes Wasser mit Elektrolyten und einer ½ ausgepressten Zitrone Kaffee oder Matcha Latte Blaubeer-Protein-Pfannkuchen (S. 232) Schoko-Himbeer-Proteinshake (S. 223)
MITTAGS	Schoko-Crunch-Smoothie (S. 224)	Übrig gebliebene Lammfleischbällchen und mediterraner Linsensalat 1 EL Sauerkraut oder fermentiertes Gemüse	Frischer bunter Salat (S. 237) und Protein nach Wahl Übrig gebliebenes Rote-Bete-Hummus mit fermentiertem Gemüse	Gemischter grüner Salat mit Vinaigrette (S. 235) und Protein nach Wahl	Protein-Joghurt-Bowl (S. 234)
ABENDS	Lammfleischbällchen mit Walnusspesto (S. 240) Mediterraner Linsensalat (S. 238) und Sauerkraut	Übrig gebliebene Lammfleischbällchen Pikante Röstkarotten (S. 257) Rote-Bete-Hummus (S. 262) mit Rohkost	Getreidefreie Lachsküchlein (oder Krebsküchlein) mit Knoblauch-Zitronen-Aioli Gemischter grüner Salat mit Vinaigrette (S. 235) und Sauerkraut	Übrig gebliebene Lachsküchlein Pikanter Röstrosenkohl mit knusprig gebackenem Tofu (S. 259)	Schneller und einfacher Putenhackbraten (S. 245) Übrig gebliebener Röstrosenkohl

	Tag 16	Tag17	Tag 18	Tag 19	Tag 20
MORGENS	600 ml gefiltertes Wasser mit Elektrolyten und einer ½ ausgepressten Zitrone Kaffee oder Matcha Latte Übrig gebliebene Blaubeer-Protein-Pfannkuchen Schoko-Crunch-Smoothie (S. 224)	600 ml gefiltertes Wasser mit Elektrolyten und einer ½ ausgepressten Zitrone Kaffee oder Matcha Latte Ultimativer Bauchweg-Shake (S. 223)	600 ml gefiltertes Wasser mit Elektrolyten und einer ½ ausgepressten Zitrone Kaffee oder Matcha Latte Ultimativer Bauchweg-Shake (S. 223)	600 ml gefiltertes Wasser mit Elektrolyten und einer ½ ausgepressten Zitrone Kaffee oder Matcha Latte Lachs-Rührei mit Brokkoli (aus Resten) 1 EL Sauerkraut oder fermentiertes Gemüse	600 ml gefiltertes Wasser mit Elektrolyten und einer ½ ausgepressten Zitrone Kaffee oder Matcha Latte Shakshuka mit 2 Putenfrikadellen (S. 231)
MITTAGS	Übrig gebliebener Putenhackbraten Gemischter grüner Salat mit Vinaigrette (S. 235) und Sauerkraut	Übrig gebliebener Herbstsalat und Protein nach Wahl 1 EL Sauerkraut oder fermentiertes Gemüse	Übrig gebliebene Gemüse-Frittata Gemischter grüner Salat mit Vinaigrette (S. 235) und Sauerkraut	Protein-Joghurt-Bowl (S. 234)	Übrig gebliebenes Grillhähnchen und Salat nach Wahl 1 EL Sauerkraut oder fermentiertes Gemüse ½ Apfel mit Zimt und Mandelbutter
ABENDS	Herzhafter Herbstsalat (S. 236) und Protein nach Wahl 1 EL Sauerkraut oder fermentiertes Gemüse	Gemüse-Frittata (S. 230) mit Avocado und Sauerkraut Kurkuma-Ingwer-Kürbissuppe (S. 253)	Übrig gebliebene Kurkuma-Ingwer-Kürbissuppe Lachsfilets mit gegrilltem Brokkoli (S. 239)	Grillhähnchen mit Schwarzbohnen-Granatapfel-Avocado-Salsa (S. 243) Frischer bunter Salat (S. 237) 1 EL Sauerkraut oder fermentiertes Gemüse	Thai-Curry mit Hähnchen (S. 250) Blumenkohlreispfanne mit Shrimps (S. 261)

	Tag 21	Tag 22	Tag 23	Tag 24	Tag 25
MORGENS	600 ml gefiltertes Wasser mit Elektrolyten und einer ½ ausgepressten Zitrone Kaffee oder Matcha Latte Gemüse-Omelett (S. 226) mit 2 Truthahn-Bratwürsten 1 EL Sauerkraut oder fermentiertes Gemüse	600 ml gefiltertes Wasser mit Elektrolyten und einer ½ ausgepressten Zitrone Kaffee oder Matcha Latte Schoko-Crunch-Smoothie (S. 224)	600 ml gefiltertes Wasser mit Elektrolyten und einer ½ ausgepressten Zitrone Kaffee oder Matcha Latte Protein-Joghurt-Bowl (S. 234) mit übrig gebliebenem Protein-Chia-Pudding	600 ml gefiltertes Wasser mit Elektrolyten und einer ½ ausgepressten Zitrone Kaffee oder Matcha Latte 2 Eier-Muffins (S. 227) und übrig gebliebener Putenhackbraten mit Sauerkraut	600 ml gefiltertes Wasser mit Elektrolyten und einer ½ ausgepressten Zitrone Kaffee oder Matcha Latte 2 übrige Eier-Muffins Schoko-Himbeer-Protein-Shake (S. 223)
MITTAGS	Übrig gebliebene Blumenkohlreispfanne und Protein nach Wahl 1 Handvoll Beeren	Protein-Joghurt-Bowl (S. 234) mit Protein-Chia-Pudding (S. 233) als Topping	Übrig gebliebene Lachs-Bowl mit Kürbiskern-Pesto und Sauerkraut ½ Tasse gemischte Beeren	Übrig gebliebene Brokkoli-Cremesuppe und Protein nach Wahl	Übrig gebliebene Lammfleischbällchen Mediterraner Linsensalat (S. 238)
ABENDS	Übrig gebliebenes Thai-Curry Knoblauch-Kräuter-Blumenkohlreis (S. 243) 1 EL Sauerkraut oder Kimchi	Lachs-Bowl mit Kürbiskern-Pesto (S. 248) Übrig gebliebener Knoblauch-Kräuter-Blumenkohlreis 1 EL Sauerkraut oder Kimchi	Brokkoli-Cremesuppe mit »Käsehauch« (S. 254) Schneller und einfacher Putenhackbraten (S. 245)	Lammfleischbällchen (S. 240)mit Tsatsiki (S. 258) Lila Karotten-Hummus (S. 263) mit Rohkost und fermentiertem Gemüse	restlicher Mediterraner Linsensalat und Protein nach Wahl Übrig gebliebener Lila Karotten-Hummus mit fermentiertem Gemüse

	Tag 26	Tag 27	Tag 28
MORGENS	600 ml gefiltertes Wasser mit Elektrolyten und einer ½ ausgepressten Zitrone Kaffee oder Matcha Latte Protein-Joghurt-Bowl (S. 234) mit Schokocreme-Chia-Pudding (S. 234)	600 ml gefiltertes Wasser mit Elektrolyten und einer ½ ausgepressten Zitrone Kaffee oder Matcha Latte Protein-Joghurt-Bowl mit Schokocreme-Chia-Pudding (S. 234)	600 ml gefiltertes Wasser mit Elektrolyten und einer ½ ausgepressten Zitrone Kaffee oder Matcha Latte Schoko-Himbeer-Protein-Shake (S. 223)
MITTAGS	Rucola-Fenchel-Salat mit Zitronenvinaigrette (S. 237) und Protein nach Wahl 2 Protein-Schokokugeln (S. 265)	Übrig gebliebene Putenfrikadelle Gemischter grüner Salat mit Vinaigrette (S. 235) und 1 EL Sauerkraut oder fermentiertem Gemüse 1 übrige Protein-Schokokugel	Übrig gebliebene Wohlfühl-Hühnersuppe 2 übrige Protein-Schokokugeln
ABENDS	Putenburger mit Granatapfel-Guacamole (S. 247) Knofige Ofenpommes (S. 260) Gemischter grüner Salat mit Vinaigrette (S. 235) und Sauerkraut	Wohlfühl-Hühnersuppe (S. 256)	Pikanter Röstrosenkohl (S. 259) und Röstkarotten (S. 257) Zartbitter-Avocado-Mousse (S. 264)

Ultimativer Bauchweg-Shake

Protein und gesunde Fette fördern die Fettverbrennung, Zimt, Matcha und Kokosöl steigern die kognitive Kapazität und die Aufmerksamkeit. Beeren und Matcha sind starke Antioxidantien, die die Leber entgiften und Entzündungen hemmen. Genießen Sie diesen Smoothie – Ihr Körper wird es Ihnen danken.

Zutaten (für 1 Portion)

- 5 Handvoll gemischter Blattsalat
- 500 ml ungesüßte Mandeldrink
- 500 ml Wasser
- 1 Handvoll TK-Heidelbeeren
- 1 EL frisch gemahlene Leinsamen
- 1 EL Kokosöl oder MCT-Öl
- ¼ TL Zimt
- 1½ bis 2 Messlöffel Vanille-Proteinpulver
- 1 TL Matcha

1. Blattsalat, Wasser und Mandeldrink in einen kräftigen Mixer geben. Auf niedriger Stufe vermengen und dann auf mittlere Geschwindigkeit schalten und mixen, bis alles vollständig glatt püriert ist.
2. Heidelbeeren, Leinsamen, Kokosöl, Zimt, Proteinpulver und Matcha hinzufügen. Auf mittlerer bis hoher Stufe etwa 1 Minute lang gründlich mixen, bis die gewünschte Konsistenz erreicht ist. Sofort genießen!

Schoko-Himbeer-Proteinshake

glutenfrei, milchfrei

Zutaten (für 1 Portion)

- 2 Handvoll TK-Blumenkohlröschen
- 250 ml gefiltertes Wasser
- ½ Tasse TK-Himbeeren
- 250 ml ungesüßter Vanille-Mandeldrink
- 1 EL Chiasamen
- 1 EL Mandel- oder Cashewmus
- 1½ bis 2 Messlöffel Knochenbrühe-Proteinpulver mit Schokogeschmack (oder ähnliches Proteinpulver)

1. Mandeldrink, Wasser, Blumenkohl, Himbeeren, Chiasamen, Nussmus und Proteinpulver in den Mixer geben.
2. Auf mittlerer bis hoher Stufe etwa 1 Minute lang mixen, bis die gewünschte Konsistenz erreicht ist. Sofort genießen!

Schoko-Crunch-Smoothie

glutenfrei, milchfrei

Diesen Smoothie habe ich kreiert, weil ich mir einen knusprigen, ballaststoffreichen Schoko-Shake mit gesunden Fetten, gutem Protein und darmfördernden Antioxidantien wünschte. Kakaonibs sind eine hervorragende Quelle für Antioxidantien, Magnesium, Ballaststoffe und Flavonoide, die eine gesunde Hirn- und Herzfunktion unterstützen. Dieser Dessert-Smoothie enthält bis zu 40 Gramm Protein und dazu noch gesunde Fette und Ballaststoffe.

Zutaten (für 1 Portion)

- 2 Handvoll TK-Blumenkohlröschen
- 500 ml ungesüßter Vanille-Mandeldrink oder Kokosmilch
- 1 EL Mandel- oder Cashewmus
- ⅛ TL reiner Vanilleextrakt
- 1 EL Kakaonibs
- 1 Prise Zimt
- ½ mittelgroße Avocado, ausgelöffelt
- 1½ bis 2 Messlöffel Knochenbrühe-Proteinpulver mit Schokogeschmack (oder ähnliches Proteinpulver)
- 1 EL Chiasamen
- 1 Handvoll Eiswürfel

1. Blumenkohl und Mandeldrink oder Kokosmilch in einen Mixer geben. Auf niedriger Stufe mixen und dann auf mittlere Geschwindigkeit schalten, bis der Blumenkohl vollständig zerkleinert und püriert ist.
2. Nussmus, Vanilleextrakt, Kakaonibs, Zimt, Avocado, Proteinpulver, Chiasamen und Eis zugeben und bei mittlerer bis hoher Geschwindigkeit etwa 1 Minute lang gründlich mixen, bis die gewünschte Konsistenz erreicht ist. Sofort servieren.

Tipp: Chiasamen und Kakaonibs über den Smoothie streuen – das gibt noch mehr Knusprigkeit und Polyphenol-Antioxidantien.

FRÜHSTÜCKSREZEPTE

Griechisches Brokkoli-Omelett

nussfrei, glutenfrei, kann milchfrei zubereitet werden

Zutaten (für 1 Portion)

- 3 Eier
- 2 EL Olivenöl
- 1 Handvoll Brokkoli, fein gehackt
- 1 EL fein gehackte rote Zwiebel
- 1 Handvoll griechische Oliven ohne Kern
- grob gemahlener schwarzer Pfeffer nach Belieben
- 1 große Knoblauchzehe, gehackt
- 4 EL geriebener Pecorino oder anderer Hartkäse (optional)
- frisches Basilikum und Schnittlauch zum Garnieren

1. Eier in einer Schüssel verquirlen.
2. Olivenöl in einer kleinen Pfanne auf mittlerer Stufe erhitzen. Zwiebeln und Brokkoli in die heiße Pfanne geben und 2 Minuten lang anbraten. Dann Knoblauch, Oliven und Pfeffer zugeben. Brokkolimischung aus der Pfanne nehmen und in eine separate Schüssel geben.
3. Eier in die Pfanne geben. Sobald sie zu blubbern beginnen und sich vom Rand lösen, Omelett wenden und sofort die Brokkolimischung hineingeben. Käse darüberstreuen, Omelett zusammenklappen und Pfanne 2 Minuten lang abdecken. Vom Herd nehmen und sofort servieren.

Tipp: Mit frischem Koriander oder Basilikum bekommt das Omelett noch mehr Geschmack und Antioxidantien.

Gemüse-Omelett mit grünem Salat

nussfrei, glutenfrei, milchfrei

Zutaten (für 1 Portion)

- 1 EL Olivenöl
- 2 EL fein gehackte rote Paprika
- 2 EL gehackte rote Zwiebel
- 4 Kirschtomaten, halbiert
- 1 Knoblauchzehe, gehackt
- 4 EL Zucchini, gehackt
- 2 Eiklar
- 2 ganze Eier
- ½ EL gehackter Schnittlauch
- 1 EL gehackte Petersilie
- 1 Prise Meersalz
- ⅛ TL grob gemahlener schwarzer Pfeffer

1. Olivenöl in einer mittelgroßen Pfanne auf mittlerer Stufe erhitzen. Paprika hinzufügen und nach 1 Minute die Zwiebel, die Kirschtomaten, den Knoblauch und die Zucchini zugeben. 3 bis 4 Minuten lang anbraten.
2. In einer separaten Schüssel das Eiklar und die Eier mit der Gabel verquirlen. Mit Schnittlauch, Petersilie, Salz und Pfeffer würzen. Zum Gemüse in die Pfanne geben und dabei die Pfanne schwenken, damit das Ei das Gemüse gleichmäßig bedeckt.
3. Nach 30 Sek. Herdplatte ausschalten und das Omelett wenden. Omelett falten und die Pfanne zudecken. Etwa 1 bis 2 Minuten dämpfen lassen. Sofort servieren.
4. Mit einem grünen Salat (Rezept siehe S. 235) und Sauerkraut als Beilage servieren.

Eier-Muffins

nussfrei, glutenfrei, kann milchfrei zubereitet werden

Zutaten (für 12 Portionen)

- 8 Handvoll Spinat, gehackt
- 1 Handvoll rote Paprika, fein
- gehackt
- 12 geviertelte Kirschtomaten
- 4 EL Frühlingszwiebeln,
- gehackt
- 14 Eiklar (Eigelb beispielsweise
- für Omelett verwenden)
- 3 ganze Eier
- ¼ TL getrockneter Oregano
- 4 EL frische Petersilie, fein
- gehackt
- ¼ TL grobes Salz
- ⅛ TL grob gemahlener schwarzer Pfeffer
- 4 EL zerbröckelter Feta-Käse zum Bestreuen (optional)
- Olivenölspray oder Olivenöl

1. Backofen auf 190 °C vorheizen.
2. Sämtliches Gemüse in einer großen Schüssel gleichmäßig vermengen.
3. In einer separaten Schüssel Eiklar, Eier, Oregano, Petersilie, Salz und Pfeffer verquirlen.
4. Ein Muffinblech gleichmäßig mit Olivenölspray einsprühen, dabei auch die Seiten nicht vergessen.
5. Jede Muffinform etwa zur Hälfte mit Gemüse füllen.
6. In jede Form etwa 80 ml Eimischung gießen. Dabei langsam vorgehen, um das Gemüse nicht zu verdrängen. Falls gewünscht, den Feta über die Muffins verteilen.
7. 24 bis 28 Minuten backen, bis die Muffins gestockt sind.
8. Einige Minuten abkühlen lassen, dann mit einem Tafelmesser am Rand jeder Form entlangfahren, um die Muffins zu lösen. Aus der Form nehmen und sofort genießen oder auf einem Kuchengitter abkühlen lassen und für später kühl stellen oder einfrieren.

Tipp: Mit Avocado, Salsa oder frisch gehackter Petersilie garnieren.

Shakshuka leicht gemacht

glutenfrei, nussfrei, kann milchfrei zubereitet werden

Shakshuka ist ein Gericht aus dem Nahen Osten, das mit pochierten Eiern in herzhafter Tomaten-Kräuter-Pfeffer-Sauce punktet. Diese einfache Eierspeise eignet sich perfekt für jede Tageszeit, besonders in Kombination mit grünem Salat.

Zutaten (für 4 bis 6 Portionen)

- 2 EL Olivenöl
- 1 mittelgroße Zwiebel, gewürfelt
- 1 (gegrillte) große rote Paprika, gehackt
- 3 Knoblauchzehen, gehackt
- 2 EL Tomatenmark
- 2 TL Räucherpaprikapulver
- 1 TL Kreuzkümmel
- ¼ TL Chilipulver
- 800 g (1 große Dose) ganze geschälte, Tomaten
- Salz und Pfeffer nach Belieben
- 6 große Eier
- 1 kleiner Bund frischer Koriander, gehackt
- 1 kleiner Bund frische Petersilie, gehackt

1. Öl in einer großen Edelstahlpfanne bei mittlerer Hitze erwärmen, Zwiebel, Paprika und Salz hineingeben. Unter häufigem Rühren etwa 4 bis 6 Minuten lang sautieren, bis die Zwiebeln weich und glasig sind.
2. Knoblauch, Tomatenmark, Paprikapulver, Kreuzkümmel und Chilipulver zugeben. Unter ständigem Rühren 1 bis 2 Minuten lang sautieren, bis alles schön duftet.
3. Die Tomatenstücke mit Saft zugeben, den Koriander und die Petersilie einstreuen. Umrühren und die Mischung zum Köcheln bringen. Hitze nach Bedarf reduzieren, sodass es beim leichten Köcheln bleibt. 5 Minuten lang garen und durchziehen lassen.
4. Nach Belieben mit Salz und Pfeffer abschmecken. Mit einem großen Löffel kleine Mulden in die Sauce drücken, die Eier aufschlagen und dort hineingleiten lassen.
5. Eier 5 bis 8 Minuten in der Sauce garen, bis sie die gewünschte Konsistenz erreicht haben. Um dies zu beschleunigen, kann man die Pfanne zudecken.
6. Vor dem Servieren mit Koriander und Petersilie garnieren.
7. In Schüsseln mit grünem Salat (siehe S. 235) als Beilage servieren.

Tipp: Mit Avocadostreifen, Feta-Käse oder Sprossen garnieren.

FRÜHSTÜCKSREZEPTE

Lachs-Rührei mit griechischer Kräuter-Joghurt-Sauce

glutenfrei, kann nussfrei und milchfrei zubereitet werden

Diese köstliche Eierspeise enthält Omega-3-Fettsäuren, Antioxidantien und Protein. Sie eignet sich perfekt für jede Tageszeit. Als Beilage empfehle ich einen leichten Salat.

Zutaten (für 1 Portion)

- 3 große Eier
- 2 EL ungesüßter Mandeldrink (oder ein anderer ungesüßter Pflanzendrink)
- ⅛ TL Salz
- 4 EL dünn geschnittener frischer Schnittlauch
- frisch gemahlener schwarzer Pfeffer
- 1 EL Olivenöl
- 1 TL gehackter Knoblauch
- 120 g übrig gebliebener, gegarter Lachs, zerpflückt

1. Eier, Mandeldrink, Schnittlauch, Salz und Pfeffer gründlich verquirlen.
2. Eine mittelgroße Pfanne auf mittlerer bis hoher Stufe erhitzen, Olivenöl und Knoblauch hineingeben. Die Eimischung hinzufügen, 1 bis 2 Minuten garen und dabei mit dem Pfannenwender rühren.
3. Sobald das Rührei zu stocken beginnt, den gegarten Lachs hinzufügen. Weiterrühren, bis die Eier die gewünschte Konsistenz erreicht haben (circa 3 Minuten).

Griechische Kräuter-Joghurt-Sauce

glutenfrei, nussfrei, kann milchfrei zubereitet werden

Zutaten (für 4 Portionen)

- 4 EL griechischer Joghurt oder ungesüßter Kokosjoghurt
- 1 TL Dijon-Senf
- ½ EL gehackter frischer Dill
- ½ EL gehackte Petersilie
- ½ EL gehackter Schnittlauch
- 1 Prise Salz und frisch gemahlener schwarzer Pfeffer
- ½ EL Zitronensaft

1. In einer kleinen Schüssel Joghurt, Kräuter, Senf, Zitronensaft, Salz und Pfeffer verrühren.
2. Falls die Sauce dünnflüssiger sein soll, etwas Wasser zugeben, bis die gewünschte Konsistenz erreicht ist. Abschmecken und gegebenenfalls mehr Salz oder Zitrone hinzufügen.
3. In einem luftdichten Behälter im Kühlschrank bis zu 2 Wochen aufbewahren.

Gemüse-Frittata

glutenfrei, nussfrei, kann milchfrei zubereitet werden

Zutaten (für 5 Portionen)

- 2 bis 3 EL Olivenöl
- 4 EL gehackte rote Zwiebeln
- 1 Knoblauchzehe, gehackt
- 4 EL gehackter Brokkoli oder Broccolini
- 1 kleine rote Paprika, gewürfelt
- 2 bis 3 EL frisches Basilikum, fein gehackt
- 1 EL gehackte frische Petersilie
- Salz und frisch gemahlener schwarzer Pfeffer
- 4 Handvoll Spinat
- 4 ganze Eier
- 5 Eiklar
- 4 EL Hüttenkase (optional)
- 4 EL ungesüßter Mandeldrink oder hausgemachter, ungesüßter Nussdrink
- 4 EL Feta-Käse (optional)

1. Backofen auf 180 °C vorheizen.
2. Eine Pfanne auf mittlerer Stufe erhitzen und Olivenöl hineingeben. Rote Zwiebeln zugeben und etwa 1 Minute lang anbraten, dann Knoblauch hinzufügen.
3. Einige Minuten weiterbraten, dann Brokkoli, Paprika, Basilikum und Petersilie zugeben. Nach einer weiteren Minute Salz und Pfeffer einstreuen. Alles vermengen, den Herd ausschalten und den Spinat unterheben.
4. In einer großen Schüssel Eier, Eiweiß, Hüttenkäse, Pflanzen- oder Nussdrink, Salz und Pfeffer verquirlen.
5. Eine runde Kuchenform (23 cm) mit Backspray einsprühen. Erst das angebratene Gemüse und dann die Eimischung hineingeben. Mit Feta-Krümeln bestreuen.
6. Die Form auf die mittlere Schiene des Ofens stellen und 20 bis 25 Minuten oder so lange backen, bis ein in die Mitte gestecktes Messer sauber herauskommt. (Achtung! Eier können schnell zu lange garen.)

Hausgemachte Putenfrikadellen

glutenfrei, milchfrei, nussfrei

Zutaten (für 4 bis 6 Portionen)

- 450 g mageres Putenhack
- 1 Handvoll geriebene Zucchini
- 1 TL getrockneter Thymian
- 1 TL getrockneter Salbei
- ¼ TL getrockneter Majoran oder Oregano
- ¾ TL grobes Salz
- ½ TL Knoblauchpulver
- ½ TL Chiliflocken (optional)
- 2 EL Olivenöl

1. Alle Zutaten außer dem Olivenöl in einer mittelgroßen Schüssel gründlich vermengen.
2. Die Mischung in 8 Klöße aufteilen. Mit den Händen jeden Kloß zu einem gut 1 cm dicken Fladen formen. Die Fladen auf einem mit Backpapier ausgelegten Backblech bereithalten.
3. 1 EL Olivenöl in einer mittelgroßen Pfanne erhitzen. Wenn es heiß ist, 4 Frikadellen so in der Pfanne verteilen, dass sie sich nicht berühren. 4 bis 5 Minuten braten und dann wenden.
4. Auf der anderen Seite weitere 4 bis 5 Minuten braten, bis die Frikadellen gar sind.
5. Die Schritte 3 bis 4 mit dem restlichen Olivenöl und den restlichen Frikadellen wiederholen. Servieren.

Blaubeer-Protein-Pancakes

glutenfrei, milchfrei

Diese köstlichen Blaubeer-Protein-Pfannkuchen ohne Mehl oder raffinierten Zucker sind reich an Protein und Ballaststoffen und schmecken so gut, dass niemand darin etwas Gesundes vermuten würde.

Zutaten (für 4 bis 6 Portionen, ca. 6 Pfannkuchen mit 10 cm Durchmesser)

- 100 g superfeines Mandelmehl
- 2 EL Tapiokamehl
- 1 Messlöffel Vanille-Proteinpulver
- 1 TL Chiasamen oder gemahlene Leinsamen
- ½ TL Backpulver
- ½ TL reiner Vanilleextrakt
- ½ TL gemahlener Zimt
- ¼ TL Meersalz
- ⅔ Tasse ungesüßter Mandeldrink oder selbstgemachter Nussdrink
- 2 große Eier
- ½ Tasse frische Heidelbeeren
- 1 EL Kokosöl oder Avocadoöl

1. Alle Zutaten außer den Heidelbeeren und dem Öl in einen Mixer geben und glatt pürieren.
2. Die Heidelbeeren vorsichtig unterheben.
3. Eine Grillpfanne oder -platte auf mittlere Hitze bringen und reichlich Kokosöl (oder Avocadoöl) hineingeben, sodass die Garfläche großzügig bedeckt ist.
4. Mit einer kleinen Kelle den Teig in die Pfanne oder auf die Platte geben und backen, bis die Pancakes am Rand fest werden (und wahrscheinlich keine Bläschen mehr werfen), dann wenden und weiterbacken, bis die Pancakes durchgebacken sind. Die Garzeit beträgt 3 bis 5 Minuten pro Seite (möglicherweise etwas länger als normale Pfannkuchen).
5. Aus der Pfanne nehmen und abgedeckt aufbewahren, bis alle Pfannkuchen gebacken sind. Sofort servieren.

Tipp: Mit frischen Beeren, Mandelbutter, griechischem oder veganem Joghurt und/oder Beerenpüree servieren.

Chia-Pudding in Variationen

Ich mag es, wie sahnig, cremig und sättigend Chia-Pudding als Dessert, Frühstück oder Snack ist. Chia- und Basilikumsamen sind eine hervorragende Ballaststoffquelle und lassen sich durch andere ballaststoffreiche Zutaten und Toppings ergänzen. Die folgenden Rezepte bestehen aus wenigen Grundzutaten und sind in etwa 5 Minuten zubereitet. Probieren Sie auch andere Chia-Pudding-Rezepte aus.

Himbeer-Chia-Pudding

glutenfrei, milchfrei

Zutaten (für 2 Portionen)

- 1 Handvoll frische Himbeeren, sowie weitere zum Garnieren
- 120 ml selbst gemachter Nussdrink
- ¼ TL Zimt
- ½ TL reiner Vanilleextrakt
- 3 EL Chiasamen oder Basilikumsamen

1. Himbeeren, Nussdrink, Zimt und Vanilleextrakt im Mixer glatt pürieren.
2. In eine Glasschüssel geben, Chiasamen zugeben und gut einrühren.
3. Mindestens 1 Stunde oder über Nacht im Kühlschrank quellen lassen.

Tipp: Mit frischen Beeren, Hanfsamen, Kokosflocken, gehackten Nüssen und/oder Saaten (Mandeln, Haselnüssen, Kürbiskernen) garnieren. Griechischen Joghurt kann man auch schön mit einem gehäuften Löffel Chia-Pudding servieren.

Protein-Chia-Pudding

glutenfrei, milchfrei

Zutaten (für 2 Portionen)

- 350 ml selbst gemachter Nussdrink oder gekaufter Mandeldrink
- 4 EL Chiasamen
- 1 Messlöffel Vanille- oder Schokoladenproteinpulver
- 1 TL Vanilleextrakt
- ½ EL Mandelmus

1. Mandelmus, Nuss-/Mandeldrink, Proteinpulver und Vanilleextrakt im Mixer vermengen.
2. In eine Glasschüssel geben, Chiasamen hinzufügen und gut einrühren.
3. Mindestens 1 Stunde oder über Nacht im Kühlschrank quellen lassen.

Tipp: Mit Beeren garnieren, mit Mandelmus beträufeln und mit Kürbiskernen und Kakaonibs bestreuen.

Schokocreme-Chia-Pudding

glutenfrei, milchfrei

Zutaten (für 2 Portionen)

- 2 EL Mandelmus
- 500 ml selbst gemachter Nussdrink oder gekaufter Mandeldrink
- 2 TL Kakaopulver
- ½ TL Zimt
- ¼ TL reiner Vanilleextrakt
- 2 Datteln, entsteint (optional)
- 4 EL Chiasamen oder Basilikumsamen

1. Mandelbutter, Nuss-/Mandeldrink, Kakao, Zimt, Vanilleextrakt und Datteln im Mixer glatt pürieren.
2. In eine Glasschüssel geben, die Chiasamen hinzufügen und gut einrühren.
3. Mindestens 1 Stunde oder über Nacht im Kühlschrank quellen lassen.

Tipp: Mit Erdbeeren und Himbeeren garnieren, mit Mandelmus beträufeln und mit Kürbiskernen und Kakaonibs bestreuen. Richtig cremig wird der Schoko-Chia-Pudding, wenn man ihn im Mixer glatt rührt und mit den gewünschten Toppings serviert!

Protein-Joghurt-Bowl

glutenfrei, kann milchfrei und nussfrei zubereitet werden

Zutaten (für 1 Portion)

- 250 ml griechischer Joghurt mit 2 % Fett oder 350 ml pflanzlicher Joghurt
- 1 Messlöffel Vanille-Proteinpulver
- ¼ bis ½ TL Zimt
- 1 TL gemahlene Leinsamen oder Chiasamen, sowie eine kleine Menge zum Garnieren
- 1 EL ungesüßtes Mandelmus
- 4 EL Heidelbeeren
- 4 EL Erdbeeren, gewürfelt

1. Proteinpulver, Joghurt, Zimt, Lein- oder Chiasamen und Mandelbutter in eine Schüssel geben (zum leichteren Verrühren das Proteinpulver zuunterst in die Schüssel geben, damit es beim Vermischen nicht staubt) und gut vermengen, bis eine glatte Masse entsteht.
2. Mit einer dünnen Schicht Heidelbeeren, Erdbeeren und Leinsamen garnieren.

Tipp: Optional garnieren mit Himbeer-Chia-Pudding (siehe Seite 233), Kiwi, gehobelten Mandeln, Mandelmus oder Kokosraspeln.

Gemischter grüner Salat

glutenfrei, kann nussfrei und milchfrei zubereitet werden

Zutaten (für 1 Portion)

- Zitronenvinaigrette (Rezept siehe unten)
- 120 bis 180 g gemischter Blattsalat
- Meersalz und grob gemahlener schwarzer Pfeffer

Einfach den Blattsalat mit der Vinaigrette vermengen und servieren. Eine Prise Salz und schwarzer Pfeffer unterstreichen den Geschmack der Vinaigrette.

Tipps:

- Frisches Gemüse zugeben, z. B. Gurkenscheiben, Karottenraspel, Frühlingszwiebeln, Avocado oder gewürfelte Tomaten
- Saaten sowie geröstete Nüsse, z. B. Pistazien, Pinienkerne, Chiasamen oder Sonnenblumenkerne hinzufügen
- Käse darüberstreuen, z. B. Feta, geriebenen Parmesan oder zerbröckelten Ziegenkäse

Zitronenvinaigrette

glutenfrei, nussfrei, milchfrei

Zutaten (für 180 ml Dressing oder 4 bis 6 Portionen)

- 80 ml Zitronensaft (von etwa 2 Zitronen)
- ½ TL abgeriebene Zitronenschale
- 2 EL Dijon-Senf
- 1 TL gehackter frischer Knoblauch
- ¼ TL feines Salz
- frisch gemahlener schwarzer Pfeffer nach Belieben
- 80 ml Olivenöl

1. Zitronensaft, Zitronenschale, Dijon-Senf, Knoblauch, Salz und Pfeffer in einer kleinen Schüssel verquirlen.
2. Olivenöl sehr langsam hinzufügen und die Mischung weiter verquirlen. In einem luftdichten Behälter oder einem Schraubglas für den späteren Gebrauch aufbewahren.

HAUPTGERICHTE

Herzhafter Herbstsalat mit Apfelvinaigrette

glutenfrei, nussfrei, kann laktosefrei zubereitet werden

Zutaten (für 4 Portionen)

Salat

- 1 mittelgroßer Butternut-Kürbis, geschält und in 1 cm große Würfel geschnittengeraspelt
- 1 EL Olivenöl
- ½ TL Zimt
- ½ TL Meersalz
- ¼ TL grob gemahlener schwarzer Pfeffer
- 12 Handvoll Rucola oder anderer kräftiger Blattsalat
- 4 Handvoll Rosenkohl,
- 1 großer Apfel (z. B. Elstar), in 1 cm große Stücke geschnitten
- ½ Tasse Granatapfelkerne
- 4 EL Feta-Käse, zerbröckelt (optional)
- 8 EL Kürbiskerne (Pepitas), geröstet
- 1 mittelgroße Avocado, geschält und in dünne Scheiben geschnitten
- 2 EL Apfelessig

Dressing

- 4 EL Olivenöl
- ½ EL Dijon-Senf
- ½ TL Salz
- ¼ TL grob gemahlener schwarzer Pfeffer

1. Backofen auf 200 °C vorheizen.
2. In einer großen Rührschüssel den Kürbis mit Olivenöl, Zimt, Salz und Pfeffer vermengen. Auf ein Backblech geben und 30 Minuten lang rösten, bis der Kürbis weich ist.
3. In einer großen Servierschüssel den gerösteten Kürbis, Rucola, geraspelten Rosenkohl, Apfelstücke, Granatapfelkerne, Feta-Käse (optional) und geröstete Kürbiskerne vermengen. Die Avocadoschnitze darum herum anrichten.
4. In einer kleinen Rührschüssel alle Zutaten für die Vinaigrette verquirlen.
5. Die gewünschte Menge Dressing über den Salat geben und vermengen.

Tipp: Dem Salat 150 g gegrillten Fisch oder ein anderes Protein hinzufügen, sodass er als vollständige Mahlzeit zählt.

HAUPTGERICHTE

Rucola-Fenchel-Salat mit Zitronenvinaigrette

glutenfrei, nussfrei, milchfrei

Zutaten (für 4 Portionen)

- 8 Handvoll Rucola
- 1 große Avocado, entkernt und gehackt
- 1 Handvoll Fenchel, dünn geschnitten

1. Alle Zutaten in eine große Schüssel geben.
2. Gut vermengen und mit Zitronenvinaigrette (siehe Seite 235) servieren.

Tipp: Dem Salat 150 Gramm gegrilltes Hähnchen, Fisch oder ein anderes Protein hinzufügen, sodass er als vollständige Mahlzeit zählt. Oder als Beilage zu einer Frittata oder einem Omelett servieren. Anstelle von Rucola kann auch eine Blattsalatmischung verwendet werden.

Frischer bunter Salat

glutenfrei, nussfrei, milchfrei

Zutaten (für 4 Portionen)

- 4 Handvoll gemischter Blattsalat
- 2 Handvoll gehackter Rotkohl
- 400 g (1 Dose) Kichererbsen, gespült und abgetropft
- 5 gelbe Kirschtomaten, halbiert
- 2 Handvoll Karottenraspeln
- ½ orange Paprika, mit Schale gehackt
- ½ mittelgroße Avocado, entsteint, geschält und gehackt
- 2 EL Kürbiskerne
- 4 EL frische Heidelbeeren oder Brombeeren
- 2 EL frischer Koriander, gehackt
- Salz und Pfeffer nach Belieben

1. In einer großen Schüssel Blattsalat, Rotkohl, Koriander, Kichererbsen, Tomaten, Karotten, Paprika, Avocado, Kürbiskerne und Beeren vermengen.
2. Mit Apfelvinaigrette (siehe Seite 236) anmachen. Mit Salz und Pfeffer würzen.

Tipp: Den Salat mit 150 Gramm eines beliebigen Proteins und fermentiertem Gemüse als Beilage servieren.

HAUPTGERICHTE

Mediterraner Linsensalat

glutenfrei, nussfrei, kann milchfrei zubereitet werden

Dieser mediterrane Linsensalat mit frischem Gemüse und Kräutern wird mit einem würzigen Tahin-Dressing angemacht. Alles wird fein gehackt, so entsteht ein einfaches, frisches und gesundes vegetarisches Gericht.

Zutaten (für 6 Portionen)

- 180 g trockene schwarze Linsen, geputzt*
- 4 Handvoll Spinat, gehackt
- 2 Handvoll Petersilie, gehackt
- 4 EL Minze, gehackt
- 2 Handvoll persische Gurken oder Bauerngurken, gewürfelt
- 1 Handvoll gelbe Paprika, gewürfelt
- 120 ml Tahin-Dressing (Rezept siehe unten)
- 5 EL zerbröckelter Feta-Käse (optional)
- ½ TL Salz
- ½ TL Pfeffer

1. Linsen in einen mittelgroßen Topf geben, großzügig mit kaltem Wasser bedecken und auf hoher Stufe zum Kochen bringen. Die Hitze so reduzieren, dass es bei einem gleichmäßigen Köcheln bleibt, und 20 bis 25 Minuten lang kochen, bis die Linsen weich sind.
2. Abgießen und unter fließendem kalten Wasser abspülen. Die Linsen in eine große Rührschüssel geben.
3. Spinat, Petersilie, Minze, Gurken, Paprika, Tahin-Dressing, Feta, Salz und Pfeffer hinzufügen und vermengen. Sofort servieren oder kalt stellen.

Tipp: Als ballaststoffreiche Beilage zur Lieblings-Proteinquelle servieren. Ich kombiniere ihn gerne mit Lachs und geröstetem Brokkoli.

Tahin-Dressing

glutenfrei, nussfrei, milchfrei

Zutaten

- 3 EL Tahin
- 5 EL Weißweinessig
- 1 EL Dijon-Senf
- Saft einer ½ Zitrone
- 1 Knoblauchzehe
- Salz und Pfeffer nach Belieben

Tahin, Essig, Senf, Knoblauch, Salz, Zitronensaft und Pfeffer im Mixer glatt rühren.

* Statt schwarzer Beluga-Linsen können auch grüne Le-Puy-Linsen verwendet werden.

Lachsfilets mit gegrilltem Brokkoli

glutenfrei, nussfrei, milchfrei

Zutaten (4 Portionen)

- 450 g Lachsfilet (4 Portionen à 115 g)
- 2 große Zitronen (unbehandelt, bio)
- 450 g Brokkoli, zu Röschen geschnitten
- 4 EL Olivenöl
- 1 TL Meersalz
- grob gemahlener schwarzer Pfeffer

1. Backofen auf 200 °C vorheizen. Lachsfilets bei Zimmertemperatur ruhen lassen, während der Brokkoli zubereitet wird.
2. Zitronenschale abreiben. Die Zitronen halbieren und auspressen.
3. Brokkoli-Röschen in einer großen Schüssel mit Olivenöl, Zitronenschale, Zitronensaft, ½ TL Salz und Pfeffer vermengen. Auf einem mit Backpapier ausgelegten Backblech verteilen. Brokkoli etwa 10 Minuten lang rösten.
4. In der Zwischenzeit den Lachs auf beiden Seiten mit Salz und Pfeffer würzen. Auf ein mit Backpapier ausgelegtes Backblech legen und weitere 10 bis 12 Minuten backen, bis der Brokkoli braun und der Lachs gar ist.

Tipp: Zum Lachs und Brokkoli knofige Ofenpommes (S. 260) servieren.

Knoblauch-Zitronen-Aioli

(glutenfrei, nussfrei, milchfrei)

Zutaten

- ½ Tasse Avocado-Mayonnaise
- 3 Knoblauchzehen, gehackt oder gerieben
- ¼ Serrano- oder Jalapeño-Chili (optional)
- 1 EL frischer Zitronensaft
- 1 TL frische Petersilie, gehackt
- Meersalz und schwarzer Pfeffer nach Belieben

Mayonnaise, Knoblauch, Chilischote, Zitronensaft, Petersilie, Salz und Pfeffer verquirlen. Zur Verdünnung kann man bei Bedarf tropfenweise Wasser oder Mandeldrink hinzufügen, bis die gewünschte Konsistenz erreicht ist.

Lammfleischbällchen mit Walnusspesto

glutenfrei, milchfrei, kann nussfrei zubereitet werden

Zutaten (für 4 bis 6 Portionen)

- 900 g Lammhack
- 3 Knoblauchzehen, gehackt
- 4 EL frischer Koriander, fein gehackt
- 4 EL frische Petersilie, fein gehackt
- 1/8 TL Kreuzkümmel
- 1/4 TL Kurkuma
- 1/2 TL getrocknete italienische Kräuter (Fertigmischung oder Thymian, Oregano, Petersilie und Basilikum)
- 1/8 TL grob gemahlener schwarzer Pfeffer
- 1 kleine Prise Meersalz
- 4 EL Olivenöl

1. Backofen auf 200 °C vorheizen. Ein Backblech mit Backpapier auslegen.
2. Alle Zutaten in einer großen Schüssel vermengen. Gründlich mit den Händen durchkneten, bis alle Zutaten in das Hackfleisch eingearbeitet sind.
3. Aus der Fleischmischung golfballgroße Bällchen formen. Die Lammfleischbällchen mit etwas Abstand zueinander auf das vorbereitete Backblech legen.
4. 25 bis 30 Minuten backen, bis sie rundum gebräunt sind.
5. Die Fleischbällchen beiseitestellen und das Walnusspesto zubereiten.

Tipp: Die Fleischbällchen und das Pesto auf Linsennudeln oder Zucchini-Nudeln legen und mit einem Salat als Beilage servieren.

Milchfreies Walnusspesto

glutenfrei, milchfrei, kann auch nussfrei zubereitet werden

Zutaten (für 10 bis 12 Portionen, 1 bis 2 EL pro Portion)

- 4 EL Walnusskerne (oder Kürbiskerne für eine nussfreie Variante)
- 2 Knoblauchzehen, grob gehackt
- 4 Handvoll frische Basilikumblätter
- 1 TL Zitronenabrieb (bio)
- Saft von 1 Zitrone
- 120 ml Olivenöl
- ½ TL Meersalz
- ¼ TL grob gemahlener schwarzer Pfeffer
- 50 bis 100 ml gefiltertes Wasser (nach Bedarf mehr)

1. Walnusskerne, Knoblauch, Basilikum, Zitronenschale, Zitronensaft, Olivenöl, Salz und Pfeffer in einer kleinen Küchenmaschine vermengen.
2. Bei laufender Küchenmaschine langsam Wasser hinzufügen, bis das Pesto eine sämige Konsistenz hat.
3. In ein Schraubglas füllen und bis zu 5 Tage im Kühlschrank lagern.

Tipp: Um eine dünnere Konsistenz zu erhalten, esslöffelweise Wasser hinzufügen.

HAUPTGERICHTE

Granatapfel-Guacamole

glutenfrei, nussfrei, milchfrei

Zutaten (für 4 Portionen)

- 3 reife mittelgroße Avocados
- 2 EL frischer Limettensaft
- 4 EL rote Zwiebel, gewürfelt
- 4 EL frischer Koriander, fein gehackt
- 1 Jalapeño, entkernt und gehackt
- grobes Salz und schwarzer Pfeffer nach Belieben
- 2 Handvoll Granatapfelkerne

1. Das Fruchtfleisch aus den Avocados löffeln und in eine große Schüssel geben. Die Avocados mit der Gabel oder dem Kartoffelstampfer zu der gewünschten Konsistenz zerdrücken.
2. Die restlichen Zutaten außer den Granatapfelkernen hinzufügen und gut vermischen.
3. Granatapfelkerne unterrühren. Sofort servieren.

Fajita mit Knoblauch-Kräuter-Blumenkohlreis

glutenfrei, nussfrei, milchfrei

HAUPTGERICHTE

Zutaten (für 4 Portionen)

- 900 g Rindersteak, in gut 1 cm breite Streifen geschnitten
- 1 TL Paprika
- ½ TL gemahlener Kreuzkümmel
- 1 TL Meersalz
- ½ TL grob gemahlener schwarzer Pfeffer
- 2 EL kaltgepresstes Bio-Kokosöl
- 2 Paprika
- 1 gelbe Zwiebel
- 2 mittelgroße Zucchini
- 2 Tassen Blumenkohlreis (Rezept siehe unten)
- 400 g (1 Dose) Schwarzbohnen, gespült und abgetropft
- 2 EL Koriander, gehackt

Tipps:

- Reste vom Blumenkohlreis mit Bohnen können zum Frühstück verzehrt werden.
- Um das Gericht vegetarisch zuzubereiten, ersetzt man das Steak durch ein herzhaftes oder stärkehaltiges Gemüse, z. B. durch Süßkartoffeln.

1. 1 EL Kokosöl auf ein Stück Küchenpapier geben und damit eine große Grillpfanne einfetten. Die Pfanne auf mittlerer bis hoher Stufe erhitzen
2. In der Zwischenzeit die Steakstreifen in einer großen Schüssel mit Paprika, Kreuzkümmel, ½ TL Salz und Pfeffer würzen.
3. Steakstreifen in die heiße Pfanne legen. Von jeder Seite 3 bis 5 Minuten braten, dann herausnehmen und auf einem Teller ruhen lassen.
4. Oberes und unteres Ende der Paprikas abschneiden, Kerngehäuse und Rippen entfernen. In 1 cm breite Streifen schneiden.
5. Zwiebel halbieren, schälen und eine Hälfte in 1 cm breite Streifen schneiden, die andere Hälfte beiseitestellen.
6. Die Enden der Zucchini abschneiden. Zucchini längs halbieren und in 1 cm dicke Scheiben schneiden.
7. Paprika, Zucchini und Zwiebel in die Grillpfanne geben. Alle 2 bis 3 Minuten umrühren, bis sie gar sind, insgesamt etwa 8 bis 10 Minuten. Die Platte ausschalten.
8. In der Zwischenzeit einen mittelgroßen Topf auf mittlerer bis hoher Stufe erhitzen. Die andere Hälfte der Zwiebel würfeln. Das restliche Kokosöl und die Zwiebelwürfel in den Topf geben und häufig umrühren.
9. Sobald die Zwiebel nach 3 bis 4 Minuten glasig ist, den Blumenkohlreis und die Bohnen zugeben und mit dem restlichen Meersalz bestreuen. Umrühren, bis alles nach 4 bis 5 Minuten durcherhitzt ist. Den gehackten Koriander zugeben und unterrühren.
10. Platte ausschalten. Blumenkohl-Bohnen-Mischung auf Teller verteilen, mit dem Gemüse und den Steakstreifen belegen und mit der Salsa und Guacamole beträufeln. Warm genießen!

Knoblauch-Kräuter-Blumenkohlreis

glutenfrei, nussfrei, milchfrei

Zutaten (für 4 Portionen)

- 1 Blumenkohl, gewasche
- 2 EL Olivenöl
- ½ weiße Zwiebel, gewürfelt
- 2 Knoblauchzehen, gehackt
- 6 EL frische Kräuter (Koriander, Frühlingszwiebeln, Schnittlauch)
- 1–2 EL Zitronensaft
- Salz und Pfeffer nach Belieben

1. Den Blumenkohl halbieren und zu Röschen schneiden. Größere Röschen in kleinere Stücke schneiden, damit sie in die Küchenmaschine passen.
2. Den Reibeaufsatz in die Küchenmaschine einsetzen und die Blumenkohlröschen hineingeben. Die Küchenmaschine laufen lassen, bis der Blumenkohl in reiskorngroße Stückchen zerkleinert ist.
3. Das Olivenöl in einer großen Pfanne erhitzen und die Zwiebel glasig dünsten.
4. Den Knoblauch zugeben und etwa 30 Sekunden lang in der Pfanne schwenken, bis er duftet.
5. Blumenkohlreis in die Pfanne geben und weitere 5 bis 8 Minuten anbraten, bis er knackig-zart ist und stellenweise eine hellbraune Farbe bekommen hat.
6. Pfanne vom Herd nehmen, die Kräuter und den Zitronensaft unterrühren. Gericht abschmecken und gegebenenfalls mit Salz und Pfeffer nachwürzen. Umgehend servieren.

Grillhähnchen mit Schwarzbohnen-Granatapfel-Avocado-Salsa

glutenfrei, nussfrei, milchfrei

Zutaten (für 4 Portionen)

- 400 g (1 Dose) Schwarzbohnen, gespült und abgetropft
- Kerne von 2 bis 3 Granatäpfeln
- 4 EL rote Zwiebel, gehackt
- 4 EL Koriander, gehackt
- 1 kleine Jalapeño-Schote, gehackt, ohne Kerne
- 1 große Avocado, gewürfelt
- 2 EL frischer Limettensaft
- 4 Hähnchenbrustfilets
- Salz und frisch gemahlener schwarzer Pfeffer nach Belieben

1. Alle Zutaten (außer dem Hähnchen) in einer großen Schüssel vermengen. 1 Stunde im Kühlschrank durchziehen lassen.
2. Einen Grill oder eine Grillpfanne auf mittlerer bis hoher Stufe erhitzen. Die Hähnchenfilets mit Salz und Pfeffer würzen, auf den Grill legen und 4 bis 6 Minuten pro Seite garen, bis das Fleisch in der Mitte nicht mehr rosa ist und eine Kerntemperatur von mindestens 75 °C erreicht hat.
3. Die Schwarzbohnen-Salsa auf den Hähnchenfilets verteilen und servieren.

Schneller und einfacher Putenhackbraten

glutenfrei, milchfrei

In diesem Putenhackbraten verstecken sich Gemüse, gesundes Protein und sättigendes Fett. Er ist zudem milchfrei und glutenfrei. Damit wird er sicherlich bald zu einem Lieblingsgericht der ganzen Familie werden.

Zutaten (für 6 bis 8 Portionen)

- 100 g Mandelmehl
- 4 EL Knochenbrühe oder Hühnerbrühe
- 570 g mageres Putenhackfleisch
- 1 großes Ei
- 4 EL fein gehackte Zwiebel
- 1 Handvoll dünn geraspelte Karotte
- 4 EL fein gehackte Paprika
- 4 EL gehackte frische Petersilie
- 1 TL Meerrettich
- 1 TL Dijon-Senf
- 1 TL Coco Aminos (oder Sojasauce)
- ½ TL Meersalz
- ¼ TL schwarzer Pfeffer

1. Backofen auf 180 °C vorheizen.
2. Alle Zutaten in einer großen Schüssel vermengen und mit den Händen durchkneten.
3. Eine Hackbratenform (oder eine tiefe Auflaufform) sparsam mit Avocadoöl einfetten. Die Fleischmischung zu einem Laib formen und in die gefettete Form geben. Unbedeckt etwa eine Stunde backen.
4. Nach dem Backen den Hackbraten aus dem Ofen nehmen und etwa 10 Minuten abkühlen lassen. Mit einem Tafelmesser den Rand von der Form lösen, dann den Braten auf eine große Servierplatte stürzen und in Scheiben schneiden.

Fisch-Tacos mit Krautsalat und Avocadocreme

glutenfrei, milchfrei, kann nussfrei zubereitet werden

Zutaten (für 4 Portionen)

Tacos

- 16 Kirschtomaten, halbiert
- ½ TL Kreuzkümmel
- 2 TL Paprikapulver
- 1 TL Knoblauchpulver
- ⅛ TL grob gemahlener schwarzer Pfeffer
- 3 EL Olivenöl
- 120 bis 170 g Mahi-Mahi- oder Lachsfilets
- 6 bis 8 weizenfreie Tortillas (aus Mandelmehl oder Maniok)

Krautsalat

- 450 g Rotkohl, dünn geschnitten oder geraspelt
- 4 EL rote Zwiebel, dünn geschnitten
- 4 EL Koriander, gehackt
- 4 EL frischer Limettensaft
- 2 EL Apfelessig
- ½ TL Meersalz

Avocadocreme

- 1 Avocado ohne Schale und Stein
- 2 EL frischer Limettensaft
- 4 EL Koriander
- 1 Knoblauchzehe
- ½ TL Salz
- 1 bis 2 EL Wasser

1. Zuerst die Gewürzmischung zubereiten. Dazu Paprikapulver, Knoblauchpulver, Kreuzkümmel und schwarzen Pfeffer in einer Schüssel vermengen. Anschließend den Fisch damit einreiben.
2. Pfanne erhitzen und das Öl hineingeben. Fischfilet bei mittlerer Hitze von jeder Seite etwa 4 Minuten braten, bis es im Kern nicht mehr durchscheinend ist.
3. Während der Fisch brät, den Krautsalat zubereiten. Dazu Rotkohl, Zwiebel, Koriander, Limettensaft, Apfelessig und Salz vermischen. Den Salat während des Bratens kühl stellen.
4. Avocado, Limettensaft, Koriander, Knoblauch und Salz in die Küchenmaschine geben und mixen, bis eine glatte Masse entsteht. 1 bis 2 EL Wasser hinzufügen, um die Creme etwas zu verdünnen.
5. Zum Servieren die Tortillas in einer Pfanne erhitzen, bis sie warm und leicht angeröstet sind. Den Fisch in kleinere Stücke zerteilen und auf die warmen Tortillas legen. Mit Krautsalat, Kirschtomaten und etwas Avocadocreme garnieren. Probiotisch wird das Gericht mit Sauerkraut als Beilage.

Tipps:

- Statt Mahi Mahi kann ein anderer Fisch mit festem Fleisch genommen werden, z. B. Lachs.
- Was an Avocadocreme übrig bleibt, ist in einem Schraubglas im Kühlschrank bis zu 5 Tage haltbar.
- Falls es noch mehr Avocado-Liebe sein soll, empfehle ich die Granatapfel-Guacamole (siehe Seite 241).

Putenburger mit Granatapfel-Guacamole

glutenfrei, nussfrei, milchfrei

Zutaten (4 bis 5 Portionen)

- 450 g mageres Putenhackfleisch
- 1 mittelgroße Schalotte, fein gehackt
- 1 TL Salz
- ¼ TL schwarzer Pfeffer
- ¼ TL Knoblauchpulver
- 1 TL Kreuzkümmel
- 1 EL Dijon-Senf
- 4 EL gehackter frischer Koriander
- 4 EL gehackte frische Petersilie
- 1 EL Olivenöl
- 4–5 Blatt Kopfsalat
- 2 Eiertomaten, in Scheiben geschnitten
- ½ kleine rote Zwiebel, in Scheiben geschnitten
- 10 Essiggurken, in Scheiben geschnitten
- Sauerkraut

1. Putenhack, Schalotte, Salz, Pfeffer, Knoblauchpulver, Kreuzkümmel, Senf, Koriander und Petersilie in eine große Schüssel geben. Alles gründlich mit den Händen verkneten.
2. 4 bis 5 Puten-Patties formen: erst zu Kugeln rollen, dann mit den Händen flach drücken.
3. Olivenöl in einer mittelgroßen Pfanne auf mittlerer bis hoher Stufe erhitzen und die Patties hineingeben. Von jeder Seite 5 Minuten braten.
4. Putenburger auf einem Salatblatt mit Granatapfel-Guacamole (Rezept siehe S. 241) und Toppings wie Tomaten, roten Zwiebeln, Sauerkraut oder Gurken servieren.

Tipps:

- Dazu passen knofige Ofenpommes (siehe Seite 260).
- Übrig gebliebene Burger gibt es zum Frühstück mit einem Spiegelei darauf oder mit einem Salat zum Mittag- oder Abendessen.

Lachs-Bowl mit Kürbiskern-Pesto

glutenfrei, nussfrei, milchfrei

Zutaten (für 4 Portionen)

Lachs

- 4 Lachsfilets
- 1 TL Paprikapulver
- 1 TL Knoblauchpulver
- je ¼ TL Salz und Pfeffer

Pesto

- 4 Handvoll frisches Basilikum
- 2 Handvoll Spinat
- 4 EL Kürbiskerne
- 4 Knoblauchzehen, zerdrückt und geschält
- 1 Zitrone, entsaftet
- ½ Tasse Olivenöl
- Salz und Pfeffer nach Belieben

Rest der Bowl

- 1 Packung gemischter Blattsalat
- 1 Avocado, entkernt und in Scheiben geschnitten
- 3 Karotten, geschält und gehackt
- 1 rote Paprika, gehackt
- 2 Handvoll Kirschtomaten, halbiert

1. Backofen auf 200°C vorheizen.
2. Die Lachsfilets auf ein mit Backpapier ausgelegtes Backblech legen und mit Paprikapulver, Knoblauchpulver, Salz und Pfeffer würzen. Im Backofen 15 bis 20 Minuten backen, bis sich der Lachs mit einer Gabel zerteilen lässt. Die Garzeit hängt von der Größe der Filets ab.
3. Während der Lachs gart, die Pesto-Sauce zubereiten. Dazu alle Pesto-Zutaten außer Olivenöl, Salz und Pfeffer in der Küchenmaschine gründlich zerkleinern. Während des Mixvorgangs das Olivenöl zugeben. Sobald alles gut vermengt ist, Küchenmaschine abschalten und Pesto mit Salz und Pfeffer nach Belieben abschmecken.
4. Sobald der Lachs gar ist, den Blattsalat in Schüsseln geben. Avocado, Karotten, Paprika, Kirschtomaten und Lachs darauf legen. Alles mit Pesto beträufeln. Kürbiskerne darüber streuen. Servieren und genießen!

Tipp: Den Salat kann man auch durch Blumenkohlreis ersetzen (siehe Seite 243).

HAUPTGERICHTE

Getreidefreie Lachsküchlein mit Knoblauch-Zitronen-Aioli

glutenfrei, milchfrei, kann nussfrei zubereitet werden

Dieses Rezept gehört zu den Lieblingsgerichten meiner Familie. Wir bereiten es in der Regel mit Lachsresten vom Vorabend zu. Die köstlichen und satt machenden Lachsküchlein sind reich an Omega-3-Fettsäuren, Protein und Ballaststoffen.

Zutaten (für 6 Portionen)

- 450 g frischer Lachs
- 6 EL Avocadoöl oder Ghee
- 1 Schalotte, gewürfelt
- 3 Knoblauchzehen, gehackt
- 3 EL Mandelmehl oder 1 ½ EL Kokosmehl für die nussfreie Variante
- 1 TL Würzmischung für Fisch
- 4 EL Avocado-Mayonnaise
- 2 große Eier, verquirlt
- 1 EL Zitronensaft
- 1 EL Coco Aminos (oder Sojasauce)
- 1 EL Dijon-Senf
- 4 EL Zucchini, gerieben
- 4 EL Karotten, gerieben
- 2 EL frische Petersilie, gehackt
- 2 EL frischer Schnittlauch, gehackt
- Salz und Pfeffer nach Belieben
- Aioli
- Zitrone in Scheiben

Tipp: Übrig gebliebene Lachsküchlein halten sich in einem fest verschlossenen Behälter bis zu 3 Tage im Kühlschrank. Sie schmecken auch mit einem Spiegelei und gemischtem grünen Salat.

1. Backofen auf 220 °C vorheizen. Backblech mit Backpapier auslegen. Lachs mit der Hautseite nach unten auf das Backblech legen, mit Öl beträufeln und mit Salz und Pfeffer würzen.
2. Unbedeckt 10 bis 13 Minuten oder so lange backen, bis der Lachs gar ist. Lachs aus dem Ofen nehmen und etwa 10 Minuten abkühlen lassen.
3. Während der Lachs im Ofen ist, eine Pfanne auf mittlerer Stufe erhitzen und 1 bis 2 EL Avocadoöl hineingeben. Schalotten ca. 3 Minuten anschwitzen, dann den Knoblauch 1 Minute mitgaren.
4. In einer großen Rührschüssel den Lachs mit der Gabel zerpflücken und die Haut entfernen. Die Schalotten und den Knoblauch hinzufügen, dann Mandelmehl, Würzmischung, Mayonnaise, Eier, Zitronensaft, Coco Aminos, Senf, Zucchini, Karotten, Petersilie, Schnittlauch und eine Prise Salz und Pfeffer zugeben. Alles gut verkneten. Die Mischung sollte so fest und klebrig sein, dass sich daraus Patties formen lassen.
5. Aus der Mischung 8 bis 10 Patties formen.
6. Eine große beschichtete Pfanne auf mittlerer Stufe erhitzen und etwa 2 bis 3 EL Avocadoöl oder Ghee hineingeben. Sobald das Öl brutzelt, die Lachsküchlein in die Pfanne geben und von jeder Seite 2 bis 3 Minuten braten, bis sie goldbraun sind. Die zweite Fuhre genauso zubereiten..
7. Die Lachsküchlein auf Salat servieren und mit Aioli und einer Zitronenscheibe garnieren. Einen probiotischen Kick bekommt das Gericht mit fermentiertem Gemüse als Beilage.

HAUPTGERICHTE

Thai-Curry mit Hähnchen

glutenfrei, nussfrei, milchfrei

Zutaten (für 4 bis 6 Portionen)

- 1 EL Kokosöl
- 1½ EL Currypulver
- 2 Knoblauchzehen, gehackt
- 1 TL Kurkuma
- 1 EL Ingwer, gerieben
- 2 weiße Zwiebeln, gewürfelt
- 450 g Hähnchenbrust, in 2½ cm große Stücke geschnitten
- 1 mittelgroße Süßkartoffel, gewürfelt
- 1 große Paprika, in feine Streifen gehobelt
- 1 kleiner Brokkoli, zu Röschen zerkleinert
- 1 kleine Zucchini, in Scheiben geschnitten
- 1 Dose vollfette Kokosmilch
- 4 EL Thai-Basilikum, gehackt
- 2 EL rote Thai-Currypaste
- 1 EL Tomatenmark
- ½ TL Cayennepfeffer
- Salz und Pfeffer nach Belieben
- frischer Koriander und Limettenschnitze zum Garnieren
- Blumenkohlreis (siehe Seite 243) als Beilage

1. In einem großen Schmortopf Kokosöl, 1 EL Currypulver, Knoblauch, Ingwer und Zwiebeln bei mittlerer Hitze anbraten. Etwa 2 Minuten lang häufig umrühren.
2. Anschließend die Hähnchenbrust hinzufügen und umrühren. Topf abdecken und das Hähnchen garen lassen, bis es außen weiß ist – es muss nicht vollständig durchgegart sein.
3. Sobald die Hähnchenbrust angegart ist, Süßkartoffeln, Paprika, Brokkoli und Zucchini zugeben.
4. Kokosmilch langsam hinzugießen. Dann ½ EL Currypulver, Currypaste, Tomatenmark, Basilikum, Kurkuma, Cayennepfeffer, Salz und Pfeffer hinzufügen. Sachte umrühren, bis alles gleichmäßig vermischt ist. Curry auf mittlerer bis hoher Stufe zum Kochen bringen und 15 bis 20 Minuten bei niedriger Hitze köcheln lassen. Das Gemüse sollte noch bissfest und das Hähnchenfleisch durchgegart sein.
5. Blumenkohlreis in Schüsseln anrichten. Mit einem großen Servierlöffel das rote Curry darüber geben und nach Belieben mit Koriander und Limette garnieren. Guten Appetit!

Leichte Bolognese mit Spaghettikürbis

glutenfrei, nussfrei, kann milchfrei zubereitet werden

Zutaten (für 6 Portionen)

- 4 EL Olivenöl
- 1 große gelbe Zwiebel, gehackt
- 4 Knoblauchzehen, grob gehackt
- 2 Stangen Sellerie, gestückelt
- 1 Zucchini, gewürfelt
- 3 Karotten, gewürfelt
- 450 g Hackfleisch (Rind oder Bison)
- 800 g (2 Dosen) Bio-Tomatenstücke
- 2 EL Tomatenmark
- 1 Handvoll frisches Basilikum, gehackt, plus etwas mehr zum Garnieren
- Meersalz und Pfeffer nach Belieben
- geriebener Parmesan oder Hefeflocken zum Garnieren (optional)

1. Tiefe Pfanne oder Schmortopf auf mittlerer Stufe erhitzen und Olivenöl hineingeben, dann die Zwiebeln hinzufügen und einige Minuten lang anbraten, bis sie weich sind.
2. Anschließend den Knoblauch hinzufügen, gut umrühren und zusammen mit den Zwiebeln 1 Minute lang weiter anbraten.
3. Sellerie, Zucchini und Karotten hinzufügen und weitere 5 Minuten unter Rühren anbraten.
4. Anschließend das Hackfleisch zugeben und mit dem Holzlöffel zerteilen. Weiter anbraten, bis das Fleisch nach etwa 10 Minuten nicht mehr rosig ist. Mit Salz und Pfeffer würzen.
5. Tomaten, Tomatenmark und Basilikum hinzufügen. Die Hitze reduzieren, damit die Sauce eindicken kann. Mit Salz und Pfeffer würzen.
6. 15 Minuten oder länger köcheln lassen, bis alles gut vermengt und dickflüssig ist. Wer lieber eine dünnere Sauce hat, fügt etwas Wasser hinzu, bis die gewünschte Konsistenz erreicht ist. Auf Spaghettikürbis oder anderem Gemüse servieren und mit Basilikum, Parmesan oder Nährhefe bestreuen.

Spaghettikürbis

glutenfrei, nussfrei, milchfrei

Zutaten (für 2 bis 4 Portionen)

- 1 Spaghettikürbis
- 1 TL Olivenöl
- Salz und Pfeffer nach Belieben

1. Backofen auf 200 °C vorheizen. Spaghettikürbis längs halbieren und die Kerne entfernen. Beide Kürbishälften mit Olivenöl beträufeln und mit einer Prise Salz und Pfeffer bestreuen.
2. Beide Kürbishälften mit der Schnittfläche nach unten auf ein Backblech legen und mit einer Gabel Löcher hineinstechen. Kürbis 30 bis 40 Minuten oder so lange backen, bis er außen leicht gebräunt ist. Die Backzeit hängt von der Größe des Kürbisses ab.
3. Kürbis aus dem Ofen nehmen und umdrehen, sodass die Schnittfläche nach oben zeigt. Sobald er abgekühlt ist, mit einer Gabel die Stränge von den Seiten des Kürbisses kratzen.
4. Mit Bolognese und einem Beilagensalat servieren.

Kurkuma-Ingwer-Kürbissuppe

glutenfrei, nussfrei, milchfrei

Zutaten (für 6 bis 8 Portionen)

- 1 großer Butternut-Kürbis (oder 2 x 450-g-Packungen TK-Kürbis – dann spart man sich das Backen)
- 2 EL Olivenöl
- ½ weiße Zwiebel, gehackt
- 3 große Knoblauchzehen, gehackt
- 2 TL geriebener frischer Ingwer
- 2½ l Knochen- oder Gemüsebrühe
- 1 TL Kurkumapulver
- ¼ TL grob gemahlener schwarzer Pfeffer
- ¼ TL Meersalz
- 1 EL frische Petersilie, gehackt
- 3 bis 4 frische Salbeiblätter, fein gehackt
- ½ EL frischer Rosmarin, fein gehackt
- Kürbiskerne, Pesto oder frische Kräuter zum Garnieren

1. Backofen auf 200 °C vorheizen. Die Spitze des Kürbisses abschneiden, den Kürbis längs halbieren und die Kerne mit einem Metalllöffel aus dem Innern herausschaben.
2. Kürbis etwa 30 Minuten im Ofen backen, bis er weich ist. Aus dem Ofen nehmen und vollständig abkühlen lassen. (Dies kann 1 bis 2 Tage im Voraus erfolgen; Kürbis in einem luftdichten Behälter im Kühlschrank aufbewahren.)
3. Olivenöl, Zwiebel, Knoblauch und Ingwer in einen großen Topf geben. Einige Minuten lang anbraten, bis die Zwiebel hellbraun ist. Währenddessen den gegarten Kürbis mit dem Löffel aus der Schale kratzen und in den Topf geben. Mit dem Pfannenwender unterrühren und größere Kürbisstücke zerteilen.
4. 1 l Brühe hinzufügen und zum Kochen bringen. Die Hitze reduzieren und das Gemüse portionsweise aus dem Topf in den Mixer geben, wobei der größte Teil der Flüssigkeit im Topf verbleibt. Den Kürbis zunächst auf niedriger Stufe zerkleinern, dann auf hoher Stufe glatt pürieren. Sollte sich der Kürbis schwer mixen lassen, etwas Brühe in den Mixer geben.
5. Den pürierten Kürbis zurück in den Topf geben, die restliche Brühe, Kurkuma, schwarzen Pfeffer, Salz, Petersilie, Salbei und Rosmarin hinzufügen. Die Suppe zum Kochen bringen und heiß servieren. Mit Kürbiskernen, Pesto oder frischen Kräutern garnieren.

Tipp: Dazu einen Salat und eine Proteinquelle reichen.

Brokkoli-Cremesuppe mit »Käsehauch«

glutenfrei, milchfrei

Zutaten (für 6 Personen)

- 2 EL Olivenöl
- 1 große Zwiebel, gewürfelt
- 4 Knoblauchzehen, gehackt
- 1 Handvoll Sellerie, fein gehackt
- 1 großer Brokkoli, grob gehackt
- 1 l Gemüsebrühe
- 1 kleine festkochende Kartoffel, gewürfelt
- ½ TL Kurkumapulver
- 1 TL Dijon-Senf oder Senfpulver
- ¼ TL Paprikapulver
- 250 g Cashewnüsse, über Nacht in Wasser eingeweicht
- 250 ml selbst gemachter Nussdrink oder ungesüßter Mandeldrink
- 8 EL Hefeflocken
- 1 TL Salz (sowie mehr zum Abschmecken)
- ¼ TL frisch gemahlener schwarzer Pfeffer

1. Olivenöl in einem großen Suppen- oder Schmortopf auf mittlerer bis hoher Stufe erhitzen. Zwiebeln und Knoblauch hineingeben und unter Rühren etwa 5 Minuten lang anbraten, bis die Zwiebeln glasig sind. Sellerie hinzufügen und weitere 2 bis 3 Minuten lang sautieren. (Bei Bedarf etwas mehr Olivenöl zugeben.)
2. Sobald der Sellerie gar ist, Brokkoli und Gemüsebrühe hinzufügen. Zum Kochen bringen und Kartoffeln, Senf, Kurkuma und Paprikapulver zugeben. Gründlich verrühren.
3. Cashews (zuvor abtropfen lassen), Nuss-/Mandeldrink, Hefeflocken und Salz in einen leistungsstarken Mixer geben. Auf höchster Stufe circa 4 Minuten lang mixen, bis eine glatte, cremige Masse entsteht, dabei mehrmals mit dem Spatel die Seitenwände abkratzen.
4. Sobald die Kartoffeln weich sind und die Brühe etwa 15 Minuten lang gekocht hat, die Nuss-/Mandelcreme unterrühren.
5. Zum Kochen bringen und weiterrühren – die Suppe wird nach einigen Minuten dickflüssiger.
6. Nach Belieben mit Salz und Pfeffer abschmecken.

Mexikanische Hühnersuppe

glutenfrei, nussfrei, milchfrei

Zutaten (für 6 Portionen)

- 2 EL Olivenöl
- 1 mittelgroße gelbe Zwiebel, gewürfelt
- 3 Knoblauchzehen, gehackt
- 1 mittelgroße Zucchini, gewürfelt
- 1 mittelgroße rote Paprika, gewürfelt
- 1 TL Meersalz (sowie mehr zum Abschmecken)
- ¼ TL frisch gemahlener schwarzer Pfeffer
- 1 l Knochen- oder Hühnerbrühe
- 800 g (2 Dosen) gegrillte Tomaten
- 30 bis 120 g gestückelte grüne Chilischoten (aus der Dose)
- ½ EL Kreuzkümmel
- 1 EL Chilipulver
- 300 g gegartes oder gegrilltes Hähnchenfleisch, zerpflückt
- Saft von 1 Limette
- 4 EL frischer Koriander, fein gehackt
- Salz und schwarzer Pfeffer nach Belieben
- Avocadoscheiben zum Garnieren
- gehackte rote Zwiebel zum Garnieren
- gehackter frischer Koriander zum Garnieren

1. Öl in einem großen Suppen- oder Schmortopf auf mittlerer Stufe erhitzen. Zwiebel hineingeben und 3 Minuten lang anbraten, bis sie glasig ist und duftet.
2. Knoblauch, Zucchini und Paprika zugeben, mit Meersalz und Pfeffer bestreuen und weitere 3 bis 5 Minuten sautieren, bis alles weich ist und duftet. Brühe hinzufügen und gut verrühren.
3. Tomaten, Chilischoten, Kreuzkümmel und Chilipulver unterrühren. Unter gelegentlichem Rühren zum Kochen bringen. Die Suppe wird beim Kochen dickflüssiger.
4. Hähnchenfleisch hinzufügen, Hitze auf mittlere bis niedrige Stufe reduzieren und die Suppe unter gelegentlichem Rühren 5 Minuten lang ohne Deckel köcheln lassen.
5. Limettensaft und Koriander unterrühren, dann die Suppe mit Salz abschmecken. Nach Belieben weitere 5 Minuten oder länger köcheln lassen.
6. Heiß und mit Avocado, roten Zwiebeln und Koriander garniert servieren.

Wohlfühl-Hühnersuppe

glutenfrei, nussfrei, milchfrei

Zutaten (für 4 Portionen)

- 1 bis 2 EL Olivenöl
- 1 mittelgroße Zwiebel, gewürfelt
- 2 Handvoll Knollensellerie, gehackt
- 1 Stange Lauch, gestückelt
- 6 Knoblauchzehen, grob gehackt
- 2 Handvoll gehackte Karotten
- 2 EL frischer Ingwer, gehackt
- 1 EL frische Thymianblätter, gehackt
- 2 Lorbeerblätter
- 1 EL frischer Rosmarin, gehackt
- 1,2 l Hühner- oder Knochenbrühe
- 1 TL Salz
- ¼ TL schwarzer Pfeffer
- 500 ml Wasser
- 700 g Hähnchenschenkel, ohne Knochen und ohne Haut
- 1 EL Zitronensaft
- 2 EL gehackter frischer Schnittlauch, Frühlingszwiebeln und/oder Petersilie
- 1 Prise Chiliflocken
- 1 Klecks Pesto (optional)

1. Öl in einem großen Suppen- oder Schmortopf auf mittlerer Stufe erhitzen. Zwiebel, Sellerie, Knoblauch, Lauch und Karotten hineingeben und etwa 3 bis 4 Minuten lang anbraten, bis es duftet. Hitze auf mittlere bis niedrige Stufe reduzieren und weitere 3 bis 4 Minuten lang goldbraun sautieren.
2. Ingwer, Thymian, Lorbeer und Rosmarin unterrühren, bis nach circa 1 bis 2 Minuten Duft aufsteigt.
3. Brühe, Salz, Pfeffer und Wasser zugeben und umrühren. Hähnchenfleisch hineingeben und die Suppe zum Kochen bringen. Dann Hitze reduzieren und zugedeckt köcheln lassen, bis nach circa 10 bis 12 Minuten das Hähnchenfleisch gar ist. Es sollte sich leicht zerpflücken lassen.
4. Hähnchenfleisch herausnehmen und zerpflücken, dann wieder in den Topf geben und weitere 5 Minuten köcheln lassen.
5. Brühe mit Zitronensaft abschmecken. Bei Bedarf kann mehr Salz hinzugefügt werden. Sollte die Suppe zu salzig sein, etwas Wasser hinzufügen.
6. Mit Schnittlauch, Frühlingszwiebeln und/oder Petersilie und Chiliflocken garnieren. Nach Belieben mit Pesto beträufeln.

Pikante Röstkarotten

glutenfrei, nussfrei, milchfrei

Zutaten (für 4 Portionen)

- 900 g Karotten
- 2 EL Olivenöl
- 1 TL Knoblauch, gehackt
- ½ TL gemahlener Zimt
- 1 TL Chilipulver (½ TL, falls es weniger scharf sein soll)
- 1 TL grobes Salz
- ¼ TL schwarzer Pfeffer, mehr nach Belieben
- gehackte frische Petersilie oder Minze zum Garnieren (optional)

1. Backofen auf 220 °C vorheizen und ein Backblech mit Backpapier auslegen.
2. Karotten waschen, schälen und schräg in Scheiben schneiden, sodass jedes Stück an der breitesten Stelle gut 1 cm dick ist.
3. Karotten in einer großen Schüssel mit Olivenöl, Knoblauch, Zimt, Chilipulver, Salz und etwas Pfeffer vermengen.
4. Karottenstücke nebeneinander auf dem Backblech verteilen. 15 bis 30 Minuten rösten, bis sie gar und leicht angebräunt, aber nicht matschig sind. Die Garzeit hängt von der Größe der Karotten ab.
5. Aus dem Ofen holen und bei Bedarf nachwürzen. Nach Belieben mit Petersilie oder Minze garnieren und servieren.

Tipp: Röstkarotten passen perfekt zu Zaziki oder Zitronen-Aioli und eignen sich als Beilage zu allen Proteinquellen oder Hauptgerichten.

Zaziki aus griechischem Joghurt

glutenfrei, nussfrei

Zutaten (für 6 Portionen, ergibt 250 ml)

- 250 ml griechischer Vollmilchjoghurt
- Saft einer ½ Zitrone
- 1 EL Olivenöl
- 2 Knoblauchzehen, sehr fein gehackt
- 1 Handvoll fein geriebene Gurke
- 4 EL frische Minzblätter, gehackt
- 1 EL frischer Dill, gehackt
- ⅛ TL Meersalz
- ¼ TL grob gemahlener schwarzer Pfeffer

1. Alle gehackten Zutaten in einer großen Schüssel mit dem Joghurt, dem Zitronensaft und dem Olivenöl vermengen. Gut vermischen, Meersalz und Pfeffer hinzufügen.
2. Vor dem Servieren 30 bis 60 Minuten durchziehen lassen.

Tipp: Zaziki als Dip mit Rohkost, als Sauce in Wraps oder als Dressing für Salat oder Fleischbällchen genießen.

Räucherlachs-Dip

glutenfrei, nussfrei, milchfrei

Zutaten (für 6 Portionen)

- 70 g Räucherlachs (aus Wildfang)
- 120 ml vegane Sahne
- 1 TL gehackter Dill und etwas zum Garnieren
- 1 TL Paprikapulver edelsüß
- 2 TL Dijon-Senf
- 2 TL frischer Zitronensaft
- Meersalz nach Belieben

Alle Zutaten in der Küchenmaschine glatt pürieren und nach Belieben würzen. Mit Dill garnieren. In eine kleine Servierschüssel geben und zu Gemüse servieren.

Tipp: Wenn vegane Sahne fehlt, kann man auch Kokosmilch nehmen.

Pikanter Röstrosenkohl mit knusprig gebackenem Tofu

glutenfrei, nussfrei, milchfrei

Zutaten (für 4 Portionen)

Rosenkohl

- 14 bis 16 Rosenkohlröschen, entstiehlt und halbiert
- 1½ EL Olivenöl
- feines Meersalz und schwarzer Pfeffer

Tofu

- 2 Blöcke (400 g) Bio-Tofu extra fest, abgetropft, trockengetupft und gewürfelt
- 1 EL Olivenöl
- 1 EL Pfeilwurzelstärke
- 1 EL Coco Aminos (oder Tamari-Sojasauce)

Sesamglasur

- 4 EL Coco Aminos (oder Tamari-Sojasauce)
- 2 EL Reisessig
- 2 TL Sesamöl (geröstet)
- 1 bis 3 TL Chili-Knoblauch-Sauce (je nach gewünschter Schärfe)

Zum Garnieren

- 2 EL Sesam
- 1 große Handvoll frische Korianderblätter, gehackt oder zerpflückt

1. Backofen auf 220 °C vorheizen. Rosenkohl mit Öl, Salz und Pfeffer vermengen und auf ein mit Backpapier ausgelegtes Backblech legen.
2. In einer Schüssel den Tofu mit Öl, Stärke und Coco Aminos (oder Tamari-Sojasauce) vermengen. Den Tofu zum Rosenkohl auf das Backblech geben. 30 bis 35 Minuten rösten.
3. Wenn Tofu und Rosenkohl fast gar sind, mit der Zubereitung der Sauce beginnen. Dazu alle Zutaten für die Sauce in einer Schüssel verquirlen.
4. Die Sauce in einen Topf geben und bei mittlerer bis hoher Hitze unter Rühren 2 bis 3 Minuten lang köcheln lassen, bis sie eindickt.
5. Die Sauce vom Herd nehmen und mit dem Rosenkohl und dem Tofu vermengen. Mit Sesam und Koriander garnieren.

Tipp: Dazu Blumenkohlreis servieren.

Knofige Ofenpommes

glutenfrei, nussfrei, milchfrei

Zutaten (für 4 Portionen)

- 900 g (4 mittelgroße) mehligkochende Kartoffeln, gründlich gewaschen
- 3 EL Olivenöl
- 1 EL gehackter Knoblauch
- 1 TL Knoblauchpulver
- 2 TL Zwiebelpulver
- 1 TL Paprikapulver
- 1 TL feines Meersalz
- frisch gemahlener schwarzer Pfeffer
- 2 EL fein gehackte frische Petersilie (optional)

1. Backofen auf 200 °C vorheizen. Ein großes Backblech mit Backpapier auslegen.
2. Jede Kartoffel längs halbieren, dann jede Hälfte erneut längs halbieren und anschließend jedes Viertel wiederum längs halbieren, sodass 8 keilförmige Pommes entstehen. (Darauf achten, dass sie etwa gleich dick und groß sind.)
3. Die geschnittenen Pommes in eine große Schüssel geben und mit heißem Wasser bedecken. 10 Minuten ziehen lassen.
4. Die Pommes abgießen und mit einem fusselfreien Geschirrtuch trocken tupfen.
5. Die Pommes in eine große Schüssel geben und Olivenöl und Knoblauch darüber geben. Mit Knoblauchpulver, Zwiebelpulver, Paprikapulver, Salz und reichlich Pfeffer bestreuen.
6. Alles vermengen, bis die Pommes gleichmäßig mit Öl und Gewürzen bedeckt sind. Pommes auf dem Blech verteilen. Jede Pommes sollte mit einer Schnittfläche aufliegen.
7. Pommes 35 bis 45 Minuten backen. Nach der Hälfte der Backzeit wenden und weiterbacken, bis sie goldbraun, knusprig und leicht mit der Gabel zu pieksen sind.
8. Pommes aus dem Ofen nehmen, mit Petersilie bestreuen und sofort servieren.

Tipp: Ofenpommes passen hervorragend einer Zitronen-Aioli. Man kann sie mit gemischtem Blattsalat zu Putenburgern, Steak oder Lachs servieren.

Blumenkohlreispfanne mit Shrimps

glutenfrei, nussfrei, milchfrei

Zutaten (für 4 Portionen)

- 1½ EL Avocadoöl
- 3 große Eier, verquirlt
- 450 g Garnelen, geschält und entdarmt
- 2 Zwiebeln, gewürfelt
- 2 mittelgroße Karotten, gewürfelt
- 3 Knoblauchzehen, gehackt
- 2½ cm frischer Ingwer, gerieben
- 200 g Erbsen, frisch oder TK und aufgetaut
- Salz und Pfeffer nach Belieben
- 1 mittelgroßer Brokkoli, zu Röschen zerkleinert
- 600 g Blumenkohlreis
- 3 EL Coco Aminos (oder Sojasauce)
- ½ EL Sesamöl
- 2 EL Limettensaft
- rote Chiliflocken nach Belieben
- Frühlingszwiebeln und Sesamkörner zum Garnieren (optional)

1. In einer großen Pfanne ½ EL Öl auf niedriger Stufe erhitzen. Eier hineingeben und unter ständigem Rühren 1 bis 2 Minuten lang braten. Rührei aus der Pfanne nehmen und beiseitestellen.
2. Die Hitze etwas erhöhen, einen weiteren halben EL Öl zugeben und die Garnelen sowie Salz und Pfeffer hineingeben. Von jeder Seite 2 bis 3 Minuten braten, bis sie durchgegart und rosa sind. Aus der Pfanne nehmen und beiseitestellen.
3. Das restliche Öl in die Pfanne geben und Zwiebeln, Karotten, Knoblauch, Ingwer, Erbsen sowie Salz und Pfeffer hinzufügen und 1 bis 2 Minuten lang sautieren, bis alles zart ist. Brokkoli zugeben und weitere 3 bis 5 Minuten sautieren. Blumenkohlreis, 2 EL Coco Aminos, Sesamöl und Chiliflocken hinzufügen, mit dem Deckel zudecken und weitere 3 Minuten dünsten.
4. Garnelen, Eier, noch 1 EL Coco Aminos, Limettensaft sowie Salz und Pfeffer hinzufügen. Verrühren, bis alles gut vermischt und durchgewärmt ist. Mit Frühlingszwiebeln und Sesam bestreuen und genießen.

Zweierlei Hummus

Diese Hummus-Rezepte sind zitronig und leicht knoflig und bringen leuchtendes Pink und Lila auf den Tisch. Sehr cremig und geschmacksintensiv. Reich an Vitaminen, Ballaststoffen, gesunden Fetten und Mineralien und ideal zu fermentiertem Gemüse oder als Brotaufstrich.

Rote-Bete-Hummus

glutenfrei, nussfrei, milchfrei

Zutaten

- 1 Dose Kichererbsen, gespült und abgetropft
- 180 ml hochwertiges Tahin
- 1 kleine bis mittelgroße Rote Bete (im Ofen gegart)
- 1 große Zitrone (bio, abgeriebene Schale und circa 3 EL Saft)
- 3 Knoblauchzehen, gehackt
- ¼ TL gemahlener Kreuzkümmel
- 1 TL grobes Salz
- 4 EL Olivenöl
- frisch gemahlener schwarzer Pfeffer, Petersilie, Chiasamen, Pinienkerne zum Garnieren (optional)

1. Kichererbsen, Tahin, Rote Bete, Zitronensaft, Knoblauch, Kreuzkümmel und Salz in die Küchenmaschine geben. Bei laufender Maschine langsam das Olivenöl hinzufügen und alles glatt pürieren.
2. Abschmecken und gegebenenfalls nachwürzen. Dazu nach Bedarf mehr Olivenöl, Zitronensaft, Knoblauch, Kreuzkümmel oder Salz zugeben. Ich mag Hummus eher zitronig.
3. In einer Schale anrichten und mit Olivenöl beträufeln. Mit frisch gemahlenem Pfeffer, Zitronenschale, Petersilie, Chiasamen, Pinienkernen oder anderen Toppings bestreuen.

Tipp: Zum Salat servieren oder mit fermentiertem Gemüse und Rohkost kombinieren.

Lila Karotten-Hummus

glutenfrei, nussfrei, milchfrei

Zutaten

- 1 Dose Kichererbsen, gespült und abgetropft
- 80 ml Tahin
- 900 g violette (oder orange) Karotten, geschält und in Scheiben geschnitten
- 3 EL Zitronensaft
- 2 Knoblauchzehen, gehackt
- ¼ TL gemahlener Kreuzkümmel
- ½ TL Meersalz
- 4 EL Olivenöl
- frisch gemahlener schwarzer Pfeffer, Petersilie, gehackter Knoblauch, Chiasamen, Zitronenschale, Pinienkerne zum Garnieren (optional)

1. Kichererbsen, Tahin, Karotten, Zitronensaft, Knoblauch, Kreuzkümmel und Salz in die Küchenmaschine geben. Bei laufender Maschine langsam das Olivenöl hinzufügen und alles glatt pürieren.
2. Abschmecken und gegebenenfalls nachwürzen. Dazu nach Bedarf mehr Olivenöl, Zitronensaft, Knoblauch, Kreuzkümmel oder Salz zugeben.
3. In einer Schale anrichten und mit Olivenöl beträufeln. Mit frisch gemahlenem Pfeffer, Zitronenschale, Petersilie, gehacktem Knoblauch, Chiasamen, Pinienkernen oder anderen Toppings bestreuen.

Tipp: Zum Salat servieren oder mit fermentiertem Gemüse und Rohkost kombinieren.

Zartbitter-Avocado-Mousse

glutenfrei, nussfrei, milchfrei

Schoko-Avocado-Mousse ist ein gesundes Dessert voller Ballaststoffe und Antioxidantien, das mit einer Handvoll Zutaten zubereitet wird und in wenigen Minuten fertig ist. Da es vegan und frei von raffiniertem Zucker ist, kann man es unbesorgt genießen!

Zutaten (für 4 Portionen)

- 2 reife Avocados, entkernt, geschält und gewürfelt
- 3 EL ungesüßtes Kakaopulver
- 180 ml Vollfett-Kokosmilch (Dose mindestens 4 Stunden lang kühlen und nur den dicken, sahnigen Teil verwenden)
- 85 g Zartbitterschokolade (70%) oder dunkle Schoko-Tropfen – geschmolzen und leicht abgekühlt
- ¼ TL Meersalz
- ½ TL Zimt
- ¼ TL Vanilleextrakt

1. Alle Zutaten in die Küchenmaschine oder den Mixer geben.
2. Etwa 20 Sekunden mixen, dann anhalten und die Wände des Behälters abkratzen.
3. Wiederholen, bis die Mousse glatt und cremig ist. In Dessertschalen füllen und mit frischen Beeren und Kakaonibs garnieren.

Apfel mit Zimt-Mandelmus

glutenfrei, milchfrei

Zutaten

- 1 mittelgroßer Apfel (z. B. Elstar)
- 1 EL Mandelmus (mit oder ohne Stückchen)
- 1 Prise gemahlener Zimt

1. Apfel in 10 Scheiben schneiden.
2. Jede Scheibe mit etwas Mandelmus bestreichen und mit Zimt bestreuen. Guten Appetit!

Protein-Schokokugeln

glutenfrei, milchfrei

Die ungebackenen Protein-Schokokugeln schmecken wie ein Dessert und enthalten 6 Gramm Protein pro Stück und dazu noch Ballaststoffe. In nur 10 Minuten ist dieses simple, gesunde Dessert zubereitet.

Zutaten (für 16 Kugeln)

- 240 ml Nussmus (Mandel, Cashew oder Sonnenblume)
- 3 entsteinte Datteln
- 80 g Hanfsamen
- 4 EL Chiasamen (oder Basilikum- oder Leinsamen)
- 1½ Messlöffel Proteinpulver mit Schokogeschmack (oder Geschmack Ihrer Wahl)
- 2 EL Hanfsamen oder ungesüßte Kokosraspeln

1. Nussmus, Datteln, Hanfsamen, Chiasamen und Proteinpulver in der Küchenmaschine mixen, bis alle Zutaten gut vermengt sind.
2. Die Masse abschmecken. Nach Bedarf mehr Proteinpulver hinzufügen. Erneut mixen, bis alles gut vermengt ist.
3. Jeweils 1 EL entnehmen und zu einer Kugel formen.
4. Kugeln in Hanfsamen oder ungesüßten Kokosraspeln wälzen und auf einen mit Backpapier ausgelegten Teller oder eine Platte legen.
5. Die Proteinkugeln kühl stellen und 30 Minuten lang fest werden lassen. Im Kühlschrank bis zu 5 Tage haltbar.

Tipp: Wenn der Teig zu feucht ist, kann man mehr trockene Zutaten (Proteinpulver oder Hanfsamen) hinzufügen. Ist er zu bröckelig oder trocken, fügt man etwas mehr Nussmus hinzu.

Kapitel 14

DER MIDLIFE-RESET-TRAININGSPLAN

Als Nächstes folgt im Midlife-Reset-Programm der Trainingsplan, der Ihre Kraft und Vitalität erhalten soll. Nach dem 40. Lebensjahr wird es schwieriger, stark zu bleiben, aber es ist umso lohnender. Mit all den Verpflichtungen, allmählichem Muskelabbau, Veränderungen im Glukosestoffwechsel und erhöhtem Körperfettanteil brauchen wir Frauen einen ausgewogenen, effektiven Fitnessansatz.

Anfang 2024 habe ich mir vorgenommen, die beste Version meiner selbst zu werden – so gesund, stark, glücklich und widerstandsfähig wie nur möglich. Ein wichtiger Teil dieses Vorhabens war, mehr magere Muskelmasse aufzubauen, nachdem ein DEXA-Scan ergeben hatte, dass ich nach meiner Genesung vom postkommotionellen Syndrom über zehn Prozent meiner Muskelmasse verloren hatte.

Ich vertiefte mich in die Forschung und interviewte in meinem Podcast »Energized« einige der führenden Expertinnen für Muskelaufbau in der Lebensmitte, darunter Dr. Stephanie Estima, Dr. Gabrielle Lyon, J. J. Virgin und Dr. Staci Sims. Ich nahm mir ihr Fachwissen zu Herzen und stellte auf der Basis ihrer Empfehlungen meinen Trainingsplan zusammen. Innerhalb von sechs Monaten gewann ich meine Muskelmasse zurück und legte sogar noch etwas zu, verlor über fünf Prozent Körperfett und optimierte gleichzeitig meine Stoffwechselgesundheit.

Dann erstellte ich für die Tausenden von Teilnehmerinnen meines Online-Stoffwechselprogramms Trainingspläne, mit denen perimenopausale Frauen Gewicht abnehmen, Muskelmasse aufbauen und ihre allgemeine Gesundheit verbessern können. Anhand ihrer Rückmeldungen nahm ich Anpassungen vor, und so entstand der Trainingsplan in diesem Kapitel. Sie werden angenehm überrascht sein, wie einfach es ist, gesund zu werden und zu bleiben. Die meisten meiner einfachen und effektiven Fettverbrennungsübungen können Sie zu Hause oder im Fitnessstudio durchführen – ganz wie es Ihnen passt.

Lassen Sie sich nicht von den unzähligen Fitness-Angeboten verwirren. Es ist gut zu wissen, dass Sie so viel Auswahl haben und gewiss etwas finden, das zu Ihrem Ausgangsfitnesslevel, Ihrem Gesundheitszustand, Ihren Trainingszielen und Ihrer Zeitplanung passt. Hauptsache, Sie bringen mehr Bewegung im Alltag unter. Idealerweise ist Ihr Wochenplan eine Mischung aus Cardio- und Krafttraining, HIIT und Walking sowie Balance- und Dehnungsübungen. (Im 7. Kapitel finden Sie Tipps, wie man Bewegung im Alltag unterbringt.) Behalten Sie Ihr Zukunfts-Ich im Blick und setzen Sie konsequent alles um, was Ihre Vision Wirklichkeit werden lässt.

HÄUFIGE FRAGEN

Bevor wir mit dem Programm beginnen, möchte ich noch ein paar Fragen zu diesem Training beantworten, die ich oft aus der Community zu hören bekomme.

Frage: Wie oft soll ich trainieren?

Antwort: Ein vernünftiges Ziel wäre, sich an den meisten Tagen der Woche mindestens eine halbe Stunde lang zu bewegen. Dabei sollten pro Woche mindestens 150 und idealerweise 300 Minuten moderates Ausdauertraining oder mindestens 75 und idealerweise 150 Minuten intensives Ausdauertraining zusammenkommen. Was moderate Intensität heißt? Wenn Sie schwer atmen, aber noch ein Gespräch führen können, ist die Trainingsintensität moderat. Daneben sollten Sie mindestens zwei, idealerweise vier Krafttrainingseinheiten pro Woche absolvieren, um Muskeln aufzubauen, sowie eine HIIT-Einheit, um Fett zu verbrennen.

Falls Ihnen der Zeitaufwand unrealistisch vorkommt, sollten Sie einfach im Rahmen Ihres eigenen Zeitplans loslegen – besonders, wenn Sie gerade erst mit der Fitness beginnen. Wenn Sie fitter werden, können Sie nach und nach mehr Bewegung im Alltag unterbringen und das Trainingspensum steigern.

Frage: Wie bekomme ich mein wöchentliches Trainingspensum leichter geschafft?

Antwort: Hier einige Tipps:

- Verteilen Sie Ihr Fitnesstraining über die ganze Woche. Beispielsweise indem Sie an 5 Tagen in der Woche 30 Minuten trainieren, so, wie es Ihr Zeitplan zulässt. Ich bewege mich am liebsten jeden Tag, deshalb trainiere ich an 7 Tagen der Woche mindestens 30 Minuten.
- Achten Sie auf Abstand zwischen den Krafttrainingseinheiten und wählen Sie dazu Tage, an denen Sie voraussichtlich genug Energie für die Kraftanstrengung haben. Legen Sie Ruhephasen und Cardio-Training dazwischen, damit die Muskeln Zeit haben, sich zu erholen.
- Ruhetage sind genauso wichtig wie Trainingstage und gehören auch eingeplant. Hören Sie auf Ihren Körper: Wenn Sie sich müde und erschöpft fühlen, sollten Sie das Training entsprechend anpassen. An den Ruhetagen tut sanfte Bewegung wie Spazierengehen, Stretching, Yoga oder Pilates gut.
- Keine Sorge, wenn Sie einmal vom Plan abweichen. Eine verpasste Trainingseinheit verdirbt den Gesamtfortschritt nicht. Nehmen wir an, Sie konnten am Dienstag wegen Migräne oder Energiemangel nicht trainieren. Dann verlegen Sie das Trai-

ning vom Dienstag einfach auf Samstag oder Sonntag. An den Tagen, an denen ich beispielsweise Migräne habe, passe ich mein Trainingsprogramm an und gehe mehr spazieren oder radle ein bisschen. Mein Krafttraining oder meinen HIIT-Zirkel hole ich an einem anderen Tag der Woche nach.

- Scheuen Sie sich nicht, etwas zu verändern. Kein Workout ist jemals für alle Frauen gleichermaßen ideal. Der Plan ist als Ausgangsbasis gedacht, also ändern Sie ihn, wenn Ihnen langweilig wird! Je mehr Spaß Ihnen Ihr Trainingsprogramm macht, desto eher bleiben Sie dabei.

Frage: Kann ich bereits nach 4 Wochen Training Resultate erwarten?

Antwort: Auf jeden Fall! Vor allem, wenn Sie das Training mit dem Ernährungsprogramm kombinieren. Sie können mit mehr Kraft und Energie und einer besseren Körperzusammensetzung rechnen. Voraussetzung ist natürlich, dass Sie sich an den Trainingsplan halten. Aber lassen Sie sich nicht entmutigen, wenn Sie sich nach 3 Workouts noch nicht fitter fühlen. Muskelaufbau braucht Zeit. Wenn Sie Woche für Woche jeden Tag etwas dafür tun, werden Sie garantiert Resultate sehen.

Frage: Wie soll ich trainieren?

Antwort: Cardio-Training ist für Frauen über 40 zwar wichtig, aber Krafttraining auch, denn es verbessert den Stoffwechsel, baut Muskeln auf und verbrennt Fett. Krafttraining kann mit dem eigenen Körpergewicht, mit Gewichten, Fitnessbändern und Kettlebells geschehen. Der Trainingsplan in diesem Kapitel verrät Ihnen, welche Übungen geeignet sind.

Frage: Wie viele Sätze und Wiederholungen soll ich machen?

Antwort: Die Anzahl der Sätze und Wiederholungen hängt von Ihren Fitnesszielen ab. Das American College of Sports Medicine gibt die folgenden Empfehlungen für Sätze und Wiederholungen beim Krafttraining für Erwachsene:

- Kraft aufbauen: 2 bis 6 Sätze mit 8 bis 12 Wiederholungen und 1 bis 3 Minuten Pause zwischen den Sätzen.
- Kraftausdauer steigern: 2 bis 4 Sätze mit 10 bis 25 Wiederholungen und 30 bis 60 Sekunden Pause zwischen den Sätzen.

Eine gute Faustregel ist, von jeder Übung 3 Sätze mit 8 bis 12 Wiederholungen zu machen. Wird man stärker, kann man schrittweise das gehobene Gewicht erhöhen, um das Muskelwachstum anzuregen. Der Bereich zwischen 8 und 12 Wiederholungen gilt als optimal für die Muskelhypertrophie (Muskelwachstum), weil er ausreichend Trainingsreiz bietet, ohne zu sehr zu ermüden. Scheuen Sie sich nicht, auch schwerere Gewichte mit weniger Wiederholungen zu heben, sofern Sie eine gute Technik haben.

Frage: Brauche ich einen Personal Trainer?

Antwort: Wenn Sie noch keine Erfahrung mit Krafttraining haben, kann es hilfreich sein, mindestens einen Monat lang eine Personal Trainerin zu engagieren. So stellen Sie sicher, dass Sie auch mit einem älter werdenden Körper verletzungsfrei und effektiv trainieren. Eine Trainerin kann das Workout auf Ihre individuellen Bedürfnisse und Einschränkungen zuschneiden, sodass Sie leichter Ihre Ziele erreichen und das Verletzungsrisiko minimieren. Wenn Sie jemanden haben, der Sie anleitet und ermutigt, können Sie disziplinierter trainieren und Plateaus überwinden.

EIN GANZHEITLICHER TRAININGSPLAN FÜR KRAFT, LANGLEBIGKEIT UND GEWICHTSABNAHME

Der Trainingsplan des Midlife-Reset-Programms hat einen ganzheitlichen Ansatz. Das bedeutet, dass er verschiedene Arten von Fitnesstraining kombiniert, um Ihre ganzheitlichen Fitness- und Gesundheitsziele zu erreichen. Hier erfahren Sie, um welche Übungen es sich handelt und wie sie Ihnen helfen können, gesund zu werden:

Krafttraining

Krafttraining eignet sich hervorragend zum Aufbau und Erhalt von Muskelmasse. Es kurbelt den Stoffwechsel an, weil Muskeln wie Stoffwechselspeicher wirken (sie nehmen Glukose und Fettsäuren aus dem Blutkreislauf auf und dienen so als primärer Speicherort für diese Energiequellen). Einer aktuellen Studie zufolge haben Frauen, die zwei- bis dreimal pro Woche Krafttraining machen, im Vergleich zu Frauen, die kein Krafttraining machen, eine höhere Lebenserwartung und ein geringeres Risiko, an Herzkrankheit zu sterben.[196] Krafttraining ist gut für Knochen, Gelenke, Gehirn und Stimmung. Alle Übungen, bei denen Ihre Muskeln gegen ein Gewicht oder einen Widerstand arbeiten müssen, gelten als Krafttraining. Dazu können Trainingsgeräte, Fitnessbänder oder -schläuche oder auch das eigene Körpergewicht genutzt werden, zum Beispiel durch Liegestütze und Ausfallschritte.

Cardio

Cardio-Training, auch Herz-Kreislauf-Training oder aerobes Training genannt, ist eine körperliche Aktivität, die die Herz- und Atemfrequenz erhöht. Cardio umfasst alles, was das Herz zum

Pumpen bringt, beispielweise Joggen, Wandern, Radfahren oder Schwimmen. Regelmäßiges aerobes Training tut dem Herz-Kreislauf-System gut, verbessert die Blutfettwerte, die Kapillardichte sowie den Blutdruck und verringert die Sterblichkeit durch koronare Herzkrankheit.[197] Wie bereits erwähnt, bemisst sich die Cardio-Fitness an der VO_2max, also an der maximalen Sauerstoffmenge, die Ihr Körper während des Trainings verbrauchen kann. Der VO_2max-Wert ist ein wichtiger Indikator für Ihre allgemeine körperliche Gesundheit und aerobe Ausdauer und gilt als Goldstandard für die Messung der Herz-Lungen-Fitness. Eine hohe VO_2max bedeutet, dass der Körper sehr effizient Sauerstoff aus der Luft in die Muskeln bringen kann, und deutet auf gute allgemeine Fitness und Lebensqualität hin.

Aerobes Training – erst recht solches, das die VO_2max verbessert – senkt das Risiko von Herz-Kreislauf-Erkrankungen, Diabetes und bestimmten Krebsarten, steigert die Ausdauer im Alltag, hebt die Stimmung, verbessert die Schlafqualität, hilft bei der Gewichtskontrolle, stärkt die Herzfunktion und senkt den Stresslevel.

HIIT (Hochintensives Intervalltraining)

HIIT ist ein Intervalltraining, bei dem kurze, hochintensive Bewegungsabläufe durchgeführt werden. In mehreren Runden wechseln sich Phasen mit hochintensiven Übungen, die den Puls auf mindestens 80 Prozent der maximalen Herzfrequenz erhöhen, mit kurzen Phasen weniger intensiver Bewegung ab. HIIT verbessert die Körperzusammensetzung (weniger Körperfett, mehr Muskelmasse). Forschungsergebnisse deuten darauf hin, dass eine Mischung aus Cardio- und Krafttraining für die Gewichtsabnahme und die Herz-Lungen-Fitness besser sein kann als aerobe Aktivität oder Krafttraining allein.[198] HIIT-Workouts umfassen oft Cardio- und Krafttraining (wie im Bootcamp) und sind sehr gut für die Herz-Lungen-Fitness und die Stoffwechselgesundheit. HIIT kann auch dazu beitragen, den Taillenumfang zu reduzieren und das Taille-Hüfte-Verhältnis zu verbessern.

Flexibilitäts- und Gleichgewichtstraining

Um die besten Ergebnisse zu erzielen, sollten Sie so gelenkig sein, dass Sie bei jeder Übung den gesamten Bewegungsumfang ausführen können. Dehnen erhöht Ihre Flexibilität und unterstützt die Regeneration nach dem Workout. Indem Sie Yoga, Pilates, Stretching oder ähnliches in Ihren Trainingsplan integrieren, halten Sie Ihre Muskeln und Gelenke gesund und verletzungsfrei.

7-TAGE-TRAININGSPLAN FÜR ANFÄNGER

Dieser Trainingsplan für Anfängerinnen eignet sich für alle, die gerade erst mit dem Training beginnen oder wieder damit anfangen möchten. Er ist vor allem als Vorlage gedacht. Passen Sie ihn gern an, wenn Sie andere Aktivitäten bevorzugen (zum Beispiel Wandern statt Radfahren).

- Gewöhnen Sie sich langsam ans Training. Starten Sie mit einfacher Cardio-Fitness und einem Ganzkörper-Krafttraining. Wenn Ihnen das zu viel ist, dann machen Sie vorerst nur Krafttraining. Die meisten Krafttrainingsübungen lassen den Puls steigen und trainieren das Herz-Kreislauf-System mit.
- Achten Sie auf ausreichende Flüssigkeitszufuhr während des Trainings. Trinken Sie vor, während und nach dem Workout Wasser, am besten immer wieder kleine Mengen. Sie sollten dem Wasser eventuell Elektrolyte hinzuzufügen, vor allem bei längeren oder intensiveren Workouts. An Ihrem Durstgefühl und an der Farbe Ihres Urins merken Sie, ob Sie mehr trinken müssen. Essen Sie viel Obst und Gemüse mit hohem Wassergehalt.
- Gönnen Sie sich ausreichend Ruhe und Erholung. Vielleicht benötigen Sie zusätzliche Erholungstage, damit Ihr Körper sich ausruhen und regenerieren kann. Muskelkater zu haben ist normal, wenn man neue Aktivitäten ausprobiert, aber wenn man sich tags darauf nicht bewegen kann, hat man sich zu sehr verausgabt und sollte möglicherweise das nächste Training auslassen und stattdessen einen Ruhetag einlegen.
- Tun Sie, was Sie können. Ein typisches Anfängerprogramm umfasst 2 bis 3 Tage Cardio- und 2 Tage Krafttraining in der Woche. Falls Sie nicht an 5 Tagen Zeit für Fitness haben, lassen sich Workouts kombinieren.
- Jedes Training beginnt mit 5 Minuten dynamischem Warm-up, das die Leistung verbessert und das Verletzungsrisiko verringert. Machen Sie zum Abkühlen ein paar Dehnübungen.

Was ist ein dynamisches Warm-up?

Ein dynamisches Warm-up bereitet den Körper auf größere Anstrengungen vor und enthält Bewegungen, die den im Training ausgeführten ähneln. Dazu gehören beispielsweise bewegungsbasierte Dehnübungen wie Ausfallschritt oder Kniebeuge oder leichte Aufwärmübungen wie Fahrradfahren oder Joggen. Ein dynamisches Warm-up verbessert die Kraft, Beweglichkeit und Koordination und steigert dadurch die Trainingsleistung.

Übungen fürs dynamische Warm-up

Für ein erfolgreiches Training wärmen Sie sich am besten mit diesen oder ähnlichen Übungen auf:

- 30 Sekunden Knieheben
- 20 × Schulterkreisen mit jedem Arm
- 10 Kniebeugen
- 20 × Kopf drehen
- 10 Beckendrehungen
- 10 Walking Knee Hugs
- 20 Butt Kicks

Übungen für den Midlife-Reset-Trainingsplan

Bear Crawls (Bärenlauf)

Auf allen Vieren beginnen, die Hände sind genau unter den Schultern, die Knie unter den Hüften. Knie leicht vom Boden abheben, der Rücken bleibt gerade. Gleichzeitig die rechte Hand und den linken Fuß nach vorne setzen, dann die linke Hand und den rechten Fuß – so kommt man vorwärts. Kontrolliert weiterkrabbeln und dabei die Körpermitte angespannt halten.

Bicycle Crunch (Radfahren)

In Rückenlage beginnen. Die Knie beugen und den unteren Rücken gegen den Boden drücken. Die Hände hinter den Kopf legen, die Ellbogen seitwärts abwinkeln. Schultern und Brustkorb vom Boden abheben.

Ein Bein ausstrecken. Das andere Bein beugen und an die Brust ziehen. Den Oberkörper so drehen und heben, dass der gegenüberliegende Ellbogen dem Knie entgegenkommt. In die Ausgangsposition zurückkehren. Die Übung mit der anderen Seite wiederholen. Dann abwechselnd.

Chair Squats (Stuhl-Kniebeugen)

Im Stand mit dem Rücken zu einem Stuhl beginnen, die Füße schulterbreit auseinander. Die Arme nach vorne strecken, um die Balance zu halten. Knie beugen und das Gesäß nach hinten schieben, bis es den Stuhl leicht berührt. Die Fersen gegen den Boden stemmen und wieder in den Stand zurückkehren.

Hohe Plank

In den Liegestütz gehen, wobei sich die Hände direkt unter den Schultern befinden und die Beine gestreckt sind. Der Körper sollte vom Kopf bis zu den Fersen eine gerade Linie bilden. Körpermitte anspannen und die Hüften stabil halten. Darauf achten, dass der Rücken nicht durchhängt oder buckelt. Gleichmäßig atmen. Diese Position eine Weile halten.

Jump Squats (Sprungkniebeugen)

Im schulterbreiten Stand beginnen, die Arme an den Seiten. Mit aufrechtem Oberkörper in die Hocke gehen. Füße gegen den Boden drücken und explosiv nach oben springen, dabei die Arme nach oben schwingen. Sanft landen und direkt in die nächste Kniebeuge übergehen.

Jumping Jacks (Hampelmann)

Im Stand beginnen, die Füße zusammen und die Arme an den Seiten. Hochhüpfen und mit gespreizten Beinen landen und gleichzeitig die Arme über den Kopf heben. Zurück in die Ausgangsposition springen. Die Bewegung fließend und schnell wiederholen.

Modified Push-ups (Liegestütze auf den Knien)

Die gleiche gestreckte Plank-Position einnehmen wie beim Liegestütz. Die Arme sind vollständig gestreckt, die Hände etwas weiter als schulterbreit auseinander, Kopf und Hals in neutraler Haltung nach vorne gerichtet. Knie auf dem Boden abstützen.

Den Körper in Richtung Boden senken. Die Ellbogen bleiben nah am Körper (20 bis 45 Grad). Sobald die Brust den Boden berührt, die Bewegung umkehren. Dazu die Hände gegen den Boden stemmen und die Ellbogen strecken, bis die Ausgangsposition erreicht ist.

Mountain Climber (Bergsteiger)

In der hohen Plank beginnen, die Hände unter den Schultern, der Körper bildet eine gerade Linie. Bauchmuskeln anspannen. Schnell ein Knie zur Brust ziehen, während das andere Bein gestreckt bleibt, und wieder nach hinten strecken. Dann das andere Knie. Die Beine in schnellem Tempo wechseln, als würde man auf der Stelle laufen.

Plank

In Bauchlage beginnen, Füße zusammen, Unterarme auf dem Boden, Hände unter den Schultern. Beine strecken und Gesäßmuskeln anspannen. Den Körper vom Boden heben, sodass Kopf, Schultern, Becken und Fersen eine gerade Linie bilden. Die Knie bleiben gestreckt, die Ellbogen unter den Schultern, und das Becken parallel zum Boden. Den Rumpf angespannt halten und langsam atmen. 30 Sekunden in der Plank bleiben, dann in die Ausgangsposition zurückkehren.

Push-ups (Liegestütze)

In der Plank-Position beginnen, die Hände schulterbreit oder etwas weiter auseinander. Die Beine sind gestreckt und der Rumpf ist angespannt, sodass der Körper eine gerade Linie bildet. Die Ellbogen beugen, sodass der Körper in Richtung Boden sinkt, bis der Oberarm parallel zum Boden ist und einen Winkel von 45° zum Körper bildet. Innehalten und dann die Handflächen gegen den Boden stemmen und die Arme strecken. In die Ausgangsposition zurückkehren.

Reverse Lunge (Ausfallschritt nach hinten)

Im Stand beginnen, die Füße hüftbreit auseinander, die Schultern nach hinten gezogen, der Rumpf ist angespannt. Mit einem Bein einen Schritt nach hinten machen und auf dem Fußballen aufsetzen. Das vordere Knie beugen, bis es ungefähr einen rechten Winkel bildet. Das Körpergewicht aufs vordere Bein verlagern und darauf achten, dass das vordere Knie in einer Linie mit dem Knöchel ist. Den vorderen Fuß gegen den Boden stemmen, die Beine strecken und wieder in die Ausgangsposition zurückkehren. Seitenwechsel.

Sit-ups

In Rückenlage beginnen, die Knie beugen und die Füße flach auf den Boden stellen. Arme vor der Brust verschränken oder Hände locker hinter den Kopf legen (nicht am Kopf ziehen). Bauchmuskeln anspannen und Oberkörper in Richtung Knie heben. Oberkörper wieder kontrolliert senken.

Squat Jacks (Kniebeugen mit Sprung)

In die Hocke gehen und die Hände vor der Brust zusammenführen. Hochhüpfen und mit gespreizten Beinen landen, dann zurück in die Ausgangsposition springen und die Bewegung schnell und kontrolliert wiederholen.

Squats (Kniebeugen)

Füße hüftbreit auseinanderstellen, die Zehen zeigen leicht nach außen. Der Oberkörper bleibt aufrecht und die Bauchmuskeln angespannt. Das Gesäß nach hinten schieben und die Knie beugen, als würde man sich auf einen Stuhl setzen. So weit nach unten gehen, dass die Oberschenkel parallel zum Boden sind (oder so weit, wie es angenehm ist). Das Gewicht auf die Fersen verlagern. Sich mit den Fersen wieder in den aufrechten Stand stemmen.

Step-ups

Mit einer Hantel in jeder Hand im hüftbreiten Stand vor einer Bank (oder Stufe) stehen. Den rechten Fuß auf die Bank stellen und mit der Ferse dagegenstemmen. Das Bein vollständig strecken und auf die Bank steigen, der linke Fuß kommt hinterher. Dann zuerst mit dem rechten und dann mit dem linken Fuß wieder auf den Boden steigen. Seitenwechsel.

Triceps Dips (Trizeps-Dips)

Auf die Kante eines stabilen Stuhls oder einer Bank setzen. Neben den Hüften mit den Händen die Kante greifen, die Finger zeigen nach vorne. Die Beine ausstrecken und mit den Fersen aufstützen. Gesäß leicht nach vorne schieben. Arme beugen und den Oberkörper senken, bis die Ellbogen ungefähr im rechten Winkel gebeugt sind. Mit den Händen wieder nach oben stemmen.

Walking Lunges (Ausfallschritte)

Aufrecht hinstellen, die Füße hüftbreit auseinander. Einen großen Schritt nach vorne machen und das Becken so tief sinken lassen, dass beide Knie ungefähr im rechten Winkel gebeugt sind. Das hintere Knie sollte sich knapp über dem Boden befinden. Sich mit der vorderen Ferse abdrücken und das hintere Bein nach vorne in den nächsten Ausfallschritt schwingen.

Wall Sit (Wandsitz)

Mit dem Rücken gegen eine Wand lehnen, die Füße schulterbreit auseinander. An der Wand nach unten rutschen, bis die Knie ungefähr im rechten Winkel gebeugt sind. Den Rücken gegen die Wand pressen und die Bauchmuskeln anspannen. Die angegebene Zeit in der Position bleiben.

Montag: Cardio (20 bis 30 Minuten)

Bringen Sie Ihre Herzfrequenz möglichst auf 64 bis 76 Prozent Ihrer maximalen Herzfrequenz – so empfiehlt es die US-Gesundheitsbehörde CDC.[199] Eine gute Faustformel zum Feststellen der maximalen Herzfrequenz lautet: 220 minus Ihr Alter. Sind Sie beispielsweise 40 Jahre alt, beträgt Ihre maximale Herzfrequenz 180 Schläge pro Minute (bpm). Dann sollten Sie während dieses Trainings auf eine Herzfrequenz zwischen 115 und 137 bpm kommen. Falls Sie keinen Pulsmesser haben, trainieren Sie einfach in einem Tempo, bei dem Sie sich nur noch schwer mit jemandem unterhalten können. Im Folgenden finden Sie einige Vorschläge für aerobes Cardio-Training (Schwimmen gehört übrigens auch dazu):

Drei Cardio-Workouts

20 Minuten Fahrradergometer für Anfängerinnen

- 5 Minuten Warm-up
- 3 Minuten mit erhöhtem Widerstand/Tempo
- 2 Minuten mit erneut erhöhtem Widerstand/Tempo
- 3 Minuten mit dem anfänglichen Widerstand/Tempo
- 2 Minuten mit leicht erhöhtem Widerstand/Tempo
- 5 Minuten Cool-down mit niedrigem Widerstand/Tempo

20 Minuten Walking für Anfängerinnen

Dieser Walking-Workout ist perfekt für Anfängerinnen, die langsam und sanft beginnen möchten. Außer einem Paar Walking-Schuhen benötigen Sie dafür keine Ausrüstung, das Training kann draußen oder drinnen auf einem Laufband oder Crosstrainer stattfinden. Passen Sie das Training an Ihr Fitnesslevel an.

- 5 Minuten Warm-up in angenehmem Tempo.
- 10 Minuten in einem Tempo, in dem Sie sich etwas mehr anstrengen müssen.
- 4 Minuten in leicht reduziertem Tempo.
- 3 Minuten Cool-down in angenehmem Tempo.
- Optional: 5 Minuten Dehnübungen nach dem Cardio-Training, zur Entspannung und zur Verbesserung der Flexibilität.

20 Minuten Treppensteigen für Anfängerinnen

Für dieses Cardio-Training benötigen Sie lediglich eine Treppe mit etwa 15 Stufen, egal ob drinnen oder draußen – bei Ihnen zu Hause, in einem Wohnhaus oder Bürogebäude, in einem Park oder Stadion. Das Treppensteigen beansprucht Gesäßmuskeln, Oberschenkel, Quadrizeps und Rumpfmuskulatur intensiver als das Gehen auf ebenem Boden. Wenn Sie noch keine Erfahrung mit Treppentraining haben, beginnen Sie mit 2 bis 5 Minuten und machen danach eine Pause, um zu sehen, wie Sie sich fühlen.

- 5 Minuten Warm-up in angenehmem Tempo
- 1 Minute Pause
- 5 Minuten in einem Tempo, in dem Sie sich etwas mehr anstrengen müssen
- 1 Minute Pause
- 4 Minuten in leicht reduziertem Tempo
- 1 Minute Cool-down in angenehmem Tempo

Dienstag: Ganzkörper-Zirkeltraining

Bodyweight-Training für Anfängerinnen (Workout A)

- 3 bis 5 Minuten dynamisches Warm-up

  Ganzkörper-Zirkeltraining
- 10 Squats
- 6 Push-ups (zunächst mit den Knien auf dem Boden)
- 30 Sekunden Plank

- 16 Mountain Climbers
- 20 Walking Lunges
- 10 Sit-ups
- 10 Squat Jacks
- 60 Sekunden ausruhen

Den Zirkel drei- bis fünfmal oder so oft durchlaufen, wie Sie in 20 Minuten schaffen. Wenn Sie Ihre Kraft und Ausdauer weiter steigern wollen, können Sie die Übungen mit Hanteln ausführen.

Mittwoch: Gleichmäßiges Cardio (30 Minuten)

Heute gibt es Ausdauertraining zur Verbesserung der Belastbarkeit von Herz, Lunge und Kreislaufsystem. Gleichmäßige Cardio-Übungen sind Gehen, Laufen, Tanzen, Radfahren, Treppensteigen, Rudern, Wassergymnastik, Schwimmen und Crosstrainer-Training.

Alternative oder Ergänzung: Fitness-Snacks oder Mini-Stoffwechsel-Boster im Tag integrieren. Entweder jede Stunde 1 bis 3 Minuten Mini-Stoffwechsel-Booster oder drei- bis viermal am Tag 3 bis 7 Minuten lang Fitness-Snack-Pause.

Mini-Stoffwechsel-Booster (1 Minute)

Timer stellen und nach jeder Arbeitsstunde 1 Minute lang Squats, Lunges, Jumping Jacks, Mountain Climbers oder Step-ups machen. Bis zu achtmal am Tag wiederholen.

Fitness-Snacks (1-3 Minuten)

- 1 bis 3 Minuten Treppen steigen
- 3 × 30 Sekunden Jumping Jacks
- 3 × 30 Sekunden Mountain Climbers
- 3 × 30 Sekunden Jump Squats
- 3 × 30 Sekunden Reverse Lunges oder Walking Lunges

Fitness-Snack-Pausen (3-7 Minuten)

Hier sind drei kleine Zirkeltrainingseinheiten für zu Hause oder im Büro, die den ganzen Körper trainieren und ordentlich Fett verbrennen.

Fitness-Snack-Pause Nr. 1

- 30 Sekunden High Plank
- 30 Sekunden Jumping Jacks
- 30 Sekunden Modified Push-ups (auf Knien)
- 30 Sekunden Pause

3 bis 5 Minuten lang wiederholen.

Fitness-Snack-Pause Nr. 2

- Warm-up: 30 Sekunden auf der Stelle marschieren, Knie hoch
- 30 Sekunden Mountain Climbers
- 30 Sekunden Modified Push-ups (auf Knien)
- 30 Sekunden Pause

3 bis 5 Runden (circa 5 bis 7 Minuten).

Fitness-Snack-Pause Nr. 3

- 30 Sekunden Jack Squats
- 30 Sekunden High Plank, dabei abwechselnd Hände hochheben und an die Schultern tippen
- 30 Sekunden lang Reverse Lunges
- 30 Sekunden Pause

3 bis 5 Runden (circa 5 bis 7 Minuten).

Donnerstag: Cardio (20 bis 30 Minuten)

Das gleiche Cardio-Training wie am Montag durchführen oder ein neues ausprobieren, zum Beispiel Laufen oder Wandern.

Freitag: Ganzkörper-Zirkeltraining

Das Training vom Dienstag wiederholen, um die Bewegungen einzuüben und Kraft und Ausdauer aufzubauen, oder zur Abwechslung das folgende neue Training ausprobieren.

Bodyweight-Training für Anfängerinnen (Workout B)

- 3 bis 5 Minuten dynamisches Warm-up

Ganzkörper-Zirkeltraining

- 20 Jumping Jacks
- 6 Liegestütze (zunächst auf den Knien)
- 5 Reverse Lunges (je Bein)
- 8 Trizeps-Dips (Stuhl oder Bank erforderlich)
- 8 Jump Squats
- 30 Sekunden Plank
- 20 Bicycle Crunches
- 60 Sekunden Pause

Den Zirkel drei- bis fünfmal oder so oft durchlaufen, wie Sie in 20 Minuten schaffen. Wenn Sie Ihre Kraft und Ausdauer steigern wollen, können Sie die Übungen mit Hanteln ausführen.

Samstag: Gleichmäßiges Cardio (30 Minuten)

Gleichmäßige Cardio-Übungen sind Gehen, Laufen, Tanzen, Radfahren, Treppensteigen, Rudern, Wassergymnastik, Schwimmen und Crosstrainer-Training.

Alternative oder Ergänzung: Fitness-Snacks oder Mini-Stoffwechsel-Boster im Tag integrieren. Entweder jede Stunde 1 bis 3 Minuten Mini-Stoffwechsel-Booster oder drei- bis viermal am Tag 3 bis 7 Minuten lang Fitness-Snack-Pause.

Fitness-Snacks (1-3 Minuten)

- 1 bis 3 Minuten Treppen steigen
- 3 × 30 Sekunden Jumping Jacks
- 3 × 30 Sekunden Mountain Climbers
- 3 × 30 Sekunden Jump Squats
- 3 × 30 Sekunden Reverse Lunges oder Walking Lunges

Fitness-Snack-Pausen (3-7 Minuten)

Hier sind drei neue, besonders zeitsparende Zirkeltrainingseinheiten, die den ganzen Körper trainieren und ordentlich Fett verbrennen.

Fitness-Snack-Pause Nr. 1

- 30 Sekunden Modified Push-ups (auf Knien)
- 30 Sekunden Bear Crawls
- 30 Sekunden Wall Sit
- 30 Sekunden High Plank, dabei abwechselnd Hände hochheben und an die Schultern tippen

3 bis 5 Runden (circa 5 bis 7 Minuten).

Fitness-Snack-Pause Nr. 2

- Warm-up: 30 Jumping Jacks
- 30 Sekunden Chair Squats
- 30 Sekunden Modified Push-ups (auf Knien)

3 bis 5 Runden (circa 5 bis 7 Minuten).

Fitness-Snack-Pause Nr. 3

- 30 Sekunden Jump Squats
- 30 Sekunden Mountain Climbers
- 30 Sekunden High Plank

3 bis 5 Runden (circa 5 bis 7 Minuten).

Sonntag: Ruhetag – der perfekte Tag für einen gemütlichen Spaziergang nach dem Essen.

Geschafft!

Dranbleiben

Nachdem Sie den einwöchigen Trainingsplan geschafft haben, müssen Sie natürlich weitermachen. Am besten fangen Sie wieder von vorne an und absolvieren den Plan gleich nochmal, das ist das Einfachste. Aber falls Ihnen nach Abwechslung ist, können Sie auch andere Cardio- und Krafttrainingsübungen einbauen. Wenn Sie sich in der ersten Woche gut gefühlt haben und bereit sind, sich zu steigern, sollten Sie die Dauer oder Intensität der Cardio-Übungen und das Gewicht, das Sie beim Krafttraining verwenden, erhöhen. Wenn Sie beispielsweise beim Zirkeltraining 5-Kilo-Hanteln verwendet haben, greifen Sie beim nächsten Mal zu 6-Kilo-Gewichten.

Um in den weiteren Wochen des Midlife-Reset-Programms Ihre Stoffwechselgesundheit zu verbessern, sollten Sie sich möglichst 150 bis 250 Minuten Bewegung pro Woche verschaffen. Das klingt erstmal nach viel, aber denken Sie daran, dass Bewegung kumulativ wirkt. Jeder Schritt, jede Dehnung und jede körperliche Betätigung – sei es ein Workout, ein flotter Spaziergang oder eine alltägliche NEAT-Aktivität im Haushalt – trägt erheblich zum allgemeinen Wohlbefinden bei. All das addiert sich und sorgt für einen schwungvollen Stoffwechsel. (Praktische Tipps für mehr Bewegung im Alltag finden Sie im 7. Kapitel.)

Es gibt keinen einzig richtigen Weg zur Fitness, keine optimale Art, sich Bewegung zu verschaffen. Egal ob Sie Ihre Kraft steigern, ein gesundes Gewicht halten, mehr Energie haben oder sich einfach wohler in Ihrem Körper fühlen wollen – für all diese Ziele brauchen Sie Geduld und Nachsicht mit sich selbst. Wenn Sie Ihr Fitnessprogramm nicht als Bestrafung auffassen, sondern als Erholung und Selbstfürsorge, ist es nichts, das Sie hinter sich bringen müssen, sondern etwas, auf das Sie sich freuen können.

Bei diesem Vorhaben geht es nicht um Perfektion – es geht ums Dranbleiben. Mit Entschlossenheit, Leichtigkeit und Durchhaltewillen bauen Sie sich Kraft, Resilienz und Vitalität auf, die Ihnen noch viele Jahre lang zugute kommen werden. Tun Sie sich diesen Gefallen, streben Sie weiter voran, nicht nur auf ein Fitnessziel hin, sondern in Richtung der starken Frau, die Sie dadurch werden.

Kapitel 15

IHR NEUER LEBENSSTIL

Sie haben es geschafft! Applaus, Applaus! Sie haben das fünfwöchige Midlife-Reset-Programm abgeschlossen und sind Ihrem Ziel, ein Leben voller Energie, Freude und Gesundheit zu führen, ein großes Stück näher gekommen. Hoffentlich haben Sie gelernt, dass Sie auf Ihrem Weg durch die Wechseljahre selbst für Ihre Gesundheit, Ihr Glück, Ihre Mentalität und den Einsatz Ihrer Energie verantwortlich sind. Es ist Ihre Energie und Ihr Leben. Niemand kann Ihnen das nehmen. Sie entscheiden, wozu Sie Nein und wozu Sie von ganzem Herzen Ja sagen.

Ist es nicht wunderbar, dass Sie die Kontrolle über Ihre Fitness haben und eine Lebensweise wählen können, die Ihrem authentischen Selbst entspricht? Ist es nicht herrlich, dass Sie die Geschichte Ihrer zweiten Lebenshälfte selbst schreiben können, mit all der Weisheit und Erfahrung, die Sie im Laufe der Jahre gesammelt haben? Sie entscheiden, wie sich Ihr Körper in Zukunft anfühlen soll. Das war nur der Anfang, und jetzt haben Sie das Rüstzeug, um Ihren eigenen Weg in eine vitale Zukunft zu finden.

REFLEXION UND SELBSTFINDUNG

Ich habe in den Wechseljahren aus ganzem Herzen zu vielem Nein gesagt und vieles hinter mir gelassen, was mir nicht gut getan hat. Ich habe aufgehört, anderen Menschen gefallen zu wollen; mich mit Fitness bis zur totalen Erschöpfung zu verausgaben; toxische Beziehungen zu pflegen; Alkohol zu trinken; darüber zu grübeln, was andere über mich oder mein Leben denken; gegen meinen Körper anzukämpfen; an vergangenen Kränkungen und Traumata festzuhalten; und mir das Leben mit unnötigem Stress schwerzumachen. Stattdessen kümmere ich mich mit Selbstfürsorge, mit Freundschaften, persönlichem Wachstum, Freude, Achtsamkeit und dem Annehmen von Veränderung um mich selbst. Es war kein einfacher Weg, aber die Mühe hat sich gelohnt.

Nehmen Sie sich Zeit, um über die letzten fünf Wochen und das Midlife-Reset-Programm nachzudenken und Ihre Gedanken dazu aufzuschreiben. Wie hat es sich angefühlt, für mehr Energie, Fitness und Wohlbefinden zu sorgen? Wie fühlen Sie sich jetzt körperlich und gesundheitlich? Worauf freuen Sie sich im nächsten Monat besonders?

Denken Sie als Nächstes darüber nach, wie Sie während des Programms Ihren Körper genährt haben, und welche drei Nahrungsmittel oder Rezepte Ihr Körper in den letzten fünf Wochen besonders gemocht hat. Als Sie mit dem Programm begonnen haben, waren Sie vielleicht skeptisch gegenüber der erheblichen Ernährungsumstellung, die Sie vornehmen mussten. Inzwischen beherrschen Sie hoffentlich lauter neue, hormonfreundliche Rezepte. Welches sind die drei wichtigsten neu entdeckten (oder wiederentdeckten) Nahrungsmittel oder Rezepte, die Sie nicht mehr missen möchten?

Die Perimenopause kann eine lange und mitunter steinige Übergangsphase sein. Bei der Bewältigung dieser Phase ist es wichtig, sich selbst Priorität einzuräumen und die Bedürfnisse des eigenen Körpers zu respektieren. Mir geht es am besten, wenn ich mich an meine unverhandelbaren gesunden Gewohnheiten halte: Erholung im Schlaf, Bewegung während des Tages, nahrhaftes Essen und die Pflege tiefer und fester Freundschaften.

Ich verrate Ihnen noch etwas, das Sie vielleicht überraschen wird: Das Geheimnis dauerhaften Wohlbefindens in den Wechseljahren und danach ist nicht mehr Disziplin oder strengere Regeln, sondern: Dankbarkeit und Freude. Was haben Sie während der letzten fünf Wochen an Ihrem Körper und Ihrem Leben am meisten geschätzt? Wann haben Sie in dieser Zeit Freude empfunden?

Denken Sie einen Moment über das nach, was Ihnen an dem Programm schwierig vorkam, und versuchen Sie zu erkennen, was Ihrem Fortschritt und Ihrem Erfolg im Weg stand. Wenn Sie sich klarmachen, was funktioniert hat und was nicht, können Sie Anpassungen vornehmen, die Ihre individuellen Bedürfnisse berücksichtigen. So können Sie in Zukunft leichter einen gesunden und nachhaltigen Lebensstil beibehalten.

Durch eine Bestandsaufnahme Ihrer Erfolge und Ihrer Schwierigkeiten werden Sie auf jene Bereiche stoßen, in die Sie mehr Zeit und Energie investieren müssen, um eine dauerhafte Veränderung zu erreichen. Dass Sie mein Programm ausprobiert haben, bedeutet, dass Sie bereits auf dem besten Weg in eine gesunde und energiegeladene zweite Lebenshälfte sind. Falls Sie mit dem bisher Erreichten noch nicht zufrieden sind, sollten Sie bedenken, dass dies erst der Anfang Ihres nächsten Lebensabschnitts ist. Sie entscheiden, wie es weitergeht. Und vergessen Sie nicht, sich ordentlich auf die Schulter zu klopfen – nicht nur für das, was Sie geschafft haben, sondern auch für alles, was Sie versucht haben.

UNVERHANDELBARE GEWOHNHEITEN FESTLEGEN

Sprechen wir über das Unverhandelbare. Damit meine ich Gewohnheiten, für die wir uns Zeit nehmen, egal was im Leben los ist. Es geht um Grenzen, die wir uns und anderen setzen, und die uns aus Verantwortung für unsere Gesundheit heilig sein sollten. Mit unverrückbaren Gewohnheiten geben wir uns selbst Priorität, um uns in der zweiten Lebenshälfte bestmöglich verwirklichen zu können. Ich halte meine unverhandelbaren Gewohnheiten hoch, weil ich weiß, dass ich, wenn ich jeden Tag an ihnen festhalte, eine bessere, emotional ausgeglichenere Freundin, Mutter, Partnerin und Heilpraktikerin bin.

Nachdem Sie nun über fünf Wochen hinweg gesunde Gewohnheiten umgesetzt haben, ist es an der Zeit zu bestimmen, welche davon für Ihr körperliches, geistiges und emotionales Wohlbefinden unverzichtbar sind. Nehmen Sie sich 20 Minuten Zeit und entscheiden Sie sich für zwei bis drei unverhandelbare Gewohnheiten, die Sie während der fünf Wochen umgesetzt haben und die Sie auch in Zukunft beibehalten möchten. Es sollten Gewohnheiten sein, die bisher nicht Teil Ihres Lebensstils waren, aber während des Midlife-Reset-Programms zu Ihrem körperlichen und emotionalen Wohlbefinden beigetragen haben. Überlegen Sie, welche Maßnahmen Einfluss auf Ihre Gesundheit und Ihr Energieniveau hatten: Welche drei haben Sie am meisten vorangebracht?

Hier einige Beispiele für unverhandelbare Gewohnheiten, die sich andere Frauen nach Abschluss meines Programms zu eigen gemacht haben:

- Den Morgen mit einem stoffwechselgesunden Frühstück beginnen, das 30 Gramm Protein enthält.
- Jeden Tag mindestens eine Viertelstunde bei Tageslicht im Freien verbringen.
- Sich den ganzen Tag über regelmäßig bewegen, besonders nach den Mahlzeiten.
- Täglich 10.000 Schritte gehen.
- Nach den fünf Prinzipien der gesunden Ernährung kochen.
- Freundschaften priorisieren und den Kontakt zu Seelenschwestern pflegen.
- Den ganzen Tag über ausreichend trinken und gezuckerte Getränke meiden.
- Während des Arbeitstages drei bis vier Bewegungspausen einlegen.
- Zwei- bis viermal pro Woche 30 Minuten Krafttraining machen.
- Sich jeden Tag in Dankbarkeit üben.
- Täglich zehn Minuten meditieren oder Atemübungen machen.
- Nach 19 Uhr bzw. drei Stunden vor dem Schlafengehen nichts mehr essen.
- Während der letzten Stunde vor dem Schlafengehen bläuliches Licht meiden.
- Vor dem Schlafengehen 15 bis 30 Minuten ein gedrucktes Buch lesen.
- Zu festen Zeiten schlafen gehen und aufstehen und mindestens sieben Stunden pro Nacht schlafen.

Sobald Sie entschieden haben, was für Sie unverhandelbar ist, und es in Ihrem Notizbuch festgehalten haben, sollten Sie es auch im Kalender eintragen. Das mag bedeuten, dass Sie ab jetzt weniger Zeit für Social Media, Fernsehen, Besorgungen oder Hausarbeiten haben, aber wenn Sie heute gesunde Gewohnheiten durchsetzen, wird sich das morgen auszahlen.

FORTSCHRITT MESSEN

Nehmen Sie sich in den nächsten Tagen Zeit, um Ihr Ernährungstagebuch durchzugehen, die Daten aus dem Fitness-Tracker zu analysieren und Ihre Körpermaße zu überprüfen. Gibt es Veränderungen bei Schlaf, Energielevel, Stoffwechselgesundheit, Taillenumfang, Ruheherzfrequenz und Herzfrequenzvariabilität? Falls Sie vor Beginn des Midlife-Reset-Programms Ihren Body Mass Index festgestellt haben, dann berechnen Sie diesen ebenfalls neu. Einen solchen Check können Sie jederzeit durchführen, wenn Sie Ihre Fortschritte auswerten, Ihren Körper besser verstehen und Ihre Gesunderhaltungsmaßnahmen optimieren möchten. Da mir meine Zeit und meine Gesundheit wichtiger sind denn je, hilft es mir, solche wichtigen Daten zur Hand zu haben, um sofort Entscheidungen zur Verbesserung meiner Fitness und Gesundheit zu treffen.

Wichtig ist auch, weiterhin Ihre Symptome zu beobachten. Notieren Sie alles, was sich an Ihren Beschwerden ändert – seien es Müdigkeit, Herzrasen, Schmerzen oder Brain Fog. Wie hat sich Ihr Menstruationszyklus durch das Absolvieren des Programms verändert? Haben Symptome nachgelassen oder sind sogar welche verschwunden?

Kürzlich hörte ich Mel Robbins sagen: »Niemand kommt, um dich zu retten.« Mit anderen Worten: Wenn Sie Ihre Träume verwirklichen wollen, müssen Sie sich selbst in den Hintern treten. Sie selbst sind in Ihrer Gesundheit die Chefin. Ja, es ist ärgerlich, dass die meisten Mediziner nicht wissen, wie sie Frauen in den Wechseljahren unterstützen können, aber Sie können es lernen und sich die nötigen Mittel verschaffen, um Ihre Gesundheit wieder auf Kurs zu bringen! Sie haben die Macht dazu! Sie verdienen Anerkennung, weil Sie die Verantwortung für Ihren Körper übernommen haben. Das ist eines der größten Geschenke, die Sie sich selbst und Ihren Lieben machen können.

WIE GEHT ES WEITER?

Nachdem Sie sich auf unverhandelbare Gewohnheiten festgelegt und Ihre Fortschritte dokumentiert haben, ist es an der Zeit, einen Plan für die Zukunft zu schmieden. Sie haben eine Routine aus gesunden Gewohnheiten etabliert, und jetzt geht es darum, diese zu verstetigen. Entscheidend ist, dass Sie sich einen realistischen Plan machen, damit Sie nicht in alte Gewohnheiten zurückfallen, die Ihre Erfolge zunichte machen. Ob Sie das Programm noch ein oder zwei Monate fortsetzen können? Natürlich können Sie das! Ich habe mein Programm 90 Tage lang durchgezogen – danach war mein neuer perimenopausaler Lebensstil fest etabliert. Die Strategien und Hilfsmittel in diesem Buch werden auch bei Ihnen weiterhin für erstaunliche Resultate sorgen, die das, was Sie in den letzten fünf Wochen erlebt haben, noch übertreffen. Ich meine: Wozu ist so ein Programm gut, wenn es nicht langfristig Nutzen bringt?

Ich hoffe, dass Sie während Ihrer Wechseljahre und danach in dieses Buch schauen, wenn Sie einmal Rat brauchen, sei es zu mehr Bewegung im Alltag oder zur Hormonersatztherapie. Wir haben hier jede Menge Themen abgedeckt, und bei Bedarf können Sie gerne zu den Kapiteln zurückblättern, die Sie am meisten betreffen. Dieses Buch ist als ständiger Begleiter gedacht, der Ihnen in kniffligen Lagen den Weg weist.

Die Perimenopause kann in vielerlei Hinsicht eine Zeit der Abrechnung sein – eine Zeit, in der uns bisherige Ernährungs- und Lebensgewohnheiten auf die Füße fallen, neue Prioritäten auftauchen, und in der vieles, was früher funktioniert hat, auf einmal nicht mehr weiterhilft. Damit Sie für alle Herausforderungen und Chancen der Lebensmitte gewappnet sind, habe ich Ihnen in diesem Buch so viele Hilfsmittel wie möglich an die Hand gegeben.

Sie haben jetzt eine Sammlung an Rezepten, Fitnessübungen und Selbstfürsorgeritualen, die sich leicht in den Alltag integrieren und an Ihre sich wandelnden Bedürfnisse anpassen lassen. Experimentieren Sie ruhig mit allem, was ich Ihnen mitgegeben habe, um herauszufinden, was für Sie am besten funktioniert. Bald werden Sie kaum mehr über die Einzelheiten nachdenken, weil sich alles wie ein Teil Ihres Alltags anfühlt. Nähren und stärken Sie Ihren Körper weiterhin, pflegen Sie enge Beziehungen und behalten Sie Ihre Prinzipien und Ziele im Auge, dann werden Sie feststellen, dass Sie ein solides Fundament geschaffen haben, auf das Sie den Rest Ihres wunderschönen Lebens aufbauen können.

Nicht vergessen: Wir stehen das gemeinsam durch! Das ist der ganze Sinn der Perimenopause-Revolution.

Ganz gleich, an welchem Punkt Ihres Weges Sie sich befinden – ich stehe an Ihrer Seite, feuere Sie an und sehe Sie gesund und vital vor mir. Wir sind beide Teil einer ganzen Masse von Frauen, die sich der Revolution anschließen und das Bild der Lebensmitte verändern. Wir weigern uns, lästige Beschwerden als gegeben hinzunehmen. Wir bestimmen, wie wir die zweite Lebenshälfte leben wollen – mit Leichtigkeit, Kraft und Vitalität.

Ich bin stolz auf Sie, weil Sie sich für sich selbst und für Ihre Gesundheit entschieden haben. Und ich bin zuversichtlich, dass Sie mit den Anleitungen und Ressourcen dieses Buches Ihre Gesundheit und Ihre Lebensweise weiter optimieren werden. Sie haben noch so viele schöne Jahre vor sich, und wenn Sie sich in Ihrem Körper wohl und energiegeladen fühlen, können Sie offen sein für all die Freuden und unendlichen Möglichkeiten, die Ihr Leben zu bieten hat.

Mit viel Liebe,

Dr. Mariza Snyder

STICHWORTVERZEICHNIS

QUELLEN

Einleitung

1 Christianson et al., »Menopause Education: Needs Assessment of American Obstetrics and Gynecology Residents«, *Menopause* 20, Nr. 11 (November 2013): 1120–5, https://doi.org/10.1097/GME.0b013e31828ced7f.

2 Katie Barber und Alexandra Charles, »Barriers to Accessing Effective Treatment and Support for Menopausal Symptoms: A Qualitative Study Capturing the Behaviours, Beliefs and Experiences of Key Stakeholders«, *Patient Preference and Adherence* 17 (15. November 2023): 2971–80, https://doi.org/10.2147/PPA.S430203.

Kapitel 1: Die zweite Pubertät

3 Lisa Mosconi, *The Menopause Brain: New Science Empowers Women to Navigate the Pivotal Transition with Knowledge and Confidence* (Avery, 2024), 16.

4 Lisa Mosconi, *The Menopause Brain*, 17.

5 Lisa Mosconi, *The Menopause Brain,* 18.

6 Zhang et al., »Gender Biases in Estimation of Others' Pain«, *Journal of Pain* 22, Nr. 9 (5. März 2021): 1048–59.

7 Alexandra Kautzky-Willer, Jürgen Harreiter und Giovanni Pacini, »Sex and Gender Differences in Risk, Pathophysiology and Complications of Type 2 Diabetes Mellitus«, *Endocrine Reviews* 37, Nr. 3 (Jun 2016): 278–316, https://doi.org/10.1210/er.2015-1137.

8 Sofia Moutinho, »Women Twice as Likely to Develop Alzheimer's Disease as Men—But Scientists Do Not Know Why«, *Nature Medicine* 31 (2025): 704–7, https://doi.org/10.1038/s41591-025-03564-3.

9 »Alzheimer's Disease Facts and Figures: Quick Facts«, Alzheimer's Association, 2025, https://www.alz.org/alzheimers-dementia/facts-figures.

10 Jaeger et al., »Negative Affect Symptoms, Anxiety Sensitivity, and Vasomotor Symptoms During Perimenopause«, *Brazilian Journal of Psychiatry* 43, Nr. 3 (Mai–Juni 2021): 277–84, https://doi.org/10.1590/1516-4446-2020-0871.

11 Khaled A. Alswat, »Gender Disparities in Osteoporosis«, *Journal of Clinical Medicine Research* 9, Nr. 5 (Mai 2017): 382–7, https://doi.org/10.14740/jocmr2970w.

12 Ying Zhang, »Cardiovascular Diseases in American Women«, *Nutrition Metabolism and Cardiovascular Diseases* 20, Nr. 6 (Juli 2020): 386–93, https://doi.org/10.1016/j.numecd.2010.02.001.

13 Institute of Medicine (US) Committee on Advancing Pain Research, Care, and Education, »Pain as a Public Health Challenge«, in *Relieving Pain in America: A Blueprint for Transforming Prevention, Care, Education, and Research* (Washington, DC: National Academies Press, 2011), https://www.ncbi.nlm.nih.gov/books/NBK92516/.

14 Jelena M. Pavlović, »The Impact of Midlife on Migraine in Women: Summary of Current Views«, *Women's Midlife Health* 6 (2020): 11, https://doi.org/10.1186/s40695-020-00059-8.

15 De Lisa Fairweather und Noel R. Rose, »Women and Autoimmune Diseases«, *Emerging Infectious Diseases* 10, Nr. 11 (November 2004): 2005–11, https://doi.org/10.3201/eid1011.040367.

16 »ME/CFS in Women and Men«, ME Research UK, 19. August 2015, https://www.meresearch.org.uk/sex-differences-in-mecfs/.

17 Joana Araújo, Jianwen Cai und Juni Stevens, »Prevalence of Optimal Metabolic Health in American Adults: National Health and Nutrition Examination Survey 2009-2016«, *Metabolic Syndrome and Related Disorders* 17, Nr. 1 (Februar 2019): 46–52, https://doi.org/10.1089/met.2018.0105.

18 El Khoudary et al., »Menopause Transition and Cardiovascular Disease Risk: Implications for Timing of Early Prevention: A Scientific Statement From the American Heart Association«, *Circulation* 142, Nr. 25 (2020), https://doi.org/10.1161/CIR.0000000000000912.

19 Gold et al., »Factors Related to Age at Natural Menopause: Longitudinal Analyses from SWAN«, *American Journal of Epidemiology* 178, Nr. 1 (1. Juli 2013): 70–83, https://doi.org/10.1093/aje/kws421.

20 Paramsothy et al., »Duration of the Menopausal Transition Is Longer in Women with Young Age at Onset: The Multiethnic Study of Women's Health Across the Nation«, *Menopause* 24, Nr. 2 (Februar 2017): 142–9, https://doi.org/10.1097/GME.0000000000000736.

21 Freaney et al., »Abstract 012: Association Between Premature Menopause and Lifetime Risk of Coronary Heart Disease: Lifetime Risk Pooling Project«, *Circulation* 143, Nr. S_1 (Mai 2021), https://doi.org/10.1161/circ.143.suppl_1.012.

22 Faubion et al., »Impact of Menopause Symptoms on Women in the Workplace«, *Mayo Clinic Proceedings* 98, Nr. 6 (Juni 2023): 833–45, https://doi.org/10.1016/u.mayocp.2023.02.025.

23 Lizzy Burden, »Menopause Symptoms: Women Are Leaving Workforce for Little-Talked About Reason«, Bloomberg.com, 17. Juni 2021, https://www.bloomberg.com/news/articles/2021-06-18/women-are-leaving-the-workforce-for-a-little-talked-about-reason.

24 Susan L. Brown and I-Fen Lin, »The Gray Divorce Revolution: Rising Divorce Among Middle-Aged and Older Adults, 1990–2010«, *Journals of Gerontology Series B: Psychological Sciences and Social Sciences* 67, Nr. 6 (November 2012): 731–41, https://doi.org/10.1093/geronb/gbs089.

Kapitel 2: Grundkurs Hormone

25 »Menstrual Cycles as a Fifth Vital Sign«, Eunice Kennedy Shriver National Institute of Child Health and Human Development, last reviewed 13. September 2021, https://www.nichd.nih.gov/about/org/od/directors_corner/prev_updates/menstrual-cycles.

26 The American College of Obstetricians and Gynecologists Committee on Gynecologic Practice, »Female Age-Related Fertility Decline«, ACOG, März 2014, https://www.acog.org/-/media/project/acog/acogorg/clinical/files/committee-opinion/articles/2014/03/female-age-related-fertility-decline.pdf

27 Kristin Johnson and Maria Claps, *The Great Menopause Myth: The Truth on Mastering Midlife Hormonal Mayhem, Beating Uncomfortable Symptoms, and Aging to Thrive* (Fair Winds Press, 2024) 39.

28 Lisa Mosconi, *The Menopause Brain: New Science Empowers Women to Navigate the Pivotal Transition with Knowledge and Confidence* (Avery, 2024), 21.

29 Yiwei Wang, Aarti Mishra und Roberta Diaz Brinton, »Transitions in Metabolic and Immune Systems from Pre-Menopause to Post-Menopause: Implications for Age Associated Neurodegenerative Diseases«, *F1000Research* 9 (Januar 2020): F1000 Faculty Rev-68, https://doi.org/10.12688/f1000research.21599.1.

30 Jelena M. Pavlović, »Evaluation and Management of Migraine in Midlife Women«, *Menopause* 25, Nr. 8 (August 2018): 927–9, https://doi.org/10.1097/GME.0000000000001104.

31 Negro et al., »Acute Sleep Deprivation Enhances Susceptibility to the Migraine Substrate Cortical Spreading Depolarization«, *Journal of Headache and Pain* 21 (2020): 86, https://doi.org/10.1186/s10194-020-01155-w.

32 Micheline Mc Carthy and Ami P. Raval, »The Peri-Menopause in a Woman's Life: A Systemic Inflammatory Phase That Enables Later Neurodegenerative Disease«, *Journal of Neuroinflammation* 17 (2020): 317, https://doi.org/10.1186/s12974-020-01998-9.

33 Alfred T. Harding and Nicholas S. Heaton, »The Impact of Estrogens and Their Receptors on Immunity and Inflammation During Infection«, *Cancers* (Basel) 14, Nr. 4 (12. Februar 2022): 909, https://doi.org/10.3390/cancers14040909.

34 Maunil K. Desai and Roberta Diaz Brinton, »Autoimmune Disease in Women: Endocrine Transition and Risk Across the Lifespan«, *Frontiers in Endocrinology* (Lausanne) 10 (29. April 2019): 265, https://doi.org/10.3389/fendo.2019.00265.

35 Gaignard et al., »Role of Sex Hormones on Brain Mitochondrial Function, with Special Reference to Aging and Neurodegenerative Diseases«, *Frontiers in Aging Neuroscience* 9 (7. Dezember 2017): 406, https://doi.org/10.3389/fnagi.2017.00406; Cho et al., »Role of Exercise in Estrogen Deficiency-Induced Sarcopenia«, *Journal of Exercise Rehabilitation* 18, Nr. 1 (24. Februar 2022): 2–9, https://doi.org/10.12965/jer.2244004.002.

36 Imane Lejri, Amandine Grimm und Anne Eckert, »Mitochondria, Estrogen and Female Brain Aging«, *Frontiers in Aging Neuroscience* 10 (26. April 2018): 124, https://doi.org/10.3389/fnagi.2018.00124.

37 Zhao et al., »Estrogen Deficiency Induces Mitochondrial Damage Prior to Emergence of Cognitive Deficits in a Postmenopausal Mouse Model«, *Frontiers in Aging Neuroscience* 13 (15. Juli 2021): 713819, https://doi.org/10.3389/fnagi.2021.713819.

38 A. A. Knowlton and A. R. Lee, »Estrogen and the Cardiovascular System«, *Pharmacology and Therapeutics* 135, Nr. 1 (Juli 2012): 54–70, https://doi.org/10.1016/j.pharmthera.2012.03.007.

39 Peters et al., »Spotlight on the Gut Microbiome in Menopause: Current Insights«, *International Journal of Women's Health* 14 (10. August 2022): 1059–72, https://doi.org/10.2147/IJWH.S340491.

40 Miloslav Kverka and Jan J. Stepan, »Associations Among Estrogens, the Gut Microbiome and Osteoporosis«, *Current Osteoporosis Reports* 23, Nr. 1 (25. November 2025): 2, https://doi.org/10.1007/s11914-024-00896-w.

41 Abramowitz et al., »Muscle Mass, BMI, and Mortality Among Adults in the United States: A Population-Based Cohort Study«, *PloS One* 13, Nr. 4 (11. April 2018): e0194697, https://doi.org/10.1371/journal.pone.0194697; Abramowitz et al., »Correction: Muscle Mass, BMI, and Mortality Among Adults in the United States: A Population-Based Cohort Study«, *PloS One* 13, Nr. 5 (24. Mai 2018): e0198318, https://doi.org/10.1371/journal.pone.0198318.

42 Elena Volpi, Reza Nazemi und Satoshi Fujita, »Muscle Tissue Changes with Aging«, *Current Opinion in Clinical Nutrition and Metabolic Care* 7, Nr. 4 (Juli 2004): 405–10, https://doi.org/10.1097/01.mco.0000134362.76653.b2; Isenmann et al., »Resistance Training Alters Body Composition in Middle-Aged Women Depending on Menopause—A 20-Week Control Trial«, *BMC Women's Health* 23 (2023): 526, https://doi.org/10.1186/s12905-023-02671-y.

43 Jupil Ko and Young-Min Park, »Menopause and the Loss of Skeletal Muscle Mass in Women«, *Iranian Journal of Public Health* 50, Nr. 2 (Februar 2021): 413–4, https://doi.org/10.18502/ijph.v50i2.5362.

44 »What Women Need to Know«, Bone Health & Osteoporosis Foundation, n.d., https://www.bonehealthandosteoporosis.org/preventing-fractures/general-facts/what-women-need-to-know/.

45 Joan C. Lo, Sherri-Ann M. Burnett-Bowie und Joel S. Finkelstein, »Bone and the Perimenopause«, *Obstetrics and Gynecology Clinics of North America* 38, Nr. 3 (September 2011): 503–17, https://doi.org/10.1016/j.ogc.2011.07.001.

46 Sundeep Khosla, Merry Jo Oursler und David G. Monroe, »Estrogen and the Skeleton«, *Trends in Endocrinology and Metabolism* 23, Nr. 11 (November 2012): 576–81, https://doi.org/10.1016/j.tem.2012.03.008.

47 Nygaard et al., »Prevalence of Symptomatic Pelvic Floor Disorders in US Women«, *JAMA* 300, Nr. 11 (17. September 2008): 1311–6, https://doi.org/10.1001/jama.300.11.1311.

48 Graham et al., »What Factors Are Associated with Reporting Lacking Interest in Sex and How Do These Vary by Gender? Findings from the Third British National Survey of Sexual Attitudes and Lifestyles«, *BMJ Open* 7 (13. September 2017): e016942, https://doi.org/10.1136/bmjopen-2017-016942.

49 Kingsberg et al., »Vulvar and Vaginal Atrophy in Postmenopausal Women: Findings from the REVIVE (Real Women's Views of Treatment Options for Menopausal Vaginal Changes) Survey«, *Journal of Sexual Medicine* 10, Nr. 7 (2013): 1790-9; R. E. Nappi and M. Kokot-Kierepa, »Vaginal Health: Insights, Views & Attitudes (VIVA)—Results from an International Survey«, *Climacteric* 15, Nr. 1 (Februar 2012): 36–44, https://doi.org/10.31 09/13697137.2011.647840.

50 Simon et al., »Vaginal Health in the United States: Results from the Vaginal Health: Insights, Views & Attitudes Survey«, *Menopause* 20, Nr. 10 (Oktober 2013): 1043–8, https://doi.org/10.1097/GME.0b013e318287342d.

Kapitel 3: Die Wahrheit über den Stoffwechsel in der Lebensmitte

51 »Why Is It So Hard for Women over 50 to Lose Weight?«, Northwest Community Healthcare, 18. Dezember 2018, https://www.nch.org/news/why-is-it-so-hard-for-women-over-50-to-lose-weight/.

52 Alexandra Kautzky-Willer, Jürgen Harreiter und Giovanni Pacini, »Sex and Gender Differences in Risk, Pathophysiology and Complications of Type 2 Diabetes Mellitus«, *Endocrine Reviews* 37, Nr. 3 (Jun 2016): 278–316, https://doi.org/10.1210/er.2015-1137.

53 »Why Is It So Hard for Women over 50 to Lose Weight?«; Joana Araújo, Jianwen Cai und Juni Stevens, »Prevalence of Optimal Metabolic Health in American Adults: National Health and Nutrition Examination Survey 2009-2016«, *Metabolic Syndrome and Related Disorders* 17, Nr. 1 (Februar 2019): 46–52, https://doi.org/10.1089/met.2018.0105.

54 Williams et al., »Effectiveness of Weight Loss Interventions—Is There a Difference Between Men and Women: A Systematic Review«, *Obesity Reviews* 16, Nr. 2 (Februar 2015): 171–86, https://doi.org/10.1111/obr.12241; Kautzky-Willer, Harreiter und Pacini, »Sex and Gender Differences«

55 Kautzky-Willer, Harreiter und Pacini, »Sex and Gender Differences«

56 Maria Karaflou und Dimitrios G. Goulis, »Body Composition Analysis: A Snapshot Across the Perimenopause«, *Maturitas* 180 (Februar 2024): 107898, https://doi.org/10.1016/j.maturitas.2023.

57 »Metabolic Syndrome«, Johns Hopkins Medicine, https://www.hopkinsmedicine.org/health/conditions-and-diseases/metabolic-syndrome; Boudewijn Klop, Jan Willem F. Elte und Manuel Castro Cabezas, »Dyslipidemia in Obesity: Mechanisms and Potential Targets«, *Nutrients* 5, Nr. 4 (12. April 2013): 1218–40, https://doi.org/10.3390/nu5041218.

58 Sara Gottfried, »Women: Diet, Cardiometabolic Health, and Functional Medicine«, *Physical Medicine and Rehabilitation Clinics of North America* 33, Nr. 3 (August 2022): 621– 45, https://doi.org/10.1016/j.pmr.2022.04.005.

59 Ahn et al., »Sex Difference in the Effect of the Fasting Serum Glucose Level on the Risk of Coronary Heart Disease«, *Journal of Cardiology* 71, Nr. 2 (Februar 2018): 149–54, https://www.journal-of-cardiology.com/article/S0914-5087(17)30213-7/fulltext.

60 Panaitescu et al., »Pregnancy Complications Can Foreshadow Future Disease-Long-Term Outcomes of a Complicated Pregnancy«, *Medicina* (Kaunas) 57, Nr. 12 (1. Dezember 2021):1320, https://doi.org/10.3390/medicina57121320.

61 Roach et al., »Combined Oral Contraceptives: The Risk of Myocardial Infarction and Ischemic Stroke«, *Cochrane Database of Systematic Reviews* 2015, Nr. 8 (27. August 2015): CD011054, https://doi.org/10.1002/14651858.CD011054.pub2.

62 Sogol Javaheri and Susan Redline, »Insomnia and Risk of Cardiovascular Disease«, *Chest* 152, Nr. 2 (August 2017): 435–44, https://doi.org/10.1016/j.chest.2017.01.026.

63 Hyvärinen et al., »Metabolic Health, Menopause, and Physical Activity—A 4-Year Follow-Up Study«, *International Journal of Obesity* 46 (2022): 544–54, https://doi.org/10.1038/s41366-021-01022-x.

64 Dumesic et al., »Scientific Statement on the Diagnostic Criteria, Epidemiology, Pathophysiology, and Molecular Genetics of Polycystic Ovary Syndrome«, *Endocrine Reviews* 36, Nr. 5 (1. Oktober 2015): 487–525, https://doi.org/10.1210/er.2015-1018.

65 Xianqin Qu und Richard Donnelly, »Sex Hormone-Binding Globulin (SHBG) as an Early Biomarker and Therapeutic Target in Polycystic Ovary Syndrome«, *International Journal of Molecular Science* 21(21):8191, November 2020. doi: 10.3390/ijms21218191.

66 Seong-Hee Ko und Hyun-Sook Kim, »Menopause-Associated Lipid Metabolic Disorders and Foods Beneficial for Postmenopausal Women«, *Nutrients* 12, Nr. 1 (13. Januar 2020): 202, https://doi.org/10.3390/nu12010202.

67 Nanette Santoro, »Perimenopause: From Research to Practice«, *Journal of Women's Health* (Larchmont) 25, Nr. 4 (April 2016): 332–9, https//doi.org/10.1089/jwh.2015.5556.

68 Aneta Mankowska, Lena Nowak und Grazyna Sypniewska, »Adiponectin and Metabolic Syndrome in Women at Menopause«, *Journal of the International Federation of Clinical Chemistry and Laboratory Medicine* 19, Nr. 4 (20. Januar 2009): 173–84, https://www.ncbi.

nlm.nih.gov/pmc/articles/PMC4975282/; Chandran et al., »Adiponectin: More Than Just Another Fat Cell Hormone?«, *Diabetes Care* 26, Nr. 8 (August 2003): 2442–50, https://doi.org/10.2337/diacare.26.8.2442.

69 Varna Kodoth, Samantha Scaccia und Brooke Aggarwal, »Adverse Changes in Body Composition During the Menopausal Transition and Relation to Cardiovascular Risk: A Contemporary Review«, *Womens Health Rep* (New Rochelle), 3, Nr. 1 (13. Juni 2022): 573–81, https://doi.org/10.1089/whr.2021.0119.

70 Kautzky-Willer, Harreiter und Pacini, »Sex and Gender Differences«

71 Seong-Hee Ko und Yun Jae Jung, »Energy Metabolism Changes and Dysregulated Lipid Metabolism in Postmenopausal Women«, *Nutrients* 13, Nr. 12 (20. Dezember 2021): 4556, https://doi.org/10.3390/nu13124556; E. T. Poehlman und A. Tchernof, »Traversing the Menopause: Changes in Energy Expenditure and Body Composition«, *Coronary Artery Disease*, 9, Nr. 12 (1998): 799–803, ttps://pubmed.ncbi.nlm.nih.gov/9894924/22.

72 Ko und Jung, »Energy Metabolism Changes«

73 Lovejoy et al., »Increased Visceral Fat and Decreased Energy Expenditure During the Menopausal Transition«, *International Journal of Obesity* (London) 32, Nr. 6 (Juni 2008): 949–58, https://doi.org/10.1038/ijo.2008.25.

74 Ruobing Lei, Shuyi Chen und Weihong Li, »Advances in the Study of the Correlation Between Insulin Resistance and Infertility«, *Frontiers in Endocrinology* (Lausanne) 15 (26. Januar 2024): 1288326, https://doi.org/10.3389/fendo.2024.1288326.; Calcaterra et al., »Polycystic Ovary Syndrome in Insulin-Resistant Adolescents with Obesity: The Role of Nutrition Therapy and Food Supplements as a Strategy to Protect Fertility«, *Nutrients* 13, Nr. 6 (28. Mai 2021):1848, https://doi.org/10.3390/nu13061848.; Ormazabal et al., »Association Between Insulin Resistance and the Development of Cardiovascular Disease«, *Cardiovascular Diabetology* 17 (31. August 2018): 122, https://doi.org/10.1186/s12933-018-0762-4.

75 Ormazabal et al., »Association Between Insulin Resistance«, *Gerald Reaven*, »Insulin Resistance and Coronary Heart Disease in Nondiabetic Individuals«, *Arteriosclerosis, Thrombosis, and Vascular Biology* 32, Nr. 8 (1. August 2012): 1754–9, https://doi.org/10.1161/ATVBAHA.111.241885.; Kurt Højlund, »Metabolism and Insulin Signaling in Common Metabolic Disorders and Inherited Insulin Resistance«, *Danish Medical Journal* 61, Nr. 7 (Juli 2014): B4890, https://pubmed.ncbi.nlm.nih.gov/25123125/.

76 Chopra et al., »Weight Management Module for Perimenopausal Women: A Practical Guide for Gynecologists«, *Journal of Mid-Life Health* 10, Nr. 4 (Oktober-Dezember 2019):165–72, https://doi.org/10.4103/jmh.JMH_155_19.

77 Kim et al., »Associations Between Metabolic Syndrome and Type of Dementia: Analysis Based on the National Health Insurance Service Database of Gangwon Province in South Korea«, *Diabetology and Metabolic Syndrome* 13, Nr. 1 (6. Januar 2021): 4, https://doi.org/10.1186/s13098-020-00620-5.

78 »The 2024 Levels Guide to Understanding Your Cholesterol Panel and Blood Tests«, Levels, abgerufen am 9. Oktober 2024, https://www.levels.com/blog/the-ultimate-guide-to-understanding-your-cholesterol-panel-and-metabolic-blood-tests.

79 »Having a Sense of Purpose Mai Add Years to Your Life«, *Association for Psychological Science*, 12. Mai 2014, https://www.psychologicalscience.org/news/releases/having-asense-of-purpose-in-life-may-add-years-to-your-life.html.

Kapitel 4: 1. Säule Maximale Energie durch Stabilisierung des Blutzuckerspiegels

80 Jennifer Rainey Marquez und Rich Joseph, »8 of the 10 of the Leading Causes of Death are Related to High Blood Sugar«, Levels, abgerufen am 5. Oktober 2023, https://www.levels.com/blog/leading-causes-of-death-high-blood-sugar.

81 Hall et al., »Glucotypes Reveal New Patterns of Glucose Dysregulation«, *PloS Biology* 16, Nr. 7 (24. Juli 2018): e2005143, https://doi.org/10.1371/journal.pbio.2005143.

82 »More Than One in Three Americans are at Increased Risk for Type 2 Diabetes, but Changing the Outcome is Possible«, Centers for Disease Control and Prevention, 14. November 2023, https://www.cdc.gov/media/releases/2023/p1114-adult-diabetes.html.

83 »Updated: Prediabetes linked to higher heart attack risk in young adults«, American Heart Association, abgerufen am 17. Mai 2022, https://newsroom.heart.org/news/prediabetes-linked-to-higher-heart-attack-risk-in-young-adults.

84 »New Study Helps Explain Links Between Sleep Loss and Diabetes«, UChicago Medicine, 19. Februar 2015, https://www.uchicagomedicine.org/forefront/news/new-study-helps-explain-links-between-sleep-loss-and-diabetes.

85 Hummel et al., »Glycaemic Fluctuations Across the Menstrual Cycle: Possible Effect of the Brain«, *Lancet Diabetes and Endocrinology* 11, Nr. 12 (Dezember 2023): 883–4, https://doi.org/10.1016/S2213-8587(23)00286-3.; Enrique F. Schisterman, Sunni L. Mumford und Lindsey A. Sjaarda, »Failure to Consider the Menstrual Cycle Phase Mai Cause Misinterpretation of Clinical and Research Findings of Cardiometabolic Biomarkers in Premenopausal Women«, *Epidemiolologic Reviews* 36, Nr. 1 (2014): 71–82, https://doi.org/10.1093/epirev/mxt007; Safar Zarei, Leili Mosalanejad und Mohamed Amin Ghobadifar, »Blood Glucose Levels, Insulin Concentrations, and Insulin Resistance in Healthy Women and Women with Premenstrual Syndrome: A Comparative Study«, *Clinical and Experimental Reproductive Medicine* 40, Nr. 2 (Juni 2013): 76–82, https://doi.org/10.5653/cerm.2013.40.2.76. Erratum in: *Clinical and Experimental Reproductive Medicine* 40, Nr. 3 (September 2013):141, https://doi.org/10.5653/cerm.2013.40.3.141.

86 Jafarirad et al., »The Improvement Effect of Apple Cider Vinegar as a Functional Food on Anthropometric Indices, Blood Glucose and Lipid Profile in Diabetic Patients: A Randomized Controlled Clinical Trial«)

Kapitel 5: 2. Säule: Die richtige Nahrung für eine optimale Stoffwechselgesundheit

87 McDonald et al., »American Gut: An Open Platform for Citizen Science Microbiome Research«, *m Systems* 3, Nr. 3 (15. Mai 2018), https://doi.org/10.1128/msystems.00031-18.

88 Pérez-Jiménez. et al., »Identification of the 100 Richest Dietary Sources of Polyphenols: An Application of the Phenol-Explorer Database«, *European Journal of Clinical Nutrition* 64, Beilage 3, (3. November 2010): S112–S120, https://doi.org/10.1038/ejcn.2010.221.

89 »Dietary Guidelines for Americans: 2020-2025«, U.S. Department of Agriculture and U.S. Department of Health and Human Services, 2020. Dezember https://www.dietaryguidelines.gov/sites/default/files/2020-12/Dietary_Guidelines_for_Americans_2020-2025.pdf.

90 Zengul et al., »Associations Between Dietary Fiber, the Fecal Microbiota and Estrogen Metabolism in Postmenopausal Women with Breast Cancer«, *Nutrition and Cancer* 73, Nr. 7 (26. Juni 2020): 1108–17, https://doi.org/10.1080/01635581.2020.1784444.

91 Shimizu et al., »Dietary Short-Chain Fatty Acid Intake Improves the Hepatic Metabolic Condition via FFAR3«, *Scientific Reports* 9 (12. November 2019): 16574, https://doi.org/10.1038/s41598-019-53242-x.

92 Wastyk et al., »Gut-Microbiota-Targeted Diets Modulate Human Immune Status«, *Cell* 184, Nr. 16 (5. August 2021): 4137–53.e14, https://doi.org/10.1016/j.cell.2021.06.019.

93 »HHS Launches National Sarcopenia Awareness Campaign«, Newswire, 23. August 2023, https://www.newswire.com/news/hhs-launches-national-sarcopenia-awarenesscampaign-22112379; »Sarcopenia«, Office on Women's Health in the U.S. Department of Health and Human Services, undatiert, https://womenshealth.gov/sarcopenia.

94 Weigle et al., »A High-Protein Diet Induces Sustained Reductions in Appetite, ad Libitum Caloric Intake, and Body Weight Despite Compensatory Changes in Diurnal Plasma Leptin and Ghrelin Concentrations«, *American Journal of Clinical Nutrition* 82, Nr. 1 (Juli 2005): 41–8, https://doi.org/10.1093/ajcn.82.1.41. PMID: 16002798.

95 Guoyao Wu, »Dietary Protein Intake and Human Health«, *Food & Function* 7, Nr. 3 (März 2016): 1251–65, https://doi.org/10.1039/c5fo01530h.

96 Gabrielle Lyon, *Forever Strong: A New, Science-Based Strategy for Aging Well* (New York: Atria Books, 2023),132-134, 173. , auf deutsch erschienen unter: Forever Strong: Starke Muskeln für einen gesunden Körper - ein Leben lang, VAK Verlag, 2025

97 Paola Bressan und Peter Kramer, »Bread and Other Edible Agents of Mental Disease«, *Frontiers in Human Neuroscience* 10 (29. März 2016): 130, https://doi.org/10.3389/fnhum.2016.00130.

98 Hosseini et al., »Effects of Fruit and Vegetable Consumption on Inflammatory Biomarkers and Immune Cell Populations: A Systematic Literature Review and Meta-Analysis«, *American Journal of Clinical Nutrition* 108, Nr. 1 (1. Juli 2018): 136–55, https://doi.org/10.1093/ajcn/nqy082.

99 Anthony Crimarco, Matthew J. Landry und Christopher D. Gardner, »Ultra-Processed Foods, Weight Gain, and Co-Morbidity Risk«, *Current Obesity Reports* 11, Nr. 3 (September 2022): 80–92, https://doi.org/10.1007/s13679-021-00460-y.

100 Sundborn et al., »Are Liquid Sugars Different from Solid Sugar in Their Ability to Cause Metabolic Syndrome?«, *Obesity (Silver Spring)* 27, Nr. 6 (Juni 2019): 879–87, https://doi.org/10.1002/oby.22472.

101 Jan Gill, »The Effects of Moderate Alcohol Consumption of Female Hormone Levels and Reproductive Function«, *Alcohol and Alcoholism* 35 Nr. 5, (September 2000): 417–423, https://doi.org/10.1093/alcalc/35.5.417; Linda A. Webster und Noel S. Weiss, »Alcoholic Beverage Consumption and the Risk of Endometrial Cancer«, *International Journal of Epidemiology* 18, Nr. 4 (Dezember 1989): 786–791, https://doi.org/10.1093/ije/18.4.786.

102 Biddinger et al., »Association of Habitual Alcohol Intake with Risk of Cardiovascular Disease«, *JAMA Network Open* 5, Nr. 3 (25. März 2022), https://doi.org/10.1001/jamanetworkopen.2022.3849; Rumgay et al., »Global Burden of Cancer in 2020 Attributable to Alcohol Consumption: A Population-Based Study«, *The Lancet Oncology* 22, Nr. 8 (August 2021): 1071–80, https://doi.org/10.1016/s1470-2045(21)00279-5; »Alcohol Facts«, *Better Health Channel*, undatiert, https://www.betterhealth.vic.gov.au/health/healthyliving/alcohol#effects-of-alcohol-on-your-health; Joshua R Freeman et al., »Is Alcohol Consumption Associated with Risk of Early Menopause?«, *American Journal of Epidemiology* 190, Nr. 12 (3. Juli 2021): 2612–17, https://doi.org/10.1093/aje/kwab182.

Kapitel 6: 3. Säule: Schlafen Sie gut

103 Danielle Pacheco und Dustin Cotliar, »Daylight Saving Time: Everything You Need to Know«, abgerufen am 19. September 2024, https://www.sleepfoundation.org/circadian-rhythm/daylight-saving-time.

104 Duffy et al., »Sex Difference in the Near-24-hour Intrinsic Period of the Human Circadian Timing System«, *Proceedings of the National Academy of Sciences* 108 (supplement_3) (2. Mai 2011): 15602-15608, https://doi.org/10.1073/pnas.1010666108.

105 Mason et al., »Impact of Circadian Disruption on Glucose Metabolism: Implications for Type 2 Diabetes«, *Diabetologia* 63, Nr. 3 (März 2020): 462–72, https://doi.org/10.1007/s00125-019-05059-6.

106 Anderson AR, Ostermiller L, Lastrapes M, Hales L., »Does sunlight exposure predict next-night sleep? A daily diary study among U.S. adults«, *Journal of Health Psychology*, 2024;30(5):962-975. doi:10.1177/13591053241262643; Christine Blume, Corrado Garbazza und Manuel Spitschan, »Effects of Light on Human Circadian Rhythms, Sleep and Mood«, *Somnologie* 23, Nr. 3 (September 2019): 147–156, https://doi.org/10.1007/s11818-019-00215-x.

107 Meng et al., »Antidepressant Effect of Blue Light on Depressive Phenotype in Light Deprived Male Rats«, *Journal of Neuropathology and Experimental Neurology*, 79, Nr. 12 (4. Dezember 2020): 1344–53, https://doi.org/10.1093/jnen/nlaa143; Ybe Meesters, Wianne B. Duijzer und Vanja Hommes, »The Effects of Low-Intensity Narrow-Band Blue-Light Treatment Compared to Bright White-Light Treatment in Seasonal Affective Disorder«, *Journal of Affective Disorders* 232 (Mai 2018): 48–51, https://doi.org/10.1016/j.jad.2018.01.024.

108 Blume, Garbazza und Spitschan, »Effects of Light on Human Circadian Rhythms, Sleep and Mood«, *Boubekri et al.*, »Impact of Windows and Daylight Exposure on Overall Health and Sleep Quality of Office Workers: A Case-Control Pilot Study«, *Journal of Clinical Sleep Medicine 10 Nr.* 6 (15. Juni 2014): 603–611, https://doi.org/10.5664/jcsm.3780.

109 Anjel Vahratian, »Sleep Duration and Quality Among Women Aged 40–59, by Menopausal Status«, U.S. Department of Health and Human Services, 2017. September https://www.cdc.gov/nchs/data/databriefs/db286.pdf.

110 Obesity Society, »Insulin Sensitivity: One Night of Poor Sleep Could Equal Six Months on a High-Fat Diet, Study in Dogs Suggests«, *Science Daily*, 4. November 2015, www.sciencedaily.com/releases/2015/11/151104134039.htm.

111 Xie et al., »Sleep Drives Metabolite Clearance from the Adult Brain«, *Science* 342, Nr. 6156: 373–7, https://doi.org/10.1126/science.1241224.

112 Sateia et al., »Clinical Practice Guideline for the Pharmacologic Treatment of Chronic Insomnia in Adults: An American Academy of Sleep Medicine Clinical Practice Guideline«, *Journal of Clinical Sleep Medicine* 13, Nr. 2 (15. Februar 2017): 307–49, https://doi.org/10.5664/jcsm.6470.

113 M. Nathaniel Mead, »Benefits of Sunlight: A Bright Spot for Human Health«, *Environmental Health Perspectives* 116, Nr. 4 (April 2008): A160–7, https://doi.org/10.1289/ehp.116-a160. Erratum in: *Environmental Health Perspectives* 116, Nr. 5 (Mai 2008): A197, https://pmc.ncbi.nlm.nih.gov/articles/PMC2367660/.

114 Kimura et al., »L-Theanine Reduces Psychological and Physiological Stress Responses«, *Biological Psychology* 74, Nr. 1 (Januar 2007): 39–45, https://doi.org/10.1016/j.biopsycho.2006.06.006; Natural Medicines Comprehensive Database Stockton, CA: Therapeutic Research Facility, 2003.

115 P. J. Houghton, »The Scientific Basis for the Reputed Activity of Valerian«, *Journal of Pharmacy and Pharmacology* 51, Nr. 5 (Mai 1999): 505–12, https://doi.org/10.1211/0022357991772772.

116 Fernández et al., »Sedative and Sleep-Enhancing Properties of Linarin, a Flavonoid Isolated from Valeriana officinalis«, *Pharmacology Biochemistry and Behavior* 77, Nr. 2 (Februar 2004): 399–404, https://doi.org/10.1016/j.pbb.2003.12.003.

117 Caswell A. Evans Jr., »The Connection Between Oral Health and Overall Health and Well-Being«, in *Institute of Medicine (US) Board on Health Care Services, The U.S. Oral Health Workforce in the Coming Decade: Workshop Summary* (Washington, DC: National Academies Press, 2009), https://www.ncbi.nlm.nih.gov/books/NBK219661/.

118 Finucane et al., »Does Reading a Book in Bed Make a Difference to Sleep in Comparison to Not Reading a Book in Bed? The People's Trial—An Online, Pragmatic, Randomised Trial«, *Trials* 22 (2021): 873, https://doi.org/10.1186/s13063-021-05831-3.

Kapitel 7: 4. Säule: Durch Bewegung und Fitness Kraft und Resilienz aufbauen

119 Schnohr et al., »Various Leisure-Time Physical Activities Associated With Widely Divergent Life Expectancies: The Copenhagen City Heart Study«, *Mayo Clinic Proceedings* 93, Nr. 12 (Dezember 2018): 1775–85, https://doi.org/10.1016/j.mayocp.2018.06.025.

120 Sport England, Active Lives Adult Survey: Mai 2019/20 Report, 2020. Oktober https://sportengland-production-files.s3.eu-west-2.amazonaws.com/s3fs-public/2020-10/Active%20Lives%20Adult%20May%2019-20%20Report.pdf.

121 Megan L. Marsh, Marta Novaes Oliveira und Victoria J. Vieira-Potter, »Adipocyte Metabolism and Health after the Menopause: The Role of Exercise«, *Nutrients* 15, Nr. 2 (14. Januar 2023): 444, https://doi.org/10.3390/nu15020444.

122 W. J. Evans, »What Is Sarcopenia?«, *Journals of Gerontology Series A: Biological Sciences and Medical Sciences* 50 (November 1995): 5–8, https://doi.org/10.1093/gerona/50a.special_issue.5.

123 Sternfeld et al., »Efficacy of Exercise for Menopausal Symptoms: A Randomized Controlled Trial«, *Menopause* 21, Nr. 4 (April 2014): 330–8, https//doi.org/10.1097/GME.0b013e31829e4089.

124 Witkowski et al., »Physical Activity and Exercise for Hot Flashes: Trigger or Treatment?«, *Menopause* 30, Nr. 2 (1. Februar 2023): 218–24, https://doi.org/10.1097/GME.0000000000002107.

125 Marsh, Oliveira und Vieira-Potter, »Adipocyte Metabolism and Health«

126 Diaz et al., »Patterns of Sedentary Behavior and Mortality in U.S. Middle-Aged and Older Adults: A National Cohort Study«, *Annals of Internal Medicine* 167 (12. September 2017): 465–75, https://doi.org/10.7326/M17-0212.

127 Biswas et al., »Sedentary Time and Its Association with Risk for Disease Incidence, Mortality, and Hospitalization in Adults: A Systematic Review and Meta-Analysis«, *Annals of Internal Medicine* 162 (20. Januar 2015): 123–32, https://doi.org/10.7326/M14-1651.

128 Villablanca et al., »Nonexercise Activity Thermogenesis in Obesity Management«, *Mayo Clinic Proceedings* 90, Nr. 4 (April 2015): 509–19, https://doi.org/10.1016/j.mayocp.2015.02.001.

129 Koepp et al., »Treadmill Desks: A 1-Year Prospective Trial«, *Obesity* (Silver Spring) 21, Nr. 4 (April 2013): 705–11, https://doi.org/10.1002/oby.20121.

130 Brown et al., »Health-Related Benefits and Adherence for Multiple Short Bouts of Aerobic Physical Activity Among Adults«, *American Journal of Lifestyle Medicine* 19, Nr. 1 (11. Mai 2024): 58–72, https://doi.org/10.1177/15598276241253160.

131 Buffey et al., »The Acute Effects of Interrupting Prolonged Sitting Time in Adults with Standing and Light-Intensity Walking on Biomarkers of Cardiometabolic Health in Adults: A Systematic Review and Meta-Analysis«, *Sports Medicine* 52 (11. Februar 2022): 1765–87, https://doi.org/10.1007/s40279-022-01649-4.

132 Snow et al., »Long-Term Exercise Using Weighted Vests Prevents Hip Bone Loss in Postmenopausal Women«, *Journals of Gerontology Series A: Biological Sciences and Medical Sciences* 55, Nr. 9 (September 2000): M489–91, https://doi.org/10.1093/gerona/55.9.m489.

133 Larry A. Tucker und Carson J. Bates, »Telomere Length and Biological Aging: The Role of Strength Training in 4814 US Men and Women«, *Biology* 13, Nr. 11 (30. Oktober 2024): 883, https://doi.org/10.3390/biology13110883.

134 Stacey T. Sims, *Next Level: Your Guide to Kicking Ass, Feeling Great, and Crushing Goals Through Menopause and Beyond* (New York: Rodale, 2022).

135 Collins et al., »Estrogen Regulates the Satellite Cell Compartment in Females«, *Cell Reports* 28, Nr. 2 (9. Juli 2019): 368–81.e6, https://doi.org/10.1016/j.celrep.2019.06.025.

136 Abildgaard et al., »Menopause Is Associated with Decreased Whole Body Fat Oxidation during Exercise«, *American Journal of Physiology-Endocrinology and Metabolism* 304, Nr. 11 (1. Juni 2013): E1227–36, https://doi.org/10.1152/ajpendo.00492.2012.

137 Wendy M Kohrt et al., »Physical Activity and Bone Health«, American College of Sports Medicine, Dezember 2004, https://www.researchgate.net/publication/8204880_American_College_of_Sports_Medicine_Position_Stand_physical_activity_and_bone_health.

138 Liu et al, »Associations of Resistance Exercise with Cardiovascular Disease Morbidity and Mortality«, *Medicine and Science in Sports & Exercise* 51, Nr. 3 (März 2019): 499–508, https://doi.org/10.1249/MSS.0000000000001822.

139 Rochelle Bernstein, »How Sprint Interval Training (SIT) Transforms Health for Menopausal Women«, Purely Menopause, 17. Juni 2024, https://www.purelymenopause.com/post/how-sprint-interval-training-sit-transforms-health-for-menopausal-women.

140 Vetrovsky et al., »The Efficacy and Safety of Lower-Limb Plyometric Training in Older Adults: A Systematic Review«, *Sports Medicine* 49 (2019): 113–31, https://doi.org/10.1007/s40279-018-1018-x.

Kapitel 8: 5. Säule: Frieden, Ruhe und Gelassenheit kultivieren

141 Born et al., »A New, Female-Specific Irritability Rating Scale«, *Journal of Psychiatry and Neuroscience* 33, Nr. 4 (Juli 2008): 344–54, https://pmc.ncbi.nlm.nih.gov/articles/PMC2440789.

142 Born et al., »A New, Female-Specific Irritability Rating Scale«; Musial et al., »Perimenopause and First-Onset Mood Disorders: A Closer Look«, *Focus* (American Psychiatric Association Publishing) 19, Nr. 3 (9. Juli 2021): 330–7, https://doi.org/10.1176/appi.focus.20200041; Claudio N. Soares, »Menopause and Mood: The Role of Estrogen in Midlife Depression and Beyond«, *Psychiatric Clinics of North America* 46, Nr. 3 (September 2023): 463–73, https://doi.org/10.1016/j.psc.2023.04.004.

143 Ellen W. Freeman, »Depression in the Menopause Transition: Risks in the Changing Hormone Milieu as Observed in the General Population«, *Women's Midlife Health* 1 (2015): 2, https://doi.org/10.1186/s40695-015-0002-y.

144 Freeman, »Depression in the Menopause Transition«, *Joyce T.* Bromberger and Howard M. Kravitz, »Mood and Menopause: Findings from the Study of Women's Health Across the Nation (SWAN) over 10 Years«, *Obstetrics and Gynecology Clinics of North America* 38, Nr. 3 (September 2011): 609–25, https://doi.org/10.1016/j.ogc.2011.05.011; Kimberly M. Albert und Paul A. Newhouse, »Estrogen, Stress, and Depression: Cognitive and Biological Interactions«, *Annual Review of Clinical Psychology* 15 (7. Mai 2019): 399–423. https://doi.org/10.1146/annurev-clinpsy-050718-095557.

145 Soares, »Menopause and Mood«

146 Musial et al., »Perimenopause and First-Onset Mood Disorders«

147 Nancy Fugate Woods, Ellen Sullivan Mitchell und Kathleen Smith-Di Julio, »Cortisol Levels During the Menopausal Transition and Early Postmenopause: Observations from the Seattle Midlife Women's Health Study«, *Menopause* 16, Nr. 4 (Juli–August 2009): 708–18, https://doi.org/10.1097/gme.0b013e318198d6b2.

148 Mary Y. Carson und Rebecca C. Thurston, »Childhood Abuse and Vasomotor Symptoms Among Midlife Women«, *Menopause* 26, Nr. 10 (Oktober 2019): 1093–99, https://doi.org/10.1097/GME.0000000000001366; Metcalf et al, »Cognitive Problems in Perimenopause: A Review of Recent Evidence«, *Current Psychiatry Reports* 25, Nr. 10 (Oktober 2023): 501–11, https://doi.org/10.1007/s11920-023-01447-3.

149 Mosconi et al., »Menopause Impacts Human Brain Structure, Connectivity, Energy Metabolism, and Amyloid-Beta Deposition«, *Scientific Reports* 11, Nr. 1 (9. Juni 2021): 10867, https://doi.org/10.1038/s41598-021-90084-y.

150 Freeman et al, »Premenstrual Syndrome as a Predictor of Menopausal Symptoms«, *Obstetrics and Gynecology* 103, no 5. Part 1 (Mai 2004): 960–6, https://doi.org/10.1097/01.AOG.0000124804.81095.7f.

151 Augustina Addison, »What's Worse Than PMS? PMDD«, 7. März 2019, https://www.premierhealth.com/your-health/articles/women-wisdom-wellness-/what-s-worse-than-pms-pmdd.

152 »Premenstrual Syndrome (PMS): Office on Women's Health«, Office on Women's Health in the U.S. Department of Health and Human Services, n.d., https://womenshealth.gov/menstrual-cycle/premenstrual-syndrome.

153 Tori De Angelis, »Menopause Can Be Rough. Psychology Is Here to Help«, 1. September 2023 https://www.apa.org/monitor/2023/09/easing-transition-into-menopause.

154 »3 Ways Getting Outside into Nature Helps Improve Your Health«, UCDavis Health, Cultivating Health (Blog), 3. Mai 2023, https://health.ucdavis.edu/blog/cultivatinghealth/3-ways-getting-outside-into-nature-helps-improve-your-health/2023/05.

155 Schultchen et al., »Effects of an 8-Week Body Scan Intervention on Individually Perceived Psychological Stress and Related Steroid Hormones in Hair«, *Mindfulness* 10 (2. September 2019): 2532–43, https://doi.org/10.1007/s12671-019-01222-7.

156 Schultchen et al., »Effects of an 8-Week Body Scan Intervention on Individually Perceived Psychological Stress and Related Steroid Hormones in Hair«, *Mindfulness* 10 (2. September 2019): 2532–43, https://doi.org/10.1007/s12671-019-01222-7.

Kapitel 9: 6. Säule: Das stehen wir gemeinsam durch

157 Bingol et al., »The Effects of Loneliness on Menopausal Symptoms«, *Clinical and Experimental Health Sciences* 9, Nr. 3 (12. September 2019): 265–70, https://doi.org/10.33808/clinexphealthsci.533511.

158 »Our Epidemic of Loneliness and Isolation«, U.S. Office of the Surgeon General, 2023, https://www.hhs.gov/sites/default/files/surgeon-general-social-connection-advisory.pdf.

159 Valtorta et al., »Loneliness and Social Isolation as Risk Factors for Coronary Heart Disease and Stroke: Systematic Review and Meta-Analysis of Longitudinal Observational Studies«, *Heart* 102, Nr. 13 (18. April 2016): 1009–16, https://doi.org/10.1136/heartjnl-2015-308790; Cené et al., »Effects of Objective and Perceived Social Isolation on Cardiovascular and Brain Health: A Scientific Statement from the American Heart Association«, *Journal of the American Heart Association* 11, Nr. 16 (4. August 2022), https://doi.org/10.1161/jaha.122.026493.

160 Penninkilampi et al., »The Association Between Social Engagement, Loneliness, and Risk of Dementia: A Systematic Review and Meta-Analysis«, *Journal of Alzheimers Disease* 66, Nr. 4 (2018): 1619–33, https://doi.org/10.3233/JAD-180439; Carlo Lazzari und Marco Rabottini, »COVID-19, Loneliness, Social Isolation and Risk of Dementia in Older People: A Systematic Review and Meta-Analysis of the Relevant Literature«, *International Journal of Psychiatry in Clinical Practice* 26, Nr. 2 (Juni 2022): 196–207, https://doi.org/10.1080/13651501.2021.

161 Beata Naworska, Anna Brzęk und Monika Bąk-Sosnowska, »The Relationship Between Health Status and Social Activity of Perimenopausal and Postmenopausal Women (Health Status and Social Relationships in Menopause)«, *International Journal of Environmental Research and Public Health* 17, Nr. 22 (12. November 2020): 8388, https://doi.org/10.3390/ijerph17228388.

162 Magdalini Kreouzi, Nikolaus Theodorakis, Constantina Constantinou, »Lessons Learned From Blue Zones, Lifestyle Medicine Pillars and Beyond: An Update on the Contributions of Behavior and Genetics to Wellbeing and Longevity,« *American Journal of Lifestyle Medicine*. 2022;18(6):750-765. doi:10.1177/15598276221118494.

163 Hector Garcia und Francesc Miralles, *Ikigai: The Japanese Secret to a Long and Happy Life* (New York: Penguin Life, 2017), 15. ((dt. Ausgabe nennen?))

164 »The Power and Prevalence of Loneliness«, Harvard Health Publishing, Harvard Medical School, 13. Januar 2017, https://www.health.harvard.edu/blog/the-power-and-prevalence-of-loneliness-2017011310977.

165 Richard Lloyd Parry, »Never Say Die: Japan Has a Record 86,000 Centenarians«, *The Times*, 15. September 2021, https://www.thetimes.com/world/asia/article/never-say-die-japan-s-centenarians-reach-a-record-86-000-2pwp3wlnp?region=global.; Japanisches Gesundheitsministerium, »Centenarians in Japan Hit Record 92,139, Women Account for 88%«, *Kyodo News+*, 15. September 2023, https://english.kyodonews.net/news/2023/09/1d7120f49c8f-centenarians-in-japan-hit-record-92139women-account-for-88.html.

166 Naworska, Brzęk und Bąk-Sosnowska, »The Relationship Between Health Status and Social Activity«

Kapitel 10: 7. Säule: Hormonelle Optimierung für langfristige Gesundheit

167 Marie Claire Haver, *The New Menopause: Navigating Your Path Through Hormonal Change with Purpose, Power and Facts* (Rodale, 2024), 21.

168 Smith et al., »Association of Exogenous Estrogen and Endometrial Carcinoma«, *New England Journal of Medicine* 293, Nr. 23 (4. Dezember 1975): 1164–67, https://doi.org/10.1056/nejm197512042932302.; Kristin Johnson und Maria Claps, *The Great Menopause Myth: The Truth on Mastering Midlife Hormonal Mayhem, Beating Uncomfortable Symptoms, and Aging to Thrive* (Fair Winds Press, 2024), 117.

169 Marie Claire Haver, *The New Menopause*, 22-23.

170 Marie Claire Haver, *The New Menopause*, 23.

171 Kristin Johnson und Maria Claps, *The Great Menopause Myth*.

172 Marie Claire Haver, *The New Menopause*, 25.

173 Marlene Cimons, »No Need to Fear Menopause Hormone Drugs, Finds Major Women's Health Study«, *Washington Post*, 1. Mai 2024, https://www.washingtonpost.com/wellness/2024/05/01/menopause-hormones-hrt-safety-whi/; Manson et al., »The Women's Health Initiative Randomized Trials and Clinical Practice: A Review«, *JAMA* 331, Nr. 20 (1. Mai 2024): 1748–60, https://doi.org/10.1001/jama.2024.6542.

174 Marie Claire Haver, *The New Menopause*, 31.

175 Yufan Liu und Chenglong Li, »Hormone Therapy and Biological Aging in Postmenopausal Women«, *JAMA Network Open* 7, Nr. 8 (1. August 2024): e2430839, https://doi.org/10.1001/jamanetworkopen.2024.30839.

176 Carrie Frederick, »How Long Can I Stay on Menopause Hormone Therapy?«, *Women's Healthcare Associates*, 28. Oktober 2024, https://www.whallc.com/gynecology/how-long-can-i-stay-on-menopause-hormone-therapy/.

177 NAMS 2022 Hormone Therapy Position Statement Advisory Panel, »The 2022 Hormone Therapy Position Statement of the North American Menopause Society«, *Menopause* 29, Nr. 7 (1. Juli 2022): 767–94, https://doi.org/10.1097/GME.0000000000002028.

178 Joyce T. Bromberger und C. Neill Epperson, »Depression During and After the Perimenopause: Impact of Hormones, Genetics, and Environmental Determinants of Disease«, *Obstetrics and Gynecology Clinics of North America* 45, Nr. 4 (Dezember 2018): 663–78, https://doi.org/10.1016/j.ogc.2018.07.007.

179 NAMS 2022 Hormone Therapy Position Statement Advisory Panel, »The 2022 Hormone Therapy Position Statement of the North American Menopause Society«

180 Roger A. Lobo, »Hormone-Replacement Therapy: Current Thinking«, *Nature Reviews Endocrinology* 13, Nr. 4 (2017): 220–31, https://doi.org/10.1038/nrendo.2016.164.

181 Lee et al., »Sleep Disorders and Menopause«, *Journal of Menopausal Medicine* 25, Nr. 2 (August 2019): 83–7, https://doi.org/10.6118/jmm.19192. Erratum in: *Journal of Menopausal Medicine* 25, Nr. 3 (Dezember 2019): 172, https://doi.org/10.6118/jmm.19192.err.

182 Andersen et al., »Effects of Progesterone on Sleep: A Possible Pharmacological Treatment for Sleep-Breathing Disorders?«, *Current Medical Chemistry* 13, Nr. 29 (2006): 3575–82, https://doi.org/10.2174/092986706779026200.

Kapitel 11: Der erste Schritt zum Erfolg

183 Mary Jane Minkin, Suzanne Reiter und Ricardo Maamari, »Prevalence of Postmenopausal Symptoms in North America and Europe«, *Menopause* 22, Nr. 11 (November 2015): 1231– 8, https://doi.org/10.1097/GME.0000000000000464.

Kapitel 12: Vom Denken zum Tun

184 Woods et al., »Association of Lean Body Mass to Menopausal Symptoms: The Study of Women's Health Across the Nation«, *Women's Midlife Health* 6 (2020): 10, https://doi.org/10.1186/s40695-020-00058-9.

185 Tricia Nelson, *Heal Your Hunger: 7 Simple Steps to End Emotional Eating Now*, (Los Angeles, CA: Heal Your Hunger, Inc.), 2017.

186 Thomas Oppong, »Psychological Secrets to Hack Your Way to Better Life Habits«, *Observer*, 20. März 2017, https://observer.com/2017/03/psychological-secrets-hack-better-life-habits-psychology-productivity/.

187 Sarah E. Jackson, Andrew Steptoe und Jane Wardle, »The Influence of Partner's Behavior on Health Behavior Change: The English Longitudinal Study of Ageing«, *JAMA Internal Medicine* 175, Nr. 3 (März 2015): 385–92, https://doi.org/10.1001/jamainternmed.2014.7554.

188 »Indoor Air Quality Backgrounder: The Basics«, U.S. Environmental Protection Agency, undatiert, https://www.epa.gov/sites/default/files/2015-09/documents/backgrounder.pdf.

189 Bani et al., »The Effect of Folic Acid on Menopausal Hot Flashes: A Randomized Clinical Trial«, *Journal of Caring Sciences* 2, Nr. 2 (1. Juni 2013): 131–40, https://doi.org/10.5681/jcs.2013.016.

190 Danielle Swanson, Robert Block und Shaker A. Mousa, »Omega-3 Fatty Acids EPA and DHA: Health Benefits Throughout Life«, *Advances in Nutrition* 3, Nr. 1 (Januar 2012): 1–7, https://doi.org/10.3945/an.111.000893.

191 Horiuchi et al., »Bifidobacterium nimalis subsp. lactis GCL2505 Modulates Host Energy Metabolism via the Short-Chain Fatty Acid Receptor GPR43«, *Scientific Reports* 10 (2020): 4158, https://doi.org/10.1038/s41598-020-60984-6.

192 Horiuchi et al., »Bifidobacterium animalis subsp. lactis GCL2505 Modulates Host Energy«

193 Y. A. Kim, J. B. Keogh und P. M. Clifton, »Probiotics, Prebiotics, Synbiotics and Insulin Sensitivity«, *Nutrition Research Reviews* 31 (Juni 2018): 35–51, https://doi.org/10.1017/S095442241700018X.

Kapitel 13: Der Speiseplan zum Midlife Reset

194 Wu et al., »The Role of Neuropeptide Y and Peptide YY in the Development of Obesity via Gut-Brain Axis,« *Current Protein and Peptide Science* 20, Nr. 7 (2019): 750–8, https://doi.org/10.2174/1389203720666190125105401.

195 Angelo Tremblay, Caroline Doyon und Marina Sanchez, »Impact of Yogurt on Appetite Control, Energy Balance, and Body Composition,« *Nutrition Reviews* 73, Beilage 1 (August 2015): 23–7, https://doi.org/10.1093/nutrit/nuv015.

196 Ji et al., »Sex Differences in Association of Physical Activity With All-Cause and Cardiovascular Mortality«, *JACC* 83, Nr. 8 (Februar 2024): 783–93, https://doi.org/10.1016/j.jacc.2023.12.019.

197 D. J. Mersy, »Health Benefits of Aerobic Exercise«, *Postgraduate Medicine* 90, Nr. 1 (Juli 1991): 103–7, 110–2, https://doi.org/10.1080/00325481.1991.11700983.

198 Ho et al., »The Effect of 12 Weeks of Aerobic, Resistance or Combination Exercise Training on Cardiovascular Risk Factors in the Overweight and Obese in a Randomized Trial«, *BMC Public Health* 12 (28. August 2012): 704, https://doi.org/10.1186/1471-2458-12-704.

199 »How to Measure Physical Activity Intensity«, Centers for Disease Control and Prevention, 6. Dezember 2023, https://www.cdc.gov/physical-activity-basics/measuring/index.html

VERWENDETE LITERATUR

Haver, Marie Claire. *Die neue Menopause: Wie wir alle Phasen der Wechseljahre leichter annehmen und richtig behandeln.* Ullstein, 2025.

Johnson, Kristin und Maria Claps. T*he Great Menopause Myth: The Truth on Mastering Midlife Hormonal Mayhem, Beating Uncomfortable Symptoms, and Aging to Thrive.* Fair Winds Press, 2024.

Means, Casey und Means, Calley. *Good Energy: Der erstaunliche Zusammenhang zwischen Stoffwechsel und unerschöpflicher Gesundheit.* Ullstein, 2024.

Mosconi, Lisa. *Das Gehirn in der Menopause: Wie wir die bisher unentdeckte Kraft der Wechseljahre für uns nutzen können.* Dtv, 2025.

DANK

Vielen Dank!

Ich möchte mich bei den unglaublichen Menschen bedanken, die dieses Buch ermöglicht haben und die meine Mission, die weibliche Gesundheit zu revolutionieren, weiterhin unterstützen.

Alex Dunks – Du hast unsere Welt zusammengehalten, während ich mein Herz in diese Seiten geschüttet habe. Deine unerschütterliche Unterstützung und dein Glaube an meine Arbeit bedeuten mir sehr viel.

Kingston, mein lieber Sohn – Du inspirierst mich jeden Tag dazu, eine bessere Welt für die nächste Generation zu schaffen. Dich aufwachsen zu sehen, erinnert mich daran, warum diese Arbeit so wichtig ist.

Meine unglaubliche Mutter, Jody De Leone – Danke, dass du mir deine Geschichte anvertraut und mir gezeigt hast, was Resilienz bedeutet. Dein Weg durch die Wechseljahre hat meine Leidenschaft für diese Arbeit geweckt, und ich fühle mich geehrt, deine Tochter zu sein.

Tami, Rebecca, Tricia, Alex und der Rest meines großartigen Teams – Ich bin so dankbar für eure Leidenschaft und euren Einsatz für unsere Mission.

Meinen engsten Freundinnen, die immer für mich da sind – Yas, Samantha, Jennifer, Amber, Candace, Bridgit, Gabrielle, Alona, Karenna und Roxy – Ihr wunderschönen Seelen wisst, wie man zur Stelle ist, wenn es drauf ankommt. Danke, dass ihr mir in schwierigen Zeiten Halt gebt, mich bei Erfolgen lautstark feiert und mich bei jedem Abenteuer begleitet. Mit euch an meiner Seite ist das Leben viel schöner.

Allen meinen großartigen Weggefährten im Wellness-Business: JJ Virgin, Dr. Gabrielle Lyon, Dr. Mindy Pelz, Dr. Stephanie Estima, Dr. Casey Means, Dr. Kristen Holmes, Cynthia Thurlow, Doktor Amy Shah, Ben Azadi, Dr. Melissa Sonners, Mona Sharma, Dr. Taz, Dr. Carrie Jones, Dr. Sara Szal, Dr. Anna Cabeca, Samantha Skelly, Dr. Tyna Moore, Dr. Kelly Casperson, Tamsen Fadal, Dr. Vonda Wright, Dr. Elisa Song, Dr. Izabella Wentz, Ari Whitten, Bridgit Danner, Dr. Lara Briden, Nicole Jardim, McCall McPherson, Dr. Tony Youn, Dr. Vincent Pedre, Dr. Sara Reardon, Dr. Jolene Brighten, Dr. Christine Maren, Kimberly Snyder, Emily Fletcher, Kristen Johnson. Gemeinsam verändern wir die Welt!

Meinem phänomenalen Verlagsteam – Wendy Sherman, danke, dass du die unglaublichste Literaturagentin und der erste Fan dieses Werks bist. Dein Rat und dein Glaube an meine Botschaft waren wegweisend.

An Joanna Ng und Rebecca Grow – Danke, dass ihr mir geholfen habt, meine Leidenschaft in Worte zu fassen. Eure editorische Brillanz hat dieses Buch zu dem gemacht, was es ist.

Dem fantastischen Team von Hay House – Patty Gift, Marisa Vigilante, Lisa Cheng, Shannon Littrell, Monica O'Connor, Reid Tracy, Lindsay McGinty, Lizzi Marshall, Ava Tracy und allen, die an meine Botschaft geglaubt und unermüdlich daran gearbeitet haben, sie Frauen auf der ganzen Welt zugänglich zu machen.

Und schließlich alle jenen Frauen, die sich jemals in Gesundheitsfragen abgelehnt, ungehört oder alleingelassen gefühlt haben – dieses Buch ist mein Liebesbrief an euch. Ihr verdient es, zu gedeihen, nicht nur zu überleben. Die Revolution beginnt mit euch.

ÜBER DIE AUTORIN

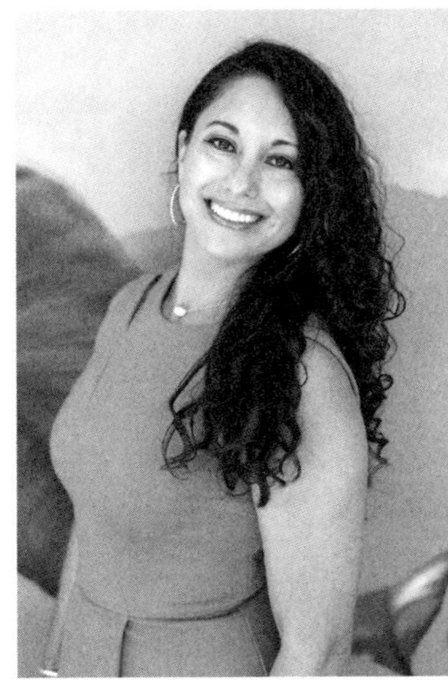

Dr. Mariza Snyder ist eine engagierte Fürsprecherin für Frauen in den Wechseljahren und nutzt ihre mehr als 17-jährige Erfahrung als Heilpraktikerin, Autorin und Vortragsrednerin, um das Leben von peri- und postmenopausale Frauen zu revolutionieren. Als Moderatorin des beliebten Podcasts »Energized with Dr. Mariza« ist Dr. Mariza zu einer vertrauten Stimme für viele Frauen geworden, die bereit sind, ihre Gesundheit selbst in die Hand zu nehmen und die Wechseljahre selbstbewusst und entschlossen anzugehen. Ihnen vermittelt Dr. Mariza wissenschaftlich fundierte Lösungen für die Perimenopause und die Stoffwechselgesundheit.

Als gefragte Rednerin und Aufklärerin stößt Dr. Mariza Veränderungen an, widerlegt Mythen und sorgt dafür, dass Frauen die nötigen Werkzeuge und Ressourcen für ein gutes Leben haben. Sie ist als führende Expertin für die hormonelle Gesundheit von Frauen in den TV-Sendungen *Oprah Daily*, *Dr. Oz*, *Fox News Health* und *Mind Body Green* aufgetreten. Auf ihrer Website drmariza.com finden Sie evidenzbasierte Lösungen für ein gesundes Leben.

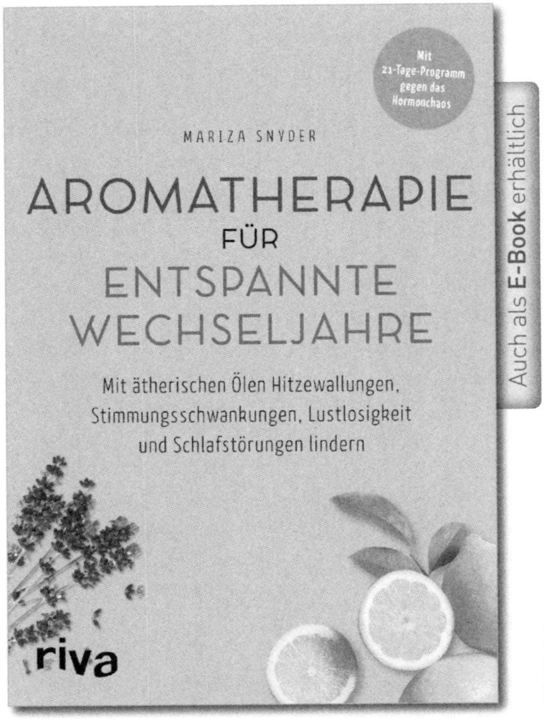

320 Seiten
20,00 € (D) | 20,60 € (A)
ISBN 978-3-7423-1975-3

Mariza Snyder

Aromatherapie für entspannte Wechseljahre

Mit ätherischen Ölen Hitzewallungen, Stimmungsschwankungen, Lustlosigkeit und Schlafstörungen lindern

Hitzewallungen, Gewichtszunahme, Schlafstörungen, Reizbarkeit – fast jede Frau hat mit unterschiedlichsten Beschwerden während der Wechseljahre zu kämpfen. Doch nicht nur der sich verändernde Hormonhaushalt ist schuld daran: Umweltgifte, chronischer Stress, eine ungesunde Ernährung oder Verdauungsbeschwerden machen das Chaos perfekt, weiß die Heilpraktikerin Mariza Snyder. Doch es gibt Abhilfe: Mit Aromatherapie lassen sich die Hormone wieder in Balance bringen. Die Gesundheitsexpertin erklärt, was in dieser Phase im Körper vorgeht und wie ätherische Öle viele Beschwerden lindern können. Ein 21-Tage-Plan mit Rezepten, Selbstfürsorgeritualen und Ölmischungen hilft dabei, ganz ohne Medikamente Stress zu reduzieren, den Stoffwechsel anzuregen und für körperliche und seelische Ausgeglichenheit zu sorgen.

riva

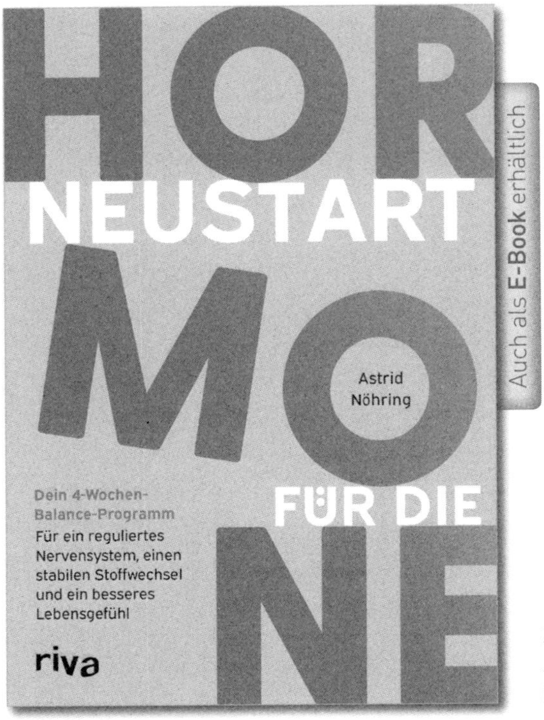

240 Seiten
20,00 € (D) | 20,60 € (A)
ISBN 978-3-7423-2946-2

Astrid Nöhring

Neustart für die Hormone

Dein 4-Wochen-Balance-Programm: Für ein reguliertes Nervensystem, einen stabilen Stoffwechsel und ein besseres Lebensgefühl

Hormone beeinflussen den gesamten Organismus. Tatsächlich kann die Forschung immer häufiger unterschiedlichste Beschwerden auf ein hormonelles Ungleichgewicht zurückführen. Die Folgen reichen von ständiger Unruhe, Gewichtsveränderung, sprödem Haar und brüchigen Nägeln über Schlaf- und Verdauungsprobleme bis hin zu depressiven Verstimmungen. Hormonexpertin Astrid Nöhring zeigt, wie über eine gezielte Nährstoffversorgung, Bewegung, Stressmanagement und clevere Lifestyle-Entscheidungen Ordnung ins Hormonchaos gebracht werden kann. Mit einem strukturierten 4-Wochen-Plan gelingt der Einstieg in ein Leben in Balance besonders leicht. Das Programm begleitet Schritt für Schritt auf dem Weg zu einem ausgeglichenen Hormonhaushalt – für spürbar mehr Energie, Gelassenheit und Beschwerdefreiheit.

riva

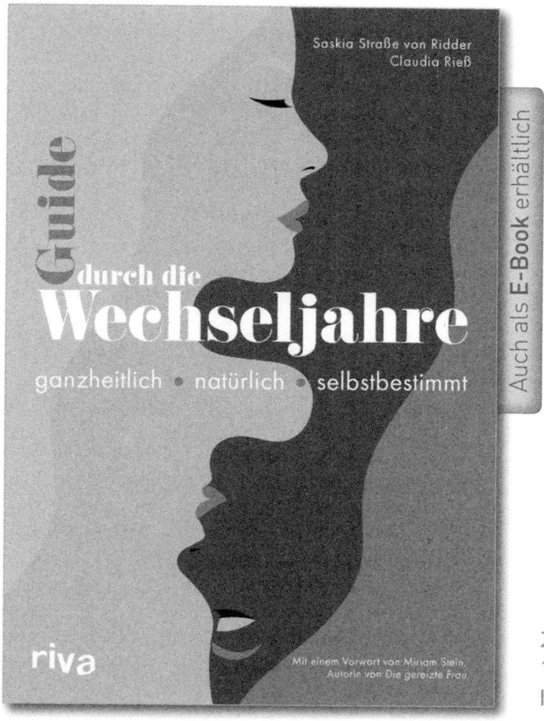

272 Seiten
18,00 € (D) | 18,60 € (A)
ISBN 978-3-7423-2405-4

Claudia Rieß
Saskia Straße von Ridder

Guide durch die Wechseljahre

Ganzheitlich – natürlich – selbstbestimmt. Mit einem Vorwort von Miriam Stein

Probleme wie Hitzewallungen, Stimmungsschwankungen, Schlafstörungen oder plötzlich wieder Pickel werden häufig mit den Wechseljahren in Zusammenhang gebracht. Durch die Hormonveränderungen in der Lebensmitte kann es aber auch zu einer Reihe unerwarteter Beschwerden kommen wie Muskel- und Gelenkschmerzen, Gewichtszunahme oder Bluthochdruck. Die Heilpraktikerin Saskia Straße von Ridder und die Medizinjournalistin Claudia Rieß verfolgen einen ganzheitlichen Ansatz, der sowohl körperliche als auch mentale Veränderungen berücksichtigt. Sie zeigen, wie mit Ernährung, Bewegung, Entspannung und naturheilkundlichen Anwendungen auf die unterschiedlichen Bedürfnisse von Frauen reagiert werden kann – uns zwar natürlich und praxisnah!

riva

Bibliografische Information der Deutschen Nationalbibliothek
Die Deutsche Nationalbibliothek verzeichnet diese Publikation in der Deutschen Nationalbibliografie. Detaillierte bibliografische Daten sind im Internet über https://dnb.de abrufbar.

Für Fragen und Anregungen
info@m-vg.de

Wichtiger Hinweis
Dieses Buch ist für Lernzwecke gedacht. Es stellt keinen Ersatz für eine individuelle medizinische Beratung dar und sollte auch nicht als solcher benutzt werden. Wenn Sie medizinischen Rat einholen wollen, konsultieren Sie bitte einen qualifizierten Arzt. Der Verlag und die Autorin haften für keine nachteiligen Auswirkungen, die in einem direkten oder indirekten Zusammenhang mit den Informationen stehen, die in diesem Buch enthalten sind.

Ausschließlich zum Zweck der besseren Lesbarkeit wurde auf eine genderspezifische Schreibweise sowie eine Mehrfachbezeichnung verzichtet. Alle personenbezogenen Bezeichnungen sind somit geschlechtsneutral zu verstehen.

1. Auflage 2026

Türkenstraße 89
80799 München
Tel.: 089 651285-0

Übersetzung: Max Limper
Redaktion: Annett Stütze
Umschlaggestaltung: Sabrina Pronold, riva Verlag
Umschlagabbildung: Adobestock / fii
Abbildungen Innenteil: Christel Tran Photography 313
Layout und Satz: Daniel Förster
Druck: Florjancic Tisk d.o.o., Slowenien
Printed in the EU

ISBN Print 978-3-7423-2982-0
ISBN E-Book (EPUB, Mobi) 978-3-7453-0310-0

Weitere Informationen zum Verlag finden Sie unter
www.rivaverlag.de
Beachten Sie auch unsere weiteren Verlage unter www.m-vg.de